后浪出版公司

全科医生技能手册

第7版

MURTAGH'S PRACTICE TIPS

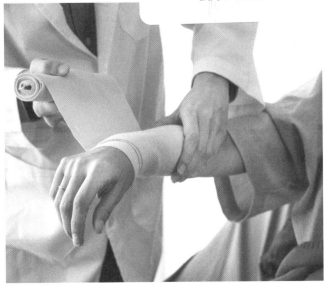

［澳］约翰·莫塔（John Murtagh）编著

高　伟　主译

科学技术文献出版社
SCIENTIFIC AND TECHNICAL DOCUMENTATION PRESS

·北 京·

图书在版编目（CIP）数据

全科医生技能手册：第 7 版 /（澳）约翰·莫塔 (John Murtagh) 编著；高伟主译. — 北京：科学技术文献出版社，2020.2（2021.1 重印）

书名原文：Murtagh's Practice Tips (7e)

ISBN 978-7-5189-5011-9

Ⅰ. ①全… Ⅱ. ①约… ②高… Ⅲ. ①家庭医学—手册 Ⅳ. ① R499-62

中国版本图书馆 CIP 数据核字（2018）第 273263 号

著作权合同登记号　图字：01-2018-7922

John Murtagh

Murtagh's Practice Tips (7e)

ISBN: 9781743769300

Copyright © 2017 by McGraw-Hill Education.

全科医生技能手册（第7版）

责任编辑：李 丹　王梦莹	责任出版：张志平	筹划出版：银杏树下
出版统筹：吴兴元	营销推广：ONEBOOK	装帧制造：墨白空间

出 版 者	科学技术文献出版社
地　　址	北京市复兴路15号　邮编 100038
编 务 部	（010）58882938，58882087（传真）
发 行 部	（010）58882868，58882870（传真）
邮 购 部	（010）58882873
销 售 部	（010）64010019
官方网址	www.stdp.com.cn
发 行 者	科学技术文献出版社发行　全国各地新华书店经销
印 刷 者	北京盛通印刷股份有限公司
版　　次	2020 年 2 月第 1 版　2021 年 1 月第 2 次印刷
开　　本	787×1092　1/16
字　　数	400千
印　　张	18.5
书　　号	ISBN 978-7-5189-5011-9
定　　价	78.00元

译者名单

主　译　高　伟

副主译　陈　磊　雍　军　谭杜勋

译者（按姓氏笔画排序）

马礼兵　桂林医学院附属医院

马维红　桂林医学院附属医院

陈永玲　昆明医科大学海源学院

陈可婷　佛山市南海区卫生职业技术学校

陈　磊　深圳市第二人民医院

高　伟　山西医科大学第一医院

曾流芝　成都市第一人民医院

雍　军　新疆医科大学第一附属医院

谭杜勋　南方医科大学南海医院

前　言

　　《全科医生技能手册》综合了基本诊断和治疗技巧，可供全科医生参考。这些简单技巧的应用使得我们的职业更加有趣，并富有挑战性，另外还能给予患者快速缓解症状和经济有效的治疗。这本书由相对独立的从业人员、医生或护理人员完成，这就意味着在这本书中针对范围较广的比较复杂的操作，可能会有一定程度的即兴创作。

　　在现在，医学艺术似乎并不受重视，随着学科专业化的出现，医生的全科医学操作能力逐渐欠缺。一直以来，我很担心这个问题，但我相信本书中的建议能够提升医学艺术的重要性，并且是扭转这一趋势的一种实用策略。通过总结自己多年的实践经验，常常通过即兴创作，以及邀请我的同事对本书做出指导，从而编写了本书中的这些技巧。澳大利亚所有的医生促成了本书的综合编纂，分享彼此的专业知识，对我们大家而言是一种学习经验。

　　我拜访了澳大利亚及其他国家和地区的大部分在全科医生实用操作方面的工作室。很多从业人员提出了显著有效的医学技巧。这些看似简单、安全并且值得试用的技巧都被列入书中。这些技巧可能还缺乏关键的证据支持，但是这些丰富的资料有助于扩展横向思维，提高医学技术。在过去的 10 年里，大多的技巧先前已经出版于《澳大利亚家庭医生》，这是澳大利亚皇家学院全科医生的一本官方杂志。已经证明，该系列受到全科医生的广泛欢迎，尤其是刚开始工作的年轻毕业生。这些技巧最适用于在急诊室工作的医生。书中重点描述了皮肤问题和肌肉骨骼系统疾病的小手术过程。这些技巧的一个重要特点是执行起来简便安全，并且不需要很多的设备和技术知识。这些技能的常规操作引发了更多技术学习方面的创新，以便应对手术中意想不到的问题。

　　本书中针对处理的特定问题，提出了数种不同方法，如治疗嵌甲。我们对这些技巧进行了修订，还选出一些更加合适的方法。因此，对于某些疾病的治疗方法，读者能够根据情况做出选择。某些特殊的操作更加复杂，而且可能和从业人员更加相关，如偏远地区的那些从业人员掌握广泛的医学技能，对于他们往往很有必要。第 7 版《全科医生技能手册》继续强调急救方法，特别是对于急性冠脉综合征和伤口的处理。

　　必须强调的是，书中的某些操作并非常规，但是当其他治疗失败后，根据作者和其他从业人员的经验实施非常规的操作后，发现这些操作是有效的。面对家庭临床操作的日常细节问题，尤其是农村和偏远地区的临床实践，本书提供了思路和方案。合适并且有用的循证医学被囊括到澳大利亚皇家大学全科医师学会的相关项目，这个项目允许使用参考文献去证实发表在《澳大利亚家庭医生》上面一系列文章的操作技巧。

莫塔

目　录

第二章　注射技术

第三章　肿块治疗

第四章　基本的实用医疗程序

第五章　静脉曲张

第六章　肛肠病治疗

第七章　足部疾病

第八章　指甲疾病

第九章　常见创伤

第十章　清除异物

第十一章　肌肉骨骼医学

第十二章 口腔问题

第十三章 耳鼻喉

第十四章 眼睛

第十五章　儿童治疗技巧

第十六章　皮肤

第十七章　应急处理程序

第十八章　其他

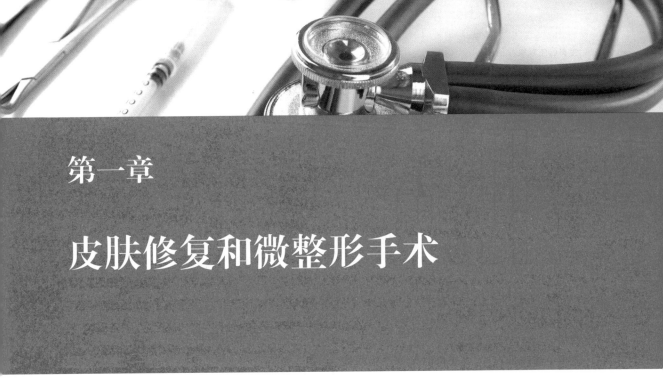

第一章

皮肤修复和微整形手术

切除术的伤口修复原则

1. 仔细评估切除术。
2. 检查先前瘢痕，评估治疗效果。
3. 切线应与自然皮纹平行。
4. 注意不良愈合区域，如背部、小腿和膝

盖，以及易于出现增生性瘢痕的区域，如胸骨周围皮肤和肩部。

5. 采用防止损伤的组织处理技巧。
6. 最小化处理切口边缘。
7. 拆除缝线后使用医用无菌胶带。

伤口缝合

缝合是判断全科医生能力的一项基本而且很重要的技能。这个技能在很大程度上与伤口处理是否得当相关。小的表面伤口，需用一种合适的抗菌剂，如氯己定，清除异物和清洗伤口，再用一种无菌的黏合剂敷在伤口上，以确保愈合良好。

免缝胶带

对于小的清洁伤口，提倡使用免缝胶带（图 1.1）。儿童很难忍受通过局麻和缝合修复伤口，因此，对伤口进行消毒并等其晾干后，建议使用免缝胶带，这个方法正如第十五章里的针对头皮损伤的处理。对于明显污染的或者严重挫伤的伤口，尤其是修复前已经超过 4 小时的伤口，应避免一期缝合。此类伤口应当先清

洁、修整，然后用干燥的敷料遮盖。在第 5 天的时候才能进行一期缝合。

免缝胶带

对于小的清洁的切割伤口，经过最开始的消毒及干燥后，使用黏着性胶带是个理想的治疗方法。

方法

1. 常从伤口的中央开始。
2. 拉紧免缝胶带，当它粘在伤口上时要保证两边免缝胶带笔直且都有一个手指长度（图 1.1）。
3. 把免缝胶带固定后，再间隔合适的距离，粘上一系列免缝胶带。通过平行伤口粘上一个垂直的免缝胶带，将这些免缝胶带固定。

免缝胶带也可以作为缝合伤口的辅助。

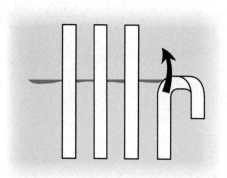

图1.1　免缝胶带包扎伤口

粘贴时间

这些免缝胶带在 5~7 天的时候就会脱落或者被移除。

移除免缝胶带

用水将免缝胶带浸湿，移除横向的胶带。然后当撕开胶带一边后，再把另一边撕开，最后再轻轻地从伤口上移除。

消毒溶液

· 葡萄糖酸氯己定水溶液。
· 酒精氯己定葡萄糖酸盐。
· 氯己定和西曲肽。
· 聚维酮碘（水性）。
· 聚维酮碘（酒精）。
原则
· 将制备溶液的容器进行干燥。
· 酒精制剂易燃。
· 避免在黏膜和敏感皮肤上使用酒精，例如眼皮、阴囊。
· 避免氯己定接触眼睛或中耳，它可引起结膜炎和严重的角膜损伤。

标准预防

强制性安全措施

· 护目镜。
· 手套。

· 防护性隔离衣。

切除术常见问题

· 切除不够充分（边缘切除不足）。
· 刀口边缘皮肤张力较高。
· 打结太紧。
· 缝合过宽。
· 每针缝合太大。
· 针距太远。
· 切缘对合不充分。

尽量减少老年人出血

重要操作之前停用抗凝剂（条件允许下）。
· 华法林——3 天。
· 阿司匹林——10 天。
· 非甾体抗炎药——2~5 天（检查半衰期）。
· 口服抗凝药——3~4 天。

缝合材料（表 1.1）

· 皮肤修复通常优先选用单丝尼龙缝线，相比丝线，尼龙缝线的组织反应更小。
· 选用所需张力的直径最小的缝线。
· 合成的可吸收聚乙醇酸或聚乳酸缝线（Dexon,Vicryl）比同号肠线更加结实，肠线现在已经很少用到。单丝可吸收缝线（Monocryl, Maxon）是最适合皮下缝合的缝线。

表 1.1　缝线材料的选择（指南）

	缝线材料	部位
皮肤	尼龙 6/0	面部、眼睑
	尼龙 5/0	其他部位
	尼龙 4/0	手、前臂
	尼龙 3/0	背部、头皮
	尼龙 2/0	膝盖
深层组织（无效腔）皮下	Dexib / Vicryl3/0 或 4/0 单丝可吸收线如单乔 4/0 Dexib / Vicryl	
血管打结		

器械

高质量器械举例如下。

· 持针器（例如 Crile-Wood 12cm）。

· 皮肤拉钩。

· 虹膜剪。

持针方式

如果夹持针头尾端，则易发生断针和扭曲，为了避免类似情况应夹持针头中间（图 1.2a）。

切口

切口应该垂直于皮肤（而不是成角，图 1.2b）。

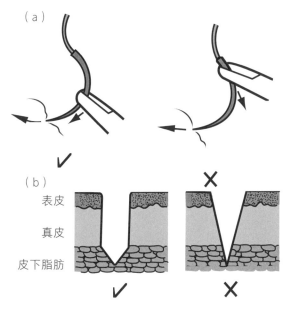

图1.2　正确和错误方法：（a）持针；（b）切口

无效腔

应该彻底清除无效腔，减少皮肤缝合张力。皮下组织应用可吸收埋线。从一边的脂肪层到另一边的脂肪层或真皮交界缝合进针，从而包埋线结（图 1.3）。

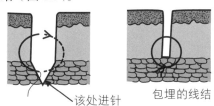

图1.3　清除无效腔

伤口外翻

缝合真皮比缝合表皮（皮肤表面）更宽，并且缝线深度大于宽度，即可达到外翻缝合的效果，见于下面两处。

· 简单缝合（图 1.4a）。

· 垂直褥式缝合（图 1.4b）。

褥式缝合是伤口外翻的理想缝合方式。

缝合针数

垂直缝合尽量应用最少针数闭合伤口并且不留缝隙，但是适度的缝合不足以产生张力。缝线尽可能靠近切口边缘。

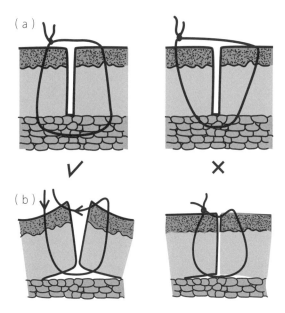

图1.4　伤口外翻：（a）简单缝合的正确和错误方法；（b）垂直褥式缝合

打结

专业打结技术对于安全打结很有必要。打结不牢导致线结滑脱，可能导致灾难性大出血或至少二次手术。对于手术人员，牢固打结应该是基于实践的一种反射性动作。缝线材料交叉摩擦也是防止线结滑脱的一个因素。单丝编织的人工合成材料（尤其是尼龙和聚酯）更加柔顺也更加容易打结，所以打出来的结更加牢固。

平结（Reef knot）

平结是传统安全的线结，这是一种结实的连锁线结。平结的基本组成是个双套结，它是外科结的基本组成部分。这种结中，一条线围绕另一条线成圈，线结呈现镜像。平结是将缝线从一个方向穿入，随后反转而形成。即一条缝线两端从另一条缝线形成环的上方或下方穿出（图1.5）。形成的两个环对拉后互锁。可以把平结步骤想象成"一条缝线在左侧均位于另一条缝线下方"，随后"右侧则均位于另一条缝线下方"。

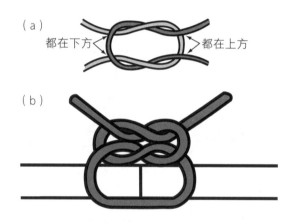

图1.5　平结的两种示意（a）和（b）

假结（Granny knot）

镜像针线反转即可形成松8字结，也就是这两个绕圈的上下走向一致。缝线两端分别从线圈上方和下方穿出（图1.6）。手术过程最好避免打这种结，因为这种结很容易滑脱，在精准的外科手术中非常危险，会导致切口崩开。

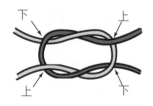

图1.6　假结

外科结（The surgeon's knot）

这种结除了线结每侧不是穿梭一次而是穿梭两次外，其他与平结方式相同（图1.7）。缝线末端应该相互拉成180°。

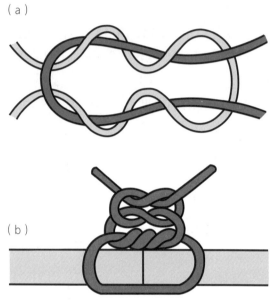

图1.7　外科结的两种示意（a）和（b）

器械打结（The instrument knot）

器械打结最为常见，应用平结原则。首先，缝线缠绕持针器两圈（顺时针方向），打出两圈外科结，然后紧紧系牢（图1.8a）。在另一边，缝线以相反方向（逆时针方向）缠绕持针器，同样打出两圈外科结。最后拉伸缝线两端成180°即可牢固打结（图1.8b）。

血管结扎

必须注意各种预防措施，以免结扎线滑脱。第一个结应该打得比较紧，第二个结较第一个稍松。深部血管最好用手打结，并且保证打结的方向平行于伤口。不要向上提拉线结（图1.28）。

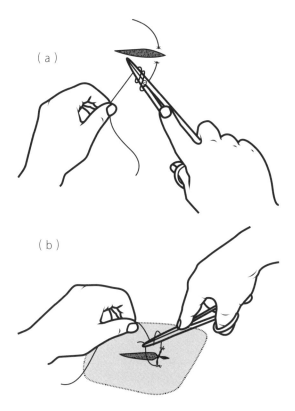

（a）

（b）

图1.8　器械打结的两个步骤（a）和（b）

持手术刀

两种常见持刀方式。

· 持笔式。

· 反握式。

持笔式最常用于小手术，精细切口或解剖切割时使用这种持刀方式。手术刀的大部分移动都受手掌和手指的控制（图 1.9）。反握式或执弓式（图 1.10）常用于长切口，例如腹部手术的开腹。这时应该选用更大的刀柄和刀片。

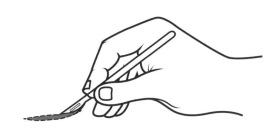

图1.9　持笔法

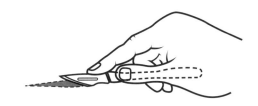

图1.10　执弓式

安全安装和拆除刀片

虽然很多兼职的外科医生比较喜欢使用一次性手术刀，但使用结实的两片金属刀柄和刀片更合适。熟练地应用手术钳将刀片安装到刀柄（图 1.11），以及拆除刀片，对于安全操作非常重要。拆除刀片的过程中，可以使用拇指牢牢按压手术钳（止血钳）辅助拆除（图 1.12）。另一种刀片拆除方法是用手术钳夹住刀片，旋转尾铗向上提拉刀片末端，即可从刀柄上拔下刀片。

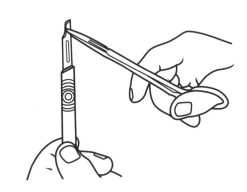

图1.11　刀片安装到刀柄

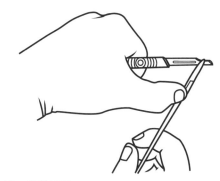

图1.12　拆除刀片

清创术和磨皮术

如果砂砾和其他异物（如石油）残留于伤口，伤口愈合后会出现难受的"文身"。仔细探查伤口，清除残物，磨平粗糙表面，可以避免这种效应出现。

连续缝合

连续皮下组织（皮肤内）缝合

这种方法适用于无效腔闭合后用可吸收肠线缝合外阴切除术伤口的修复。适用该法的皮肤修复位置有限，特别适用于缝线拆除过程要求简便的位置，最好应用单丝尼龙材料。对于急性皮肤边缘缝合术，补充间断皮肤缝合很有

必要。当用不可吸收的缝线进行缝合时应极为谨慎，因为缝线出现任何的扭曲和打结都会影响到后续的拆线。相比缝线两端都是游离的，一段打结一段游离的方法可以让整个缝线更加牢固地缝合伤口（图1.13b）。

方法

这种缝合仅仅牵拉真皮层（缝合表皮，而不缝合脂肪），线性方向上在相同水平上整齐进针，并且应该不留间隙（图1.13a）。

叠重缝合（'Over–anel–over'suture）

这种缝合可以有效节省时间，尤其适用于不需精细美容效果的缝合。其缺点之一是伤

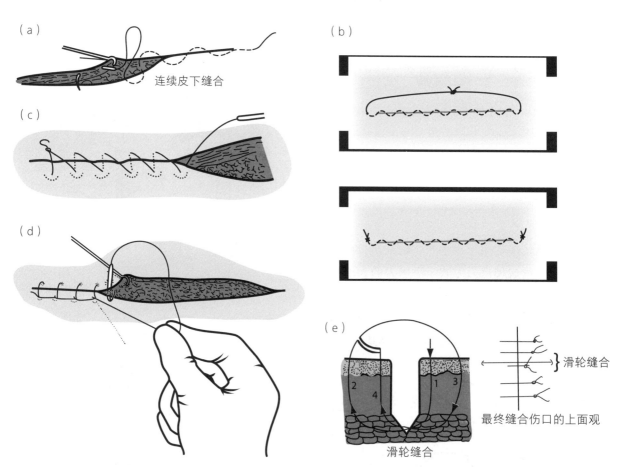

图1.13　（a）皮下缝合；（b）完成皮下缝合（不可吸收缝线）；（c）重叠缝合；（d）锁边缝合；（e）滑轮缝合

图1.13 (a)，图1.13(b)和图1.13(c)经允许后转自 I. Mcgregor, *Fundamental Techniques of Plastic Surgery*, Churchill Livingstone, Edinburgh, 1989.

口容易打褶。缝合不应太紧，间隙也不能太宽（图 1.13c）。

锁边缝合（Blanket stitch）

锁边缝合并不容易使伤口卷起来。每次缝合 2 次转向即可出现锁边缝合（图 1.13d）。

滑轮缝合

滑轮缝合（The pulley suture）也称为"近 – 远，远 – 近"缝合，这种方法对于复杂伤口的闭合非常有用，特别是小腿部位的伤口。如若出现 2 ~ 3mm 间隙的伤口需要闭合，并且常规方法不能充分闭合伤口，可选用这种方法进行缝合。

方法

1. 距离伤口边缘 3 ~ 4mm 进针。

2. 针头从对侧伤口距离边缘 8 ~ 10mm 穿出。

3. 从首次进针侧距离边缘 8 ~ 10mm 再次进针。

4. 最后，针头从对侧距离边缘 3 ~ 4mm 穿出（图 1.13e）。

当滑轮缝合到位后，正常的间断缝合可以闭合伤口。然而，滑轮缝合可能导致张力太大。如果张力太大，应该换用简单缝合。

8 字缝合

8 字缝合（The cross–stitch）也是滑轮缝合的一种，对于伤口周围可能出现些许张力的复杂伤口，这是一种很好的闭合方法。

3 ~ 5mm 钻取活组织检查后，较小的环形伤口适合进行 8 字缝合。这种缝合能使瘢痕较短，避免缝合 2 次。相比垂直褥式缝合或水平褥式缝合，这种缝合更加整齐。皮肤较厚区域的直径 10mm 以上的环形伤口可用"8"字形缝合。

方法

假设直径 5mm 钻取活组织检查。应用 5/0

或 6/0 尼龙无创缝线，从伤口中心右侧进针到伤口中心左侧，然后再从左侧穿到右侧（或方向相反，如先从左到右，再反过来）。因此，针穿过伤口 4 次，打结后出现滑轮效果（图 1.14）。

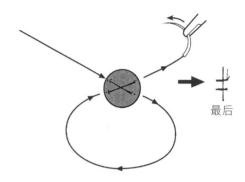

图1.14　8 字缝合：滑轮缝合的一种

面部切除术

选取合适部位对于面部肿块椭圆形切除非常重要。原则上，最好沿着皮纹和胡须毛囊方向切除。因此，需要沿着眉间自然皮纹、眼部周围爪形条纹和鼻唇沟切除（图 1.15）。要想确定不明显的皮纹，可以从不同方向轻轻按压松弛的皮肤，从而把顺皮纹方向。

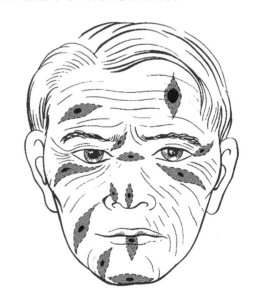

图1.15　面部切口的建议方向

经允许后转自 J. S. Brown, *Minor Surgery, a Text and Atlas*, Chapman and Hall, London, 1986.

对于前额肿块，应实施水平切除，但对于前额较大肿块，垂直切除也可行。确保颞区的手术切口尽量浅，因为极易损伤面神经前支。

椭圆形切除术

小的病变最好采用椭圆形切除。通常情况下，椭圆形长轴应该与由自然皮纹确定的皮肤张力线一致。

应该在皮肤上先画出预计的椭圆形状（图1.16）。椭圆位置由病变大小和形状、所需边缘（通常2～3mm）和皮肤张力等因素决定。

注意：手术刀应该与皮肤成直角。

切缘原则

· 1～2mm：痣或良性病变。

· 3～4mm：基底细胞癌。

· 4～10mm：鳞状细胞癌。

一般要点

· 椭圆形长度应该是宽度的3倍（通常用于头颈部）。

· 对于那些皮下组织较少（手背）和皮肤张力较大（上背）的区域，则应增加椭圆形长度（如4倍）。

· 椭圆形两端的切口应该相交，而不是叠加。

· 原则上说切口两端角度应该为30°或者更小为宜。

· 这些原则应该严格遵守，在不出现折角的情况下完成切口的闭合。

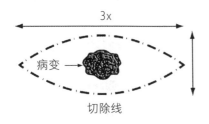

图1.16 椭圆形切口

预防和清除折角缝合

可以通过较长轴线（至少3：1）避免椭圆形切口缝合形成的折角。

鱼尾切口

然而，如果切除术后发现长轴太短，可以实施鱼尾切割（图1.17a）来避免后期矫正的需要。

矫正折角缝合

如果椭圆形切口闭合之后，缝合线上出现折角，可对折角进行进一步切除和闭合。

方法

1. 伤口两端放一拉钩，然后上抬，用来确定折角的程度（图1.17b）。

2. 切除折角根部周围皮肤（1）。

3. 牵拉伤口皮肤，确定多余皮肤并切除（2）。

4. 完成伤口缝合，缝合线略微弯曲（3）。

（a）

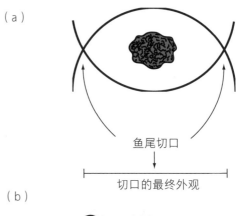

鱼尾切口

切口的最终外观

（b）

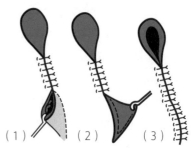

（1）　　（2）　　（3）

图1.17 预防折角：（a）鱼尾切口；（b）弥补缺口

1.17（b）经允许后转自 I. Mcgregor, *Fundamental Techniques of Plastic Surgery*, Churchill Livingstone, Edinburgh, 1989.

三点缝合

三角瓣形的伤口中，通常很难准确复位皮瓣顶点。三点缝合（The Three-point suture）是复位皮瓣顶点的最佳缝合方式，可最大限度地减少皮瓣顶部绞窄性坏死的可能性。

方法

1. 针头穿过皮肤伤口没有皮瓣部位的一侧。

2. 然后针头穿过皮瓣顶端的皮下组织层，与接合侧同一水平。

3. 最后，针头从接合侧穿回，从 V 形皮瓣中穿出（图 1.18）。

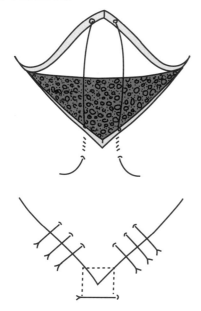

图1.18　三点缝合

会阴部皮肤的反向褥式缝合

这种会阴修复方法适用于会阴切开术或单纯撕裂，可以应用于反向垂直褥式缝合。

这是一种成熟简易的修复方法。因为这是一种间断缝合伤口，并不能为了追求舒适而免除引流。

方法

1. 应用可吸收的常规连续缝线从皮下缝合会阴部组织。

2. 如果伤口很深，最初应该进行双层内部缝合。

3. 使用可吸收缝线进行反向褥式缝合（图1.19）缝合会阴部皮肤。优先选择从前方开始缝合，因为这样可以使得皮肤边缘对合准确。

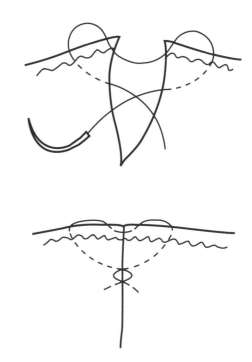

图1.19　反向褥式缝合

植皮手术

在一般的手术中可能需要植皮，以治疗小范围的意外损伤后的皮肤缺失，如在小腿上的创伤和手指的尖端（最常见的原因）。如果指尖皮损尺寸较小，则不需要嫁接，因为愈合通常比较好。下面是两种情况需要植皮手术。

·全厚度皮肤：小面积皮肤用锋利的刀仔

细操作；清除所有脂肪直至真皮层。

· 切割皮肤：通常使用 0.25～0.5mm 厚的刀处理皮肤。然后将皮肤放置在和人体方向一致的石蜡仪上。修整皮肤单元以适应缺损部位后将移植皮肤的表面置于缺损部位上。最后用一个牢靠的敷料（Kaltostat 或者类似敷料）覆盖伤口。

皮瓣

皮瓣的基本类型如下。

· 进展期。

· 旋转。

· 转移。

小腿三角形皮瓣形伤口

膝盖以下三角形皮瓣形伤口是一种常见损伤，并且常常被错误地治疗。在上肢出现这类伤口时，若缝合恰当会迅速愈合，而下肢损伤在第一次治疗后通常不会愈合，除非切除皮瓣顶端并且移植小块皮肤。缝合老年人的会阴撕裂需要认真考虑。

近端蒂皮瓣

摔一跤碰在地板缝隙上将会导致近端蒂皮瓣；重物（如拖车后挡板）撞击皮肤，将会导致远端蒂皮瓣。

通常皮瓣顶端已被压碎，并且血供不良，缝合之后不易愈合。

治疗方法

1. 用局部麻醉药物，浸润伤口周围广泛区域。

2. 切除皮瓣顶端至皮瓣的正常组织。

3. 在皮瓣根部宽松缝合夹角。

4. 用 24 号手术刀，从伤口近端麻醉区域割一个小型中厚移植皮片，将其置于擦伤区域（图 1.20）。

5. 用凡士林纱布、不粘敷料和组合垫覆盖伤口和移植皮瓣取材的区域，用绷带紧紧包扎。

患者抬高患肢休息 3 天。第 4 天更换伤口敷料。

替代方法（优先选择）

刮掉皮瓣上的皮下组织，用其作为全层皮瓣移植，可能会挽救远端无血供的皮瓣，对于年轻患者尤其适用。

远端蒂皮瓣

这种皮瓣血供极少，预后较差。针对此类皮瓣的治疗方法可与近端蒂皮瓣治疗方法相同（图 1.21）。

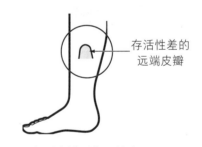

存活性差的远端皮瓣

图 1.20　三角形皮瓣形伤口缝合

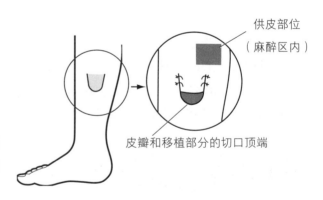

供皮部位（麻醉区内）

皮瓣和移植部分的切口顶端

图 1.21　三角形皮瓣伤口修复：远端蒂皮瓣

皮瓣滑动的皮肤肿块切除术

对于全科医生来说，局部麻醉下通过椭圆形切除术切除皮肤肿块极为常见。对于躯体或大腿等皮肤较紧部位的椭圆形伤口，缝合会在伤口中心产生张力。中厚皮瓣或全层皮瓣能解决这个问题，但极易留下瘢痕。旋转皮瓣能够很好解决这一问题，但是需要破坏大片皮肤区域，并且缝合耗时。皮瓣的制作本质上是皮肤专科医生的领域，尤其是整形科医生，他们不应该被要求去处理那些没有经验的医生处理失败的皮肤修复。

双 Y-V 渐进式皮瓣方法

直径 2cm 以上的肿块可以被切除，病变切除后将椭圆形"双翼"做成渐进式皮瓣用来修复切口，从而避免出现张力。由于该种皮瓣是否可行取决于皮下组织的血供情况，所以不要损坏皮瓣。垂直于筋膜切割皮肤和皮下组织，皮下组织的弹性使得缝合皮瓣推向中线而成为一体（图 1.22）。

替代皮瓣技术

潜挖切除线上方和下方的皮瓣（替代方法）（图 1.23），可以使得皮瓣适应性更强。

Y-V（或岛状）渐进式皮瓣

这种皮瓣血供很好，适用于闭合儿童断指指间伤口两端，或用于面部鼻唇沟和口唇等与皮纹一致部位的切除操作。

方法

1. 切除术前仔细标记切除线（图 1.24a）。
2. 切除后缺损处应呈正方形或长方形。
3. 皮瓣制成三角形，为切除缺口长度的 2 ~ 2.5 倍。小心松开皮瓣，确保皮肤与皮下组织带蒂连接。这个皮瓣称为岛状皮瓣。
4. 应用皮肤拉钩，通过钝性分离推进皮瓣根部到达缺口边缘，避免张力过大（图 1.24b）。
5. 双边端点和顶点应用三点缝合。
6. 缝合伤口边缘（图 1.24c）。

因此，岛状皮瓣转为 Y 形伤疤。

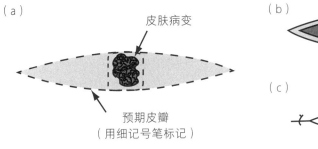
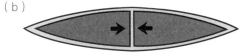
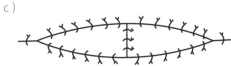

图1.22　皮肤肿瘤切除方法：（a）标记将要切除的预期皮瓣；（b）达到中线的三角形皮瓣向中线推进；（c）缝合修复缺口的皮瓣

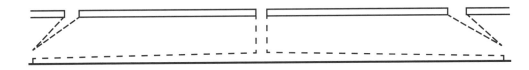

图1.23　潜挖皮下组织（替代方法）

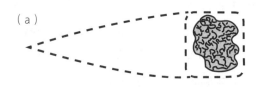

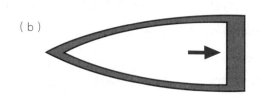

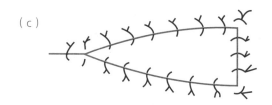

图1.24 简单Y-V法:(a)标记将要切除的预期皮瓣;(b)岛状皮瓣向中线推进;(c)缝合修复缺口的皮瓣

H 双渐进式皮瓣

类似双 Y-V 皮瓣,适合具有较好皮下组织的区域(如重新切除手臂黑色素瘤)。这种方法适用于前额等瘢痕与皮纹一致的部位。这种皮瓣用于皮肤上不能闭合的大椭圆形切口。

方法

1. 切除肿块后伤口处应呈方形。

2. 切除线延伸至缺口长度的 1.5 倍(图 1.25a)。

3. 垂直于筋膜切开皮肤和皮下组织。

4. 分离皮下组织的皮瓣,从两边(优先选用皮肤拉钩)向中线推进(图 1.25b)。

5. 应用三点缝合固定皮瓣夹角部位,然后缝合伤口(图 1.25c)。

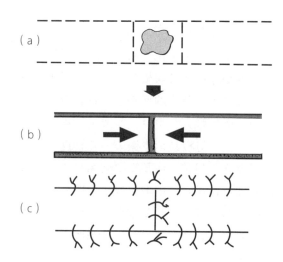

图1.25 H双渐进式皮瓣:(a)标记肿瘤位置,设计切口处皮瓣位置;(b)将皮瓣拉到一起;(c)缝合修复缺口的皮瓣

小肿块切除术前的一期缝合

在对皮肤纤维瘤、皮赘或类似良性肿瘤等小肿块进行切除术前,可以进行一期缝合。优点是可以更好地初步止血,并且能够单手操作。

方法

1. 局麻药浸润病变周围。

2. 跨过肿块进行恰当缝合(可以不止一根缝线进行缝合,图 1.26)。

3. 切除肿块(注意不要切到缝线)。

4. 保护缝线。

5. 如果必要可以进行多次缝合。

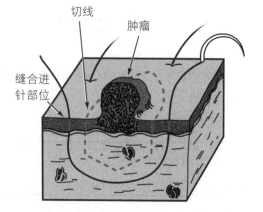

图1.26 小肿瘤切除术之前一期缝合的进针部位

多处不规则撕裂伤

面部等撕裂伤（边缘不规则或多个部位）可能会影响美观，应该修复整齐和（或）进行切除（图 1.27）。修复成有垂直边缘和规则伤口，以便进行精细缝合。面部缝合应用 6/0 尼龙缝线。去掉少量面部皮肤，利于形成相对不明显的瘢痕，有时需要进行 Z 成形术。

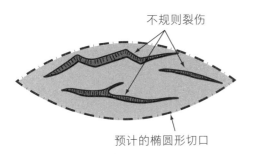

图 1.27　处理多处不规则撕裂伤的举例

避免皮肤撕裂伤

干性皮肤或脱水皮肤应避免使用普通胶带，而应用有黏性的绷带。

皮瓣若从侧方移到一期缝合伤口处，则称为转移皮瓣；若旋转至伤口处，则称为旋转皮瓣。遇到转移皮瓣和旋转皮瓣时，需要谨慎，避免缺血问题。

血管结扎

用止血钳夹紧出血血管并在适当位置结扎后，需要密切注意伤口出血血管处的安全结扎情况。结扎部位太靠近血管断端可能容易滑脱，引起意外出血（图 1.28）。

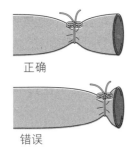

图 1.28　结扎血管避免线结滑脱的方法

转移皮瓣

转移皮瓣中，皮瓣从两侧转移到一期缝合伤口。皮瓣有供体部位，这个供体部位通常沿径向向缺损处延伸。与切口相对的皮瓣根部而作为旋转点，用星号标记（图 1.29）。旋转点到皮瓣顶部的距离应与旋转点到切口远端的距离相同，直接缝合供瓣部位。转移皮瓣应用广泛，尤其用于头面部。

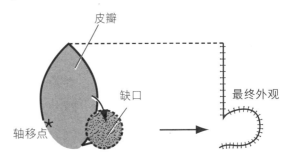

图 1.29　转移皮瓣

经允许后改编自 A. Pennington, *Local Flap Reconstruction*, McGraw-Hill.

旋转皮瓣

局部旋转皮瓣在常规操作中最常用于基底细胞癌（basal cell carcinomas，BCCs）等皮肤病变切除术后修复。切口形状为半圆形，旋转点位于松弛切口末端。皮瓣越大，可用的皮肤越多。这种方法适合大于 12～20mm 的基底细胞癌和其他肿块的切除术，尤其是肩背部。

方法

1. 应用三角形切口切除肿块，理想情况下切口应该是等边三角形。切口深度超过皮下脂肪，到达深部筋膜覆盖的肌肉组织（图 1.30a）。

2. 弯曲状切口长度应约为原始三角形切口边长的 3 倍。

3. 从下方切除皮瓣直至 AD 线（图 1.30b）。

4. 旋转皮瓣，使得 AC 与 AB 重合，并且避免出现张力过大。

5. 选用简单缝合术闭合伤口（图 1.30c）。

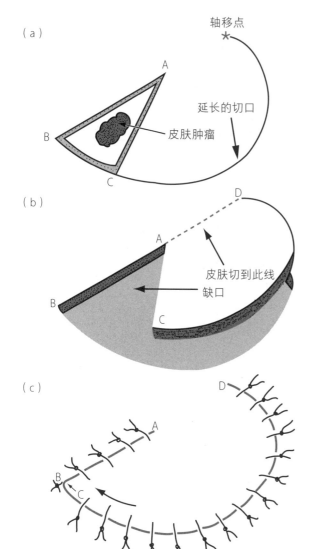

图1.30　旋转皮瓣:(a)三角形切口和延长切口;
(b)造成的皮肤切口;(c)缝合后外观

注:背部皮肤血供来自肋间后动脉的外侧皮支,因此,切口应沿着肋骨进行,从而使血供到达皮瓣,也就是说,AD 朝中间而非朝两边。

菱形皮瓣

对于修复直接缝合困难或张力方向错误的皮肤缺口,菱形皮瓣非常有用。常用于前额、太阳穴和头皮等处病变切除术后修复。

方法

1. 画出菱形切除范围,确保切口的角度、长

度和方向正确。菱形短的那条对角线和菱形边长相等,即可出现两个等边三角形。切除范围(理论上四种选择)的方向取决于皮肤的可利用度。

2. 在设定方向将对角线延长相等距离(AB),然后画出与菱形一边平行的线(图 1.31a)。

3. 切除病变部位,倒剪法释放皮瓣。

4. 确保"X"与两条交叉线长度相等。

5. 旋转皮瓣,A 移动到 A_1,B 到 B_1,C 到 B。应该完全覆盖皮肤缺口(图 1.31b)。

6. 需要仔细缝合边角,尤其是 A 点和 B 点,此处适合皮下三点缝合法(图 1.31c)。

7. 范例中的总张力是横向的(←→)。这种张力会与直接缝合引起的纵向张力形成鲜明对比。

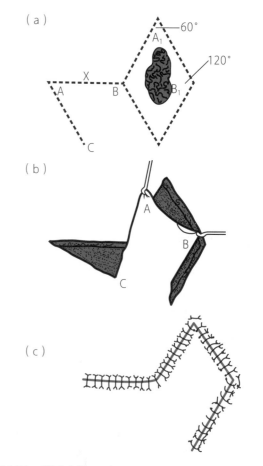

图1.31　菱形皮瓣

经允许后转自 I. Mcgregor, *Fundamental Techniques, of Plastic Surgery*, Churchill Livingstone, Edinburgh, 1989, with permissin.

面部皮肤病变的冠状切除术

若标准的椭圆形皮肤切除术无法实施或者不适用，冠状切除术则是一种极好的选择。尤其适用于鼻、唇、耳和眼等主要面部器官附近的皮肤病变。冠状切除的形状可能不同——并不必须是弯曲的。

方法

举例：鼻旁基底细胞癌。

1. 在病变周围标出圆形手术切割线。

2. 在皮肤空白处沿圆形切口的切线延长轴（图1.32a）。

3. 在有"障碍物"的一侧，如图所示做两个较小弧形皮瓣。

4. 缝合皮肤缺口，形成Y型伤口（图1.32b）。

Z成形术

Z成形术是指交叉转移两个的三角形皮瓣的过程，可以重新分布伤口张力。这种方法从伤口两侧引入组织延长伤口，减少张力。Z成形术中所有线段等长。

方法（纵向挛缩方案）

1. 标记出Z形，使得角度成60°，并且各条线段长度相等。

2. 沿着切线切除，形成两个皮瓣，然后切开皮瓣。

3. 交叉转移皮瓣位置，然后缝合（图1.33）。

适应证

1. 挛缩的治疗（加长）。

2. 面部瘢痕（改变方向）。

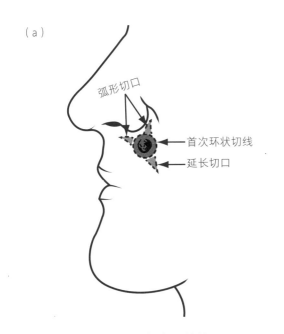

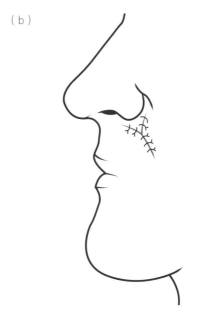

图1.32　（a）冠状切除术；（b）最终外观

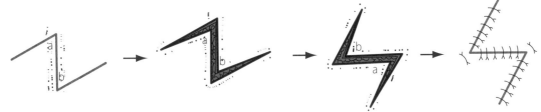

图1.33　Z成形术

嘴唇损伤修复

虽然嘴唇的小裂伤不予治疗也比较安全，但是更加广泛的切割伤需要仔细地进行修复。此法可能需要进行局部麻醉，而颏神经阻滞适合应用于下唇较大的撕裂伤。

对于横跨唇红缘的伤口，精细修复非常重要。建议用龙胆紫或记号笔事先标出唇红缘。操作中最好有助手帮忙。

方法

1. 应用 4/0 可吸收缝线闭合伤口深层肌肉。初次缝合应该仔细对合唇部黏膜，然后剩余层缝合 1 ~ 2 次（图 1.34）。

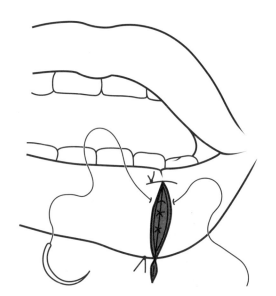

图1.34　唇损伤的修复

2. 接下来，用 6/0 单丝尼龙缝线将唇红缘两端缝合到一起。这一步看似很微不足道，但不能省略。

3. 用 4/0 可吸收缝线间断缝合，闭合内层颊黏膜。

4. 用尼龙缝线间断缝合，闭合唇部外层皮肤（唇红缘上方和下方）。

修复之后

1. 沿着伤口涂抹保湿乳液。

2. 年轻人在 3 ~ 4 天，老年人在 5 ~ 6 天后，拆除尼龙缝线。

唇部楔形切除术和直接缝合

适应证

小的侵袭性鳞状细胞癌导致唇部出现少于 1/3 的缺损。较大缺损或靠近嘴角的肿块需要其他方法进行治疗。

由于位于后 1/3 唇部的下唇动脉受损可能会导致大量出血，因此手术需要助手帮助止血。

方法

1. 通过颏神经阻滞进行麻醉。

2. 仔细标出切口轮廓，特别注意唇红缘（距离病变边缘 2 ~ 3mm）。边缘切痕或边界上的缝线等小标记可以作为导引。

3. 让助手用纱布把嘴唇牢牢固定在切线两侧，以保持适当抓力，并轻微外翻嘴唇。

4. 切下一个楔形切口，切口深至全层并保持清洁，顶端延长至颏沟（图 1.35a）。

5. 找到唇动脉，应用电热疗法或者止血钳钳夹结扎出血部位来止血。

6. 用 4/0 可吸收缝线间断缝合，闭合肌肉层无效腔，准确对合唇部主要部位（图 1.35b）。

7. 用 6/0 尼龙缝线准确缝合唇红缘（不能忽略任何一针），在伤口顶端缝合一针。

8. 用可吸收缝线间断缝合，闭合颊黏膜。

9. 最后，用尼龙线缝合唇红缘和皮肤。

耳朵楔形切除术

这项操作适用于耳郭表皮下小肿块的切除。具体要求和唇部楔形切除术相同。

方法

1. 耳缘皮下注射局麻药进行浸润麻醉。覆盖面积（麻药浸润整个耳朵，图 1.36a）。这种 V 形浸润方法是阻滞整个耳朵的最简便方法。具体的神经阻滞方法已在前文强调。

2. 清洁消毒手术部位。

3. 用刀背和记号笔标出切除部位轮廓和第一针缝合的边缘（如耳缘）。

4. 助手拉紧耳郭，利索地切开皮肤和软骨使切口呈楔形（图 1.36b）。耳前皮肤用手术刀切，然后用手术剪或手术刀经过软骨和耳后皮肤切割，这样楔形前后部分能够准确对应。

5. 大量出血采用直接压迫止血的方法。

6. 一期缝合实现精准对合。应用非可吸收的缝线进行褥式缝合。

7. 使用 6/0 尼龙线缝合耳前皮肤。

8. 当助手翻转耳朵时，用可吸收缝线在软骨上间断缝合数次（图 1.36c）。该步骤为选择性步骤，因为埋植缝线可能引起肉芽肿。

9. 用尼龙线缝合耳后皮肤。

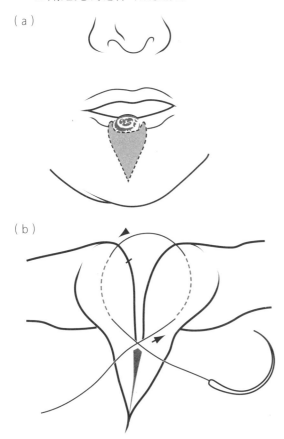

图1.35　唇部楔形切除术：（a）移除唇形楔形切除物；（b）精确进行一期缝合

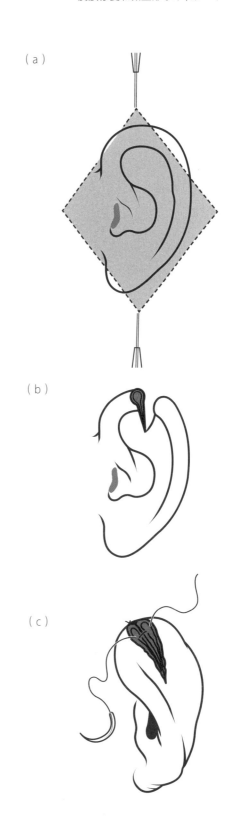

图1.36　耳部楔形切除术：（a）皮下浸润局麻药的耳部神经阻滞方法；（b）耳部楔形切除；（c）按层缝合

敷料

伤口处使用单层石蜡纱布，然后耳朵周围使用双层纱布，使耳朵在正常位置。敷料需用胶布牢牢固定。

3天后更换敷料，6天后拆除缝线。

眼睑裂伤修复

一般要点

· 确定泪腺没有受到损害。

· 尽可能多地保留组织。

· 不要刮眉毛。

· 不要将有毛的皮肤内翻至伤口。

· 确定伤口边缘准确对合。

· 缝线打结部位远离眼球。

方法

1. 如果边缘也有损伤，则在眼睫毛后进行睑缘间缝合（图1.37a）。

2. 使用6/0可吸收缝线修复结膜和睑板（图1.37b）。

3. 然后使用6/0尼龙缝线修复皮肤和肌肉（眼轮匝肌，图1.37c）。

舌头损伤修复

如果可以，舌头损伤尽量避免修复，因为它愈合速度很快。然而，舌背和两侧边缘较大的皮瓣创面需要缝合。最好的方法是使用埋入式可吸收缝线。

方法

1. 使用1%利多卡因浸润麻醉，等待5~10分钟（吮吸冰块可以镇痛）。

2. 选用4/0或3/0可吸收缝线缝合皮瓣创面，皮埋缝线（图1.38）。

常规没有必要进行表面缝合。如果进行表面缝合，用4/0缝线即可。应该指导患者使用生理盐水定期漱口，直到完全愈合为止。

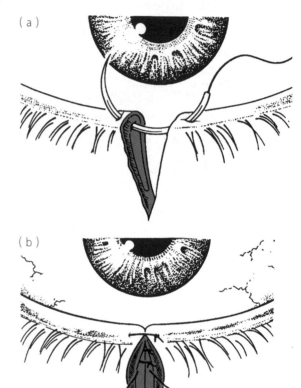

（a）

（b）

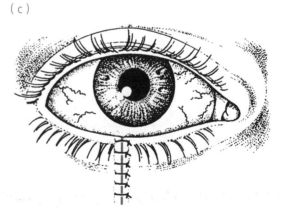

（c）

图1.37 眼睑裂伤的修复：（a）一期缝合；（b）深层修复；（c）最终外层皮肤缝合

（a）

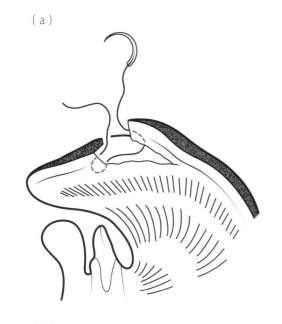

（b）

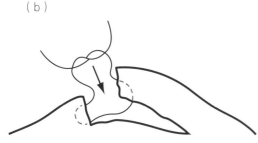

图1.38　舌损伤修复

手指（足趾）缺血区

用橡皮筋简单止血，可以实现手指或足趾（指/趾间麻醉）局部麻醉。

方法

1. 垂直抬高手（腿）2分钟，从指尖（趾尖）缠绕胶布至指根（趾根）部。

2. 在指头（趾头）根部缠绕橡皮筋，阻滞血液循环，然后拆除胶布。

3. 肢体放于桌上，完成手术操作（如去除异物或修复伤口）。

4. 操作完成之后，在伤口上盖上敷料，并且用手术刀或剪刀切断橡皮筋。

腋窝部汗腺楔形切除术

适应证

腋窝大量出汗的多汗症患者，尤其伴有体味，并对止汗药无效者。

方法

1. 刮除腋毛。

2. 在腋窝涂抹碘淀粉。这会在出汗最严重的部位产生深蓝色/紫色反应。

3. 标记出需要楔形切除的部位，通常为椭圆形。

4. 棉签消毒，并用局麻药浸润麻醉。

5. 施行楔形切除术，切除真皮下方的汗腺。清除皮瓣下面的皮下脂肪，清除汗腺。

6. 直接进行缝合，如果范围较大，可以应用皮瓣闭合伤口。

拆除皮肤缝线

缝痕与缝线保留时间、张力和缝合位置有关。目标是在缝合目的达成后尽早拆除缝线。缝线拆除时间因为常识问题和个体差异而有所不同。尼龙而有所不同缝线不易引起机体反应，可以留置较长时间。缝线拆除后，建议使用微孔胶布（如无菌胶条）保护伤口1～2周，尤其是皮肤张力较大的部位。

方法

1. 在光线较好的地方，让患者舒适地平卧。

2. 使用精巧锐利的剪刀或手术刀尖和一把精巧可紧握的无齿镊。

3. 用剪刀或刀尖紧挨皮肤在线结下方切断缝线（图1.39a）。

4. 朝着裂开一侧轻柔地拉出缝线，也就是说，拉出方向总是朝着伤口的方向（图1.39b）。

注意： 对于儿童来说，应在切断所有缝线后再拔除缝线。

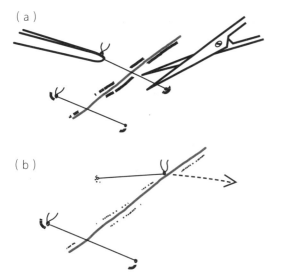

图1.39 拆除缝线:(a)切断缝线;(b)朝着伤口方向拉出缝线

非黑色素瘤皮肤癌的切除缺陷

手术切除后存在着几个解剖缺陷。以下概括了可能存在或真实存在问题的区域。

· 面部——美观问题。

· 面部——潜在神经损害,如可能损伤面神经颞支(图1.40)。

· 唇和耳郭——恶性变化倾向。

· 眼睑。

· 眼内眦非常靠近鼻泪管处。

· 副神经位于胸锁乳突肌区中间的浅面。

· 功能损害的手指值得关注。

· 膝盖以下愈合可能比较困难,尤其对于老年人。

求助专家

如果出现以下一种或多种情况应该向专家求助。

· 诊断不明确。

· 对于最佳治疗方案存在任何怀疑的时候。

· 肿物大于1cm。

· 多发肿物。

· 经过治疗,肿块复发。

· 肿物切除不完全,尤其是完全切除可能比较困难。

· 推荐的治疗方案超出医生能力范围。

· 如果技术上或解剖上存在困难,应该咨询专业医师。

· 唇部和耳朵上的鳞状细胞癌。

· 浸润型的或形态上类似瘢痕的基底细胞肿瘤——尤其是位于鼻部或鼻唇沟附近,因为此处可能很难决定肿块范围和深度。

· 美观问题,例如位于胸部上方和上臂病变,此处有瘢痕疙瘩是潜在问题。

· 有可触及的淋巴结,显示存在鳞状细胞癌转移性扩散,包括头颈部、腋窝和腹股沟。

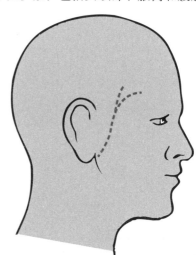

图1.40 面神经颞支走行部位

W成形术治疗不规则裂伤

锯齿状裂伤通常最好沿着皮纹用小椭圆形切除术进行清创。原则上,最好在没有张力的情况下闭合不规则伤口,而不是在很大张力下修剪和闭合伤口。没有治疗原则显示必须直线闭合修复裂伤。

清除锯齿状伤口(太大而不适合简单的椭圆状清除术)的一项操作是W成形术。伤口边缘应该互相对齐(图1.41a)。W成形术中,应该注意确保伤口血供充足。选择清除方式,使用 15 号手术刀片，首次切除经过真皮层，避免全层切除，否则往往会导致皮肤边缘卷曲。

伤口采用简单缝合，三角形顶端采用三点缝合（图 1.41b）。

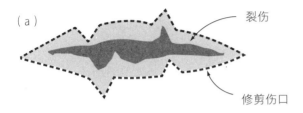

（a）

裂伤

修剪伤口

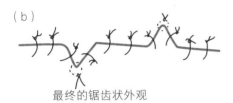

（b）

最终的锯齿状外观

图 1.41　W 成形术的方法

外伤清创术

清创的基本原则是通过清除异物、坏死和感染组织，预防感染，促进开放性伤口愈合。在决定是否清创前，需要对伤口进行综合性评估。清创术包括简单的生理盐水冲洗及全身麻醉下的主要部位进行清创，而且有很大差异的。

基本设备包括（无菌）硬毛刷、生理盐水、手术刀片、组织钳、动脉钳和 20ml 注射器（用于冲洗）。

原则和过程概括于表 1.2。美国一项大规模的研究表明，频繁进行清创术（至少每周 1 次）有利于加速伤口愈合。

毛发分布区域皮肤清除术

当对有毛发的皮肤进行清创时，重要的是要认识到毛干和皮肤呈一定的倾斜度。为了避免瘢痕部位毛发消失，皮肤边缘清除方向应与毛干方向相同（图 1.42）。这样可以避免毛囊受到损害。

表 1.2　外伤清除术原则

序号	处理原则
1.	清除异物和严重感染的组织
2.	冲刷去除表面组织碎片
3.	充分的术前准备和铺手术单
4.	除非必要，不必使用止血带
5.	切除所有坏死组织
6.	如果打算初次闭合或留置查看准备二次探查清除术，则应切除挫伤组织或可疑坏死的活体组织
7.	切除皮肤边缘和深部出血组织。沿着纵向结构进行清创（例如四肢动脉、血管或神经），避免横切或损害组织
8.	进一步冲洗伤口，清除细菌、滞留异物和小的无活性组织碎片。使用生理盐水、不含聚乙烯吡咯烷酮、抗生素或其他抗菌剂的溶液（因为它们可能具有组织毒性）
9.	清创术之前先获得有效止血
10.	确定是否进行二次探查或正常闭合伤口

经允许后转自 Royal Australasian College of Surgeons, *Fundamental Skills for Surgery*, McGraw-Hill, Sydney, 2008.

如果正确缝合，眉毛等有毛区域的自然裂伤（如钝器伤引起）并不会遗留无毛瘢痕。

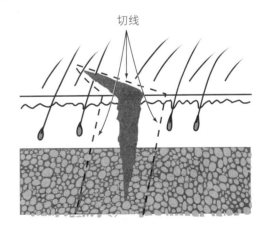

切线

图 1.42　毛囊分布部位的切线修剪

剃除毛发

当毛发可能干扰到手术部位的操作或可能有引起伤口感染风险，剃除毛发是必须的。

毛发远离伤口缝合处

缝合头皮等有毛发区域时，重要的是使毛发远离伤口。可用 K-Y 凝胶、发胶（如 Brylcreem）或黏着胶布抚平毛发。

清理刮毛区域

手术修复之前，清理头皮等剃毛区域的一个有效方法是使用黏着胶带拔除疏松的毛发。

伤口处理贴士

创伤

伤口一期闭合原则

· 传统原则——4～6 小时。
· 面部伤口（未污染）——12～24 小时。
· 其他伤口（未污染）——8～12 小时。

伤口延迟闭合

· 伤口长时间未处理。
· 严重污染。

原则：观察 48 小时，若无感染则修复伤口。

敷料

表 1.3 举例说明，治疗期间根据伤口不同渗出量分别选用的最合适的敷料。

表 1.3 不同渗出量选用的合适敷料

敷料类型	渗出量
薄膜敷料	无 / 极少
凝胶敷料	少量 / 中量
藻酸盐敷料	中量 / 大量
泡沫敷料	中量 / 大量
水凝胶敷料	干燥 / 蜕皮

术后伤口护理

有效的指导原则如下。

· 切除术后，伤口上应使用非黏着敷料。留置 24～48 小时，使用闭合敷料，在洗澡时注意保护伤口。

· 拆除敷料后，每日使用生理盐水清洗伤口，清除结痂，尽量减少感染。

· 如果考虑感染，可以应用少量氯霉素（或类似药膏）。

二期愈合治疗（如刮除术后或电热疗法之后）。

· 使用凝胶敷料（如 Intrasite、Duoderm 和加快愈合的创可贴）。

· 留置在皮肤上 7 天以上。

治疗囊肿或脓肿清除后的空腔

这个实践贴士描述了一个简便方法以促进脓肿引流后或皮脂囊肿（尤其是感染囊肿）切除后的空腔愈合，这种概念最初源自兽医用于动物囊肿的治疗。

方法

1. 对于外科切除造成的深部空腔，最好当患者麻醉后，用无菌非黏着纱布包扎。这个过程需要控制出血和保持引流通畅。
2. 随后几天使用凝胶敷料填充空腔。
3. 使用 OpSite 或合适的防水敷料覆盖伤口。
4. 每天更换或每隔一天更换敷料，直到伤口愈合。

优点

· 凝胶能够塞到空腔凹处，而填充物不能到达。
· 患者自己能够继续后续治疗。
· 对于距离医院较远的患者，更加方便。
· 相比其他敷料，此法痛苦更小，不适程度较轻。
· 可以加速愈合。

不可吸收性缝线拆除时间

对于成年人，非复合性伤口闭合后的拆线时间可以参见表 1.4。

表 1.4　缝合后拆除缝线时间

部位	天数
头皮	6 天
面部	3 天（或第 2 天交替拆除，剩余的 3～4 天拆除）
耳朵	5 天
颈部	4 天（或第 3 天交替拆除，剩余的 4 天拆除）
胸部	8 天
手臂（包括手和手指）	8～10 天
腹部	8～10 天（张力较大的情况下，12～14 天）
背部	12～14 天
腹股沟和阴囊	7 天
会阴	2 天
腿	10 天
膝盖和小腿	12 天
脚（包括脚趾）	10～12 天

注意：需要根据伤口性质、患者健康状况和愈合情况，做出个体化决定。通常，应该尽快拆除缝线。其中一个方法是提前 1~2 天拆除交替缝线，剩余缝线拆除时间照常。然后可用无菌胶条，维持伤口闭合并且促进愈合。

其他方面

对于儿童，通常拆线时间可提前 1～2 天。背部和腿（尤其是小腿），可以允许延长拆线时间。尼龙缝线可以留置时间更长，因为尼龙缝线排斥反应较小。交替的缝线建议早点拆除（如女性面部）。

参考文献

1. Perry R (Ed.). *Fundamental skills for surgery*. Sydney: McGraw-Hill Australia, 2008: 104 – 11.

2. Ibid: 148 – 69.

3. McGregor I. *Fundamental techniques of plastic surgery*. Edinburgh: Churchill Livingstone, 1989.

4. Pennington A. *Local flap reconstruction*. Sydney: McGraw-Hill Australia, 2007.

5. Hayes M. *Practical skin cancer surgery*. Sydney: Churchill Livingstone-Elsevier, 2014.

6. Burke M. Wedge resection of axillary sweat glands. Aust Fam Physician, 1994; 23 (10): 2007.

7. Wilcox J R, Carter M J, Covington S. Frequency of debridement of wounds: A retrospective and time to heal cohort study of 312,744 wounds. JAMA (Dermatology), 2013; 149 (9):1050 – 58.

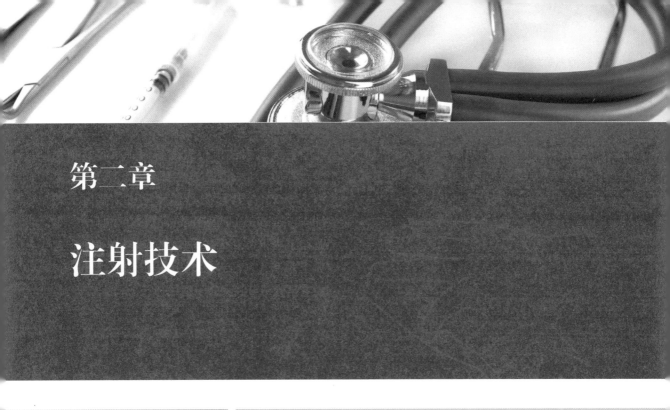

第二章

注射技术

基本注射

无痛注射

方法 1

技术要点是要确保肌肉充分放松，患者应该尽量感觉舒适。三角肌肌肉注射时，患者应该坐下，手放于髋部，肌肉尽可能放松。深部肌肉注射优先选择臀部，但是必须注意选择外上象限注射。患者应该脸朝下，暴露臀部，并且嘱咐患者放松。

1. 按摩放松肌肉：应该充分按摩注射部位20~30秒。准备工作通常如此，但是相比消毒皮肤而言，肌肉放松更为重要。如果左手进行温和有力地按压，很容易使皮下肌肉充分放松。当肌肉放松时用右手或惯用手的拇指和示指像持飞镖一样持住注射器进行注射。

2. 迅速轻拍注射部位：注射之前，用右手（或惯用手）手背一侧迅速轻拍注射部位（图2.1）。手指迅速轻弹同样有效，但效果不如轻拍。

3. 注射：用投飞镖一样的手势迅速进行注射。

注意：这些步骤需要迅速连贯地进行。

许多患者会惊讶地告诉你，他们没有感到疼痛，但是却能感到注射器扎进组织。

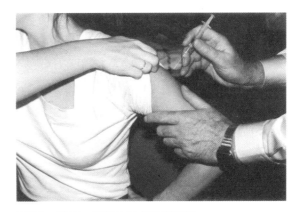

图2.1　用手一侧迅速拍打注射部位

方法 2：几乎无痛注射

如果进针之前紧紧牵拉皮肤，则皮下注射或肌肉注射几乎无痛。举例说明，如果注射手臂，中指、环指和小指放于手臂中间，拇指和示指牵拉手臂侧面皮肤（图2.2），针头应该迅速注射进入牵拉皮肤。

方法 3：肌肉收缩 – 放松法

应用肌肉能量法，患者用肘部抵住髋部，等距收缩 7 秒，然后迅速注射到三角肌（放松）。

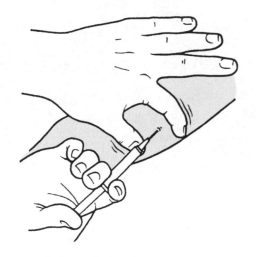

图2.2　用拇指和示指牵拉皮肤

方法 4：针号

通过更换小号针头可以减弱肌内注射和皮下注射引起的不适，如更换成 30 号针头，尤其适用于儿童疫苗注射。

方法 5：酒精棉签

用酒精棉签用力擦拭注射部位约 20 秒，同时和患者进行适当交谈以分散患者的注意力。4 ~ 5 秒之后，在擦拭发红的区域进行注射。

肌内注射

三角肌注射

三角肌区域是个很好的注射部位，但是注意不要碰到肱骨，以免损伤腋神经（回旋支）。该神经沿肱骨外科颈向前弯曲，到关节囊下方，位于肩峰的骨性突出下方 6 ~ 8cm。

大腿注射

最安全的注射部位是大腿前外侧，注射到股外侧肌或股直肌（股四头肌的两个部分）。

臀部注射

臀部肌肉注射位置不对时，很容易损伤坐骨神经。唯一安全的注射部位是臀部外上象限（图2.3）。其标志是髂骨上方、髂后上棘（posterior superior iliac spine, PSIS）中上方、坐骨结节中下方和大转子侧方。坐骨神经位于髂后上棘和大转子连线的下方，穿出盆腔之后，沿着坐骨结节到大转子连线环行 1/4 圈。

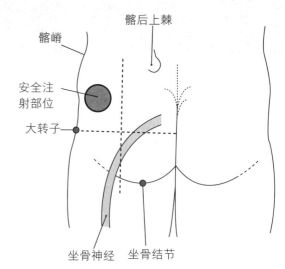

图2.3　左臀肌内注射的安全注射部位

减少酒精棉签引发的刺痛

消毒后用无菌纱布或棉棒擦拭皮肤，使皮肤干燥可以减轻酒精对皮肤的刺激。或将消毒区域吹干或迅速煽动手掌使其干燥。

伤口无痛缝合

目的是在治疗需要缝合的伤口时，注射局麻药物，使其尽可能没有疼痛。该方法仅适用于未受感染的伤口。

方法

1. 少量局麻药物冲洗伤口。

2. 通过开放伤口将针头扎入皮下组织，而非仅扎进皮肤（图2.4）。

3. 沿着伤口两侧进行浸润麻醉。

这种方法相对痛苦小。

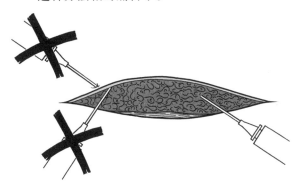

图2.4　相对无痛的方法：适用于需要缝合的伤口进行局麻

缓慢注射局麻药可以减轻疼痛

研究发现，相比5秒左右的快速注射麻药，如果30秒以上的缓慢注射，则可使皮下局麻的疼痛减半。

伤口的局部麻醉浸润技术

这项技术适用于较大的、感染的伤口和肿块预期切除。麻醉药效应该充分保证完成清创、皮肤切除和缝合。标记边界和注射点将有利于操作。麻醉药浸润真皮和皮下组织。图2.5显示的4个进针点和8个针头方向足以覆盖手术麻醉区域。

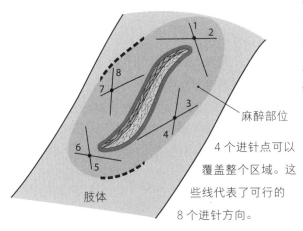

麻醉部位

4个进针点可以覆盖整个区域。这些线代表了可行的8个进针方向。

肢体

图2.5　多处浸润麻醉覆盖整个标记区域

针头处理

用过的针头不能重新使用，并"戴帽"，尽可能减少医务人员或实习护士被针扎到的风险。扎伤导致丙型肝炎、乙型肝炎和（或）艾滋病病毒（human immunodeficiency Virus，HIV）等感染的风险存在。应该直接将针头放入锐器盒，并保证儿童触及不到或将其挂于墙壁上。手术中锐器盒有许多类型可用，甚至可置于医生手袋之中。

随身携带型针头处理装置应由一个直径2.5cm、深度8cm的塑料瓶组成。瓶盖有一个开口，下方有塑料盖。这个开口设计能使注射器上的针头插入，然后拔出注射器，针头便卡在容器内部。针头进入开口中间之后，便向侧方倾斜。然后迅速上拉注射器，和针头分离开（图2.6），针头重新盖帽。虽然应该避免针头重新盖帽，但是如果必须重新盖帽，最安全的方式是用注射器上的针头插入针套，可以使只能用惯用手操作。这强化了手永远在针头之后的原则，并且非惯用手的拇指和示指可以远离危险。

"一击进洞"法

这是发展中国家的一个常用方法，很多复杂的处理方法在发展中国家并不适用。钻一洞口，使其比针套尺寸略大，但比针套颈部略小，以15°角通过注射工作台边缘。注射时针套放入洞口，注射完后，注射器上的针头直接插入针套，然后整个装置放入旧饮料瓶内。

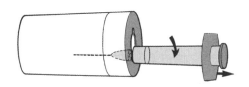

图2.6　医生口袋里的针头处理装置

直肠注射

某些紧急情况下，静脉注射找不到血管时，采用直肠注射也有效。

糖尿病性低血糖

由于患者血管收缩和肥胖等因素，某些昏迷患者可能静脉注射50%的葡萄糖操作有困难。但是将缓慢有力地按压注射器的手柄（经常使用20ml注射器）注入直肠，可以缓慢注射葡萄糖。

抽搐

对于持续性高热惊厥的患儿或处于癫痫持续状态的患者，可以应用直肠注射地西泮或三氯乙醛溶液，成功率非常高。

举例

设想一个2岁幼儿（体重12kg）患有持续性高热惊厥。注射用地西泮的剂量为0.4mg/kg，所以5mg（1ml）地西泮用等渗盐水（5~10ml溶液）稀释后注入直肠，优先选用配有塑料流体喷嘴的注射器。

减轻疼痛的手指采血

对于手指采血取样，尤其是糖尿病，减少疼痛的方法概括如下。

理论

相比拇指或示指的甲床基部或指肚（常用的采血部位），指侧的疼痛较轻。拇指和示指敏感度较高。

方法

1. 用不含酒精的棉签清洁手指。

2. 用采血针刺入一只手的中指或环指的中间或侧面。

3. 用另一只手的拇指使劲按压刺破的指肚，以确保测试条获得足够血液。

其他方法

指侧

根据《柳叶刀》（1999，354，pp.921-2）上的一项随机对照实验显示，血糖测验采血疼痛最轻的部位是拇指指侧。所以有必要进行我们这项实验——在拇指或中指、环指的指侧进行测验。

耳垂

2003年，英国一项糖尿病患者的研究发现，手指采血的平均疼痛评分比耳垂采血高出4~5倍。

指神经阻滞

指神经阻滞适用于手指或脚趾的简单手术（臂丛神经等更近端神经的阻滞适用于范围较大。每个掌指由四条神经分支支配，其中两条走行于手背（或脚背），两条走行于手掌（或脚掌）。这些神经向前走行，邻近各自掌骨或趾骨。手指或足趾上的神经可在根部阻滞。

方法

1. 将手掌放下来稳定麻醉部位，背侧的操作比掌侧的操作疼痛更轻。

2. 在相应掌骨或趾骨的背侧进行阻滞。

3. 用25号针或23号针在掌骨头的远端或相邻部位顺着骨头迅速扎入（佩戴戒指的水平层面）。

4. 从背面皮肤以适当角度进针并向前推进至手掌部或脚掌部皮肤。

5. 针头回抽过程中，在掌侧面和背侧面分别注入不含肾上腺素的利多卡因（纯利多卡因）1~1.5ml，使得麻药能够在深部和浅部扩散均匀（图2.7）。

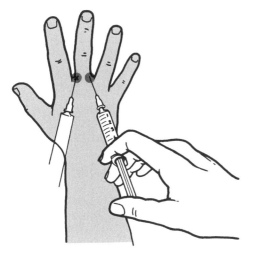

图2.7 同时阻滞手背和手掌神经的指神经阻滞（或脚背和脚掌）

剂量

1% 的利多卡因或丙胺卡因 2~3ml，其中不含肾上腺素。环形封闭经常能够提供 60 分钟的局麻时间。

注意：注射时不能使用血管收缩剂。麻醉时间需要充分（5~20 分钟）。

肾上腺素拮抗剂

如果将肾上腺素注射进指头，并且引起血管收缩，可在该区直接注射 1ml 酚妥拉明。

拇指

拇指神经阻滞只需在掌面中间的拇指根部注射一次麻药即可。

腕部区域神经阻滞

对于手部微创手术或创伤修复，腕部部分或全部区域的神经阻滞十分有用。图 2.8 可见手掌面和手背面的皮神经分布。

正中神经

支配区域

· 掌面外侧，包括拇指、示指、中指及环指的桡侧半。

· 以上手指的背侧远端。

阻滞技术

· 确定掌长肌腱（弯曲手腕时起抵抗阻力

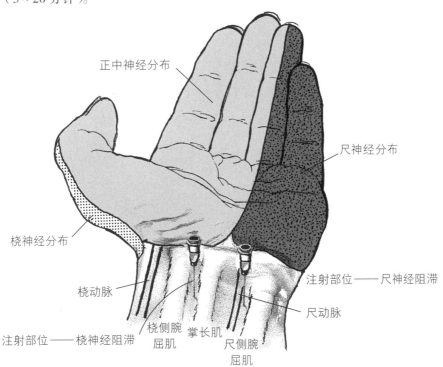

图2.8 正中神经和尺神经阻滞

的肌腱）。

·用 25 号针在桡侧腕屈肌和掌长肌之间进针。

·进针点大致精确位于腕前中间或偏离中线几毫米的桡侧处。

·腕部近端皮肤褶皱处进针。

·浅部注入 1% 利多卡因 1ml，深部注入 1～2ml，进针角度约为 60°。

·如果出现麻木或疼痛等神经症状，则终止注射。

注意：如果没有掌长肌，则在屈肌腱和桡侧腕屈肌之间进行麻醉。

尺神经阻滞

支配区域

手部尺侧的一个半手指（环指尺侧一半和小指）。

阻滞技术

·明确尺侧腕屈肌肌腱和尺骨茎突。

·用 25 号针在尺侧腕屈肌和尺动脉中间进针，进针层面为尺骨茎突（与正中神经阻滞层面相似），谨防刺入尺动脉。

·注射 1% 利多卡因 4ml，最好是在针头引起感觉异常时开始注射。

桡神经阻滞

支配区域

·手背桡侧半。

·鱼际根部。

阻滞技术

由于腕关节附近桡神经分支处存在解剖变异，最好在桡侧注射 1% 利多卡因 10ml，形成皮下环（桡侧腕屈肌肌腱层面），然后围绕腕部背面桡侧边界（腕部近端约 4cm）到尺骨茎突一侧进行注射。

肘部区域神经阻滞

正中神经阻滞

伸肘，在内侧上髁和外侧上髁之间画一条线，距离屈褶线近端约 3cm。触诊肱动脉，用 25 号的 38mm 针头在上髁上进针，大约在动脉内侧 0.5cm 处，引起动脉深部感觉异常，注射 5ml 纯利多卡因。

尺神经阻滞

弯曲肘部 30°，找到内上髁后方尺神经沟（凹槽）内的尺神经。在这个位置近端 1～2cm 处，注射含有 1% 肾上腺素的利多卡因 2ml，引发感觉异常。或在神经外侧注射纯利多卡因 5～10ml 阻滞神经。

桡神经阻滞

伸肘并且在两髁之间画一条线（同上）。用 25 号的 38mm 针头在肱二头肌肌腱沟和上髁肱桡肌之间进针。针头略向头侧偏斜并且向内接触外上髁。回抽时注射纯利多卡因 2～4ml。

股神经阻滞

常规操作中，尤其是在乡村和偏远地区，在运送股骨颈骨折或股骨干骨折的患者时，为了减少阿片药物的需求，股神经阻滞可用于紧急镇痛，非常有效。

股神经阻滞适用于股骨骨折的镇痛，尤其是股骨干骨折。偶尔也可用于大腿前部软组织损伤探查术。患者进行有效麻醉后，由于股四头肌力量减弱不能活动，故运输时所有患者必须应用夹板进行固定。股神经阻滞安全、简便、易学并且损害较小，便于重复操作。针对神经刺激器引导或超声引导进行详细培训，可以减少针头进入动脉的概率。

股神经的解剖结构

股神经（L_2、L_3、L_4）走行于大腿前，位于股动脉外侧约一指宽处，然后马上进入腹股沟韧带下方。股动脉位于耻骨联合和髂前上棘（anterior superior iliac spine，ASIS）的中点，股神经位于耻骨结节和髂前上棘的中点。股神经由两层筋膜覆盖，分别是阔筋膜和髂耻筋膜（图2.9）。当穿过每层筋膜时都会有突破感。

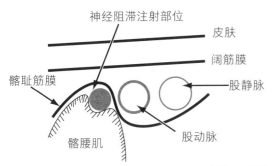

图2.9　股三角处股神经的解剖位置及神经阻滞的穿针部位

材料

酒精棉签，2.5~5cm的22号或21号等合适的针头，其中圣文森特针是比较理想的选择，因其针头长度适宜。完全进针时，2.5~3cm长的针足以进入适当位置。但是对于肥胖者，可能需要应用4~5cm长的针头。

选用适当的局麻药，1%利多卡因20ml或罗哌卡因10ml或0.5%布比卡因（如果条件允许优先选用布比卡因，因其麻醉时间长达8小时）。

方法

找出并标记注射部位，该处与股动脉相邻（距离一指宽），位于腹股沟折痕处的股神经上方（图2.10）。腹股沟折痕是一处皮肤褶皱，位于腹股沟韧带下方2~3cm并平行于腹股沟韧带。

入针时，针头与皮肤成约35°，并略微向头部倾斜。缓慢注射时，回抽血液并且检查有无疼痛和感觉异常。如果出现感觉异常，后退针头1~2mm，再试一次。如果没有回抽到血液，则进出针头过程中将所有局麻药打入，如

于中间注入1/4剂量，于外侧注入1/4，于神经上方注入1/4和回抽过程注入1/4。麻醉需要大约5分钟的时间才开始起作用。注射深度距离皮肤表面3~4cm。

如果想要对股骨颈骨折进行麻醉，则应按摩麻醉区域，使其充分扩散至腹股沟区域。

注意事项

并发症是刺入股动脉或某些细小血管，引起全身麻醉或形成假性动脉瘤和局部出血。注意操作时间和麻醉剂量。麻醉阻滞的禁忌证包括股三角区的严重瘢痕、感染或坏死。

儿童

于股动脉外侧，腹股沟韧带下方，注射利多卡因，出现一个小凸起。使用23号针或腰椎穿刺针，垂直于皮肤进针。刺破筋膜时会有突破感。

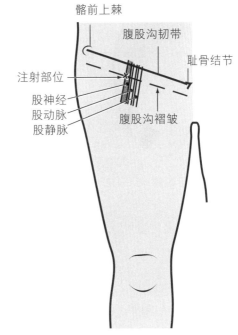

图2.10　股神经阻滞（右侧）

大腿外侧皮神经

大腿外侧皮神经（lateral cutaneous nerve of the thigh，LCNT）受损可以引起大腿股外侧皮

神经炎。大腿外侧神经在腹股沟韧带外侧下行，距离髂前上棘内侧1.5cm。皮损引起的不适可以通过在腹股沟韧带下方和髂前上棘内侧1.5cm处注射1ml长效类固醇皮质激素和1ml利多卡因得到缓解。

胫神经阻滞

胫神经（胫前神经）走行于内踝之上，跟腱前方，通常位于内踝和跟腱之间，在此处神经可被阻滞。胫神经支配足底大部分区域（图2.11）。

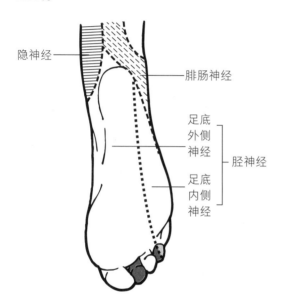

图2.11 足底和足跟的神经分布

适应证

- 足部手术。
- 跖疣去除术。
- 足底筋膜炎。
- 足底异物术后镇痛。

方法

1. 触诊内踝后方的胫前动脉，胫神经位于动脉后方。

2. 用细针在胫动脉后方进针，位于内踝水平或紧贴内踝其下，于胫动脉前外侧进针（图2.12），或在胫动脉前方进针。

3. 在1cm深的位置注射时可能感觉异常，表明此深度为局麻理想深度。注射深度为0.5～2cm不等。

4. 注射1%利多卡因6～10ml，不要刺破血管。

胫神经阻滞可以引起足底中央区域麻醉，使其适于操作。胫神经阻滞并不会麻醉大部分近端和侧部区域。麻醉10分钟后开始发挥作用，并且持续长达2小时。

注意：避免双侧神经同时阻滞。双侧麻醉可能导致患者失去平衡而引起摔跤。若要完全麻醉足底面，腓肠神经阻滞及胫神经阻滞都是必要的。

警示：确保麻醉药物未注入神经。

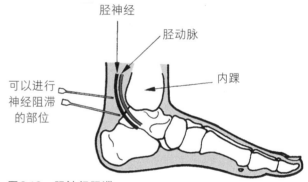

图2.12 胫神经阻滞

通过足背进行内侧趾神经阻滞

内侧趾神经走行在脚中部足背动脉两侧，大约在第二趾骨中间的位置，在此区域注射1%利多卡因2～3ml可以阻滞趾神经。为了只穿刺一次皮肤，在动脉一侧注射浸润后向后退针，重新在动脉另一侧注射。

腓肠神经阻滞

腓肠神经走行于外踝后方，支配足跟后部的大部分和脚底外侧缘，腓肠神经可通过皮下注射1%纯利多卡因5ml进行阻滞，实现从跟腱到外踝外上缘的扇形阻滞（图2.13）。另一个标志是外髁后缘和跟骨外侧的凹槽中间。可从外髁凸起近端后方 1cm 皮肤和踝面之间注射利多卡因。该操作麻醉脚底近端和外侧缘的大部分。如果同时联合胫神经阻滞，则可阻滞脚跟和脚底的大部分。

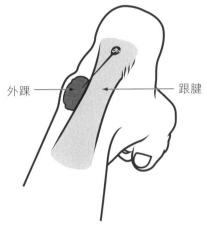

外踝　　　　　　　　　跟腱

图 2.13　腓肠神经阻滞

面神经阻滞

局部神经阻滞在面部和口腔麻醉方面具有优势，因为手术部位组织肿胀较少，麻醉区域更加广泛，而且疼痛较轻。

一般要点

· 应用含肾上腺素的 2% 利多卡因，面部注射稀释比例是 1：2 000 000，口腔内注射稀释比例是 1：80 000。

· 手术开始之前，等待 5～10 分钟，以便麻醉充分。

· 注射麻药之前，都要进行回抽，以检查针头有无进入血管。

· 在神经周围浸润麻醉，不应将麻药打到神经里。

· 不要将针头打到神经孔的孔洞中。

眶上神经阻滞

适应证

前额、上眼睑、头顶头皮等手术。

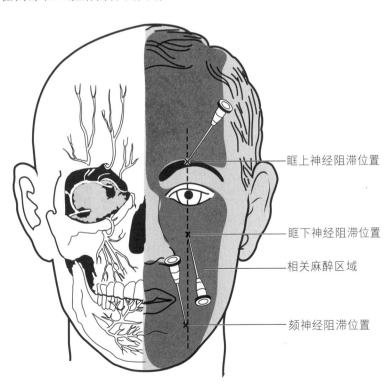

眶上神经阻滞位置

眶下神经阻滞位置

相关麻醉区域

颏神经阻滞位置

图 2.14　面神经阻滞

方法

1. 嘱咐患者向前平视。

2. 用 23 号或 25 号 2.5cm 的针在眶上孔水平注射麻醉剂，眶上孔位于眼眶上界，眉毛下方，距离正中线 2.5cm（图 2.14）。

3. 注射利多卡因 3~4ml。

眶下神经阻滞

适应证

以下部位的手术：下眼睑、面颊、鼻侧和上唇、正中线到第一磨牙之间的牙龈组织。

方法一：口内入路（首选口外入径）

眶下孔位于第二前磨牙正上方，眶下缘下方 1cm。

1. 上拉上唇，并沿着牙齿的长轴进行注射。

2. 用 23 号或 25 号针在齿龈外侧黏膜进针，向前推进至该神经孔（直到针头触到牙槽骨）。

3. 注射利多卡因 2~3ml。

方法二：口外入径

嘱咐患者直视前方。

1. 在眶下缘瞳孔垂直处进针 1cm，向眶下孔方向进针，不要试图进入眶下孔。

2. 注射利多卡因 2ml。

颏神经阻滞

适应证

· 口腔及皮肤病变切除术。

· 撕裂伤缝合：中线至下颌骨下缘（图 2.14），包括下唇和下巴。

方法（口内入径）

1. 触诊颏孔，颏孔必须位于下颌第二前磨牙顶端。

2. 向前提拉唇部，沿着该牙齿的长轴方向进行注射。

3. 穿透黏膜并向颏孔附近进针，大约位于

牙龈边缘和下颌下缘中间，距离中线 2.5cm。

4. 回抽没有血液后注射利多卡因 2ml。

如果患者没有牙齿，可用瞳孔中点向下延伸的垂线作为参考线。

外耳手术的特定面部神经阻滞

对于外耳的小手术和损伤修复，可以应用广泛浸润麻醉（图 2.15）。但是，也可对每条神经应用 1% 利多卡因 3ml 进行特定阻滞。操作应该非常小心，因其位于颈动脉分支附近。外耳皮肤主要有三叉神经的三个分支支配。

· 耳颞神经——支配侧面前上方区域，包括耳屏、耳蜗和附近耳轮。

麻醉阻滞：在颞下颌关节后下方进针。

· 耳大神经——支配侧面剩余区域，包括对耳轮、耳垂和内侧面的大部分（颅面）。

麻醉阻滞：在胸锁乳突肌前缘耳垂后下侧部位进针。

· 枕小神经——支配内侧面（颅面）的上部。

麻醉阻滞：在耳朵中点后方 1cm 处进针。

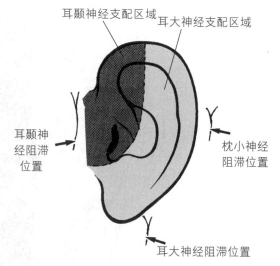

图 2.15 耳的神经分布和三个神经阻滞部位

阴茎神经阻滞

通过在阴茎腹背侧注射局麻药（不含肾上

腺素）可以麻醉阴茎，适用于包皮环切术、创伤修复和解除包皮嵌顿。

方法

1. 用 5ml 利多卡因围绕阴茎根部注射一个皮下环，针头贴在阴茎海绵体上（图 2.16a）。

2. 每个腹面表面（阴茎海绵体与海绵体之间）注射 2ml 利多卡因（图 2.16b）。

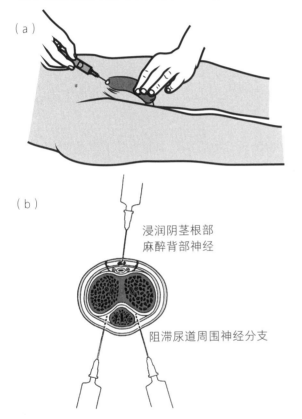

（a）

（b）

浸润阴茎根部麻醉背部神经

阻滞尿道周围神经分支

图 2.16　阴茎神经阻滞：（a）浸润阴茎根部；（b）三种注射方法

静脉局部麻醉

静脉局部麻醉技术通过动脉止血带隔离血液循环，在臂部或腿部进行静脉注射局部麻醉。这种麻醉效果很好，并且会使肌肉保持松弛，（如果需要）手术中局部出血还较少。理想情况下，需要两名医生进行操作。通常用于 5 岁以上儿童。

适应证

·小型手术，尤其是上臂手术（如解除扳机指、去除异物）。

·治疗肢体骨折（如 Colles 骨折）。

注意事项

·患者应该禁食。

·排除不稳定癫痫、二度或三度心脏传导阻滞、肝脏疾病、重度血管疾病、利多卡因过敏或不能使用止血带者。

·签署知情同意书。

·确保患者空腹——至少空腹 4 小时。

·避免突然释放利多卡因（如避免突然放松下方止血带）。

·在对侧手臂静脉中的针头维持静脉通道。

·全面检查止血带压力。

·备好急救复苏设备，包括正压氧气系统。

·理论上，监测心电图（electro cardio graph，ECG）和 SaO_2（脉搏血氧饱和度）。

·止血带至少维持 20 分钟。

·止血带最长维持 45 分钟。

方法（手臂）

1. 将导管插入静脉（如在静脉输液装置中应用塑料 22G 静脉导管）并用胶带固定。

2. 抬高手臂 3 分钟或用三角巾（无血操作部位）减少血流，这个减少血流的步骤很重要。

3. 应用血压计袖带或（更佳选择）动脉充气止血带。

4. 充气至患者收缩压 100mmHg 以上（儿童 50mmHg 以上）。检查肱动脉或桡动脉搏动是否消失。移除三角巾并放下手臂。

5. 向留置针中缓慢注射 0.5% 利多卡因或丙胺卡因（优先选择，不含肾上腺素），剂量为 2.5mg/kg（图 2.17）。

注意：成人常用剂量是 0.5% 利多卡因 30ml（最大剂量是 40ml）。

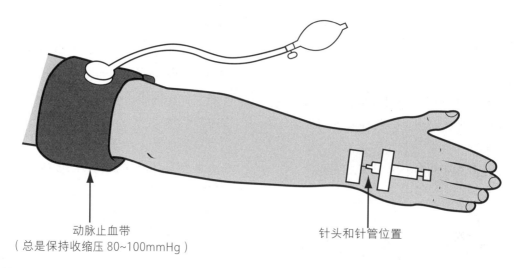

动脉止血带
（总是保持收缩压 80~100mmHg）

针头和针管位置

图 2.17　静脉局部麻醉

6. 麻醉起效相对较快（5 ~ 10 分钟），确认是否麻醉充分，麻醉充分后移除手臂导管。

7. 密切观察不良反应，如躁动、头晕、耳鸣、抽搐、心动过缓或低血压。

8. 让另一位医生（如果可以）施行手术操作。

9. 操作完成后，确保止血带被缓慢解除。放气之后立即重新迅速充气，然后再缓慢放气（如果止血带使用时间只有 20 ~ 25 分钟，则重复这个过程 3 次，每次间隔 1 分钟。连续进行充气 / 放气是为了增加安全性。某些情况并不这么做）。理论上，注射后 20 分钟内不应解除止血带，且止血留置时间不应超过 40 分钟。

10. 密切观察患者至少 15 分钟。

注意：双层式袖口止血带使用更复杂，也可用。

局部浸润麻醉清除血肿

在该项操作中，局麻药直接注入骨折周围的血肿部位。通常使用往返吸注麻醉法，交替注射少量麻醉药，并且回抽少量血肿。在操作过程中保持完全无菌是很有必要的，而且需要注意可能引发的并发症。理论上，建议进行心电图监测。如果患者具有潜在不良反应，并不

支持使用这种方法。但是在没有其他麻醉方法（如首选的 Bier 阻滞）可用时，则此方法仍然可以作为一种选择。

适应证

这种方法可在桡骨远端骨折（典型的是柯莱斯骨折）的急诊复位中起到作用，有时也可用于脚踝远端骨折和儿童上肢骨折。

方法

· 佩戴无菌手套，并用杀菌剂清洁皮肤。

· 用 21 号针注射 10ml 以下的 1% 利多卡因。

· 回抽血液至注射器，以此定位血肿。

· 向血肿中缓慢注射麻药（不超过半量，图 2.18）。

· 回抽血块。

· 重复注射和回抽，直至麻醉药扩散。

· 等待 10 ~ 15 分钟，然后轻轻地进行骨折复位，最终达到满意效果。

并发症

· 感染，当闭合伤口转为开放伤口之后易发生感染。

· 桡骨远端骨折——骨筋膜室综合征、骨间神经暂时麻痹和腕管综合征。

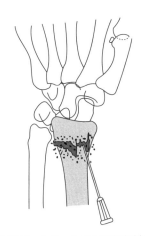

图 2.18　血肿阻滞：Colles 骨折麻药注射部位

·麻醉药物进入血液循环，会引发潜在心律失常和癫痫发作。

骶管阻滞（经骶麻醉）

硬膜外麻醉适用于治疗没有神经系统症状的持续性坐骨神经痛，这些患者并不适合做手术，同时病情进展缓慢。腰椎硬膜外镇痛在技术上比骶段硬膜外镇痛更加困难，需要住院护理。骶段硬膜外镇痛比较安全，并且任何医生都能熟练掌握。在一般含有急救设备的手术治疗室都可实施。成功的关键是找到骶骨裂孔，并且以适当穿刺角度进针（通常 21 号或者 22 号的 33mm 针头适用于大多数患者）。

识别骶裂孔

可以通过以下方式找到骶裂孔。

·触诊两个骶骨角，标出骶骨角处骶管下端的骶裂孔。

·直接位于臀沟上界的下方。

·示指前端放于尾骨尖端时，骶裂孔对应近端指间关节。

·它位于一个等边三角形的尾端，与髂后上棘（posterior superior iliac spines，PSIS）之间的水平基底相连（与 S_2 相对）。这个顶点位于骶裂孔上方（图 2.19）。

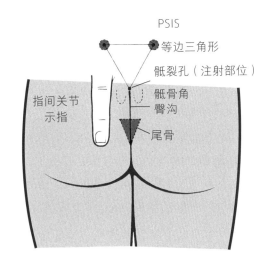

图 2.19　骶管裂孔的四个识别方法：1. 触诊骶骨角；2. 标注臀沟上界；3. 示指的指尖扣及尾骨尖；4. 画一个等边三角形，底边为髂后上棘连线

经允许后转自 C. Kenna & J. Murtagh, *Back Pain and Spinal Manipulation*, Butterworths, Sydney, 1989.

局麻药的应用

可以应用 15 ~ 20ml 局麻药半强度溶液（不含肾上腺素），如利多卡因、普鲁卡因或布比卡因。没有必要使用类固醇皮质激素。

注射过程

方法

1. 告知患者该项操作非常舒适，但是腿后

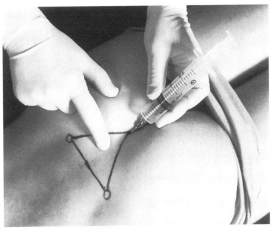

图 2.20　骶管硬膜外注射：操作的外观

会有些沉重感，一开始疼痛可能会加剧。

2. 明确骶裂孔并做标记。

3. 患者俯卧，耻骨联合下方垫一枕头，略微弯曲髋部（或躺在弯曲手术台上）。

4. 扭转脚踝来放松臀肌（使足内翻）。

5. 清洁并覆盖该区域，避免酒精扩散至肛门。用 23 或 25 号针麻醉皮肤和皮下组织。

6. 选择一个脊椎穿刺插管：21 号、22 号或 23 号的 55mm 或 21 号的 38mm 一次性使用针头（优先选用）。

7. 严格沿着中线向上进针。针头与皮肤成 25°~30°（图 2.20）；如果太浅，针头容易穿过骶裂孔上方。穿过韧带时，会有突破感。

8. 进针约 2cm 后，针头略微向下倾斜。不能进针太深，容易刺破硬脊膜。

9. 旋转针头 90° 两次——检查有无脊髓液或血液回流。如果回抽出现血液，将针头后退一部分并重新进针，针头尽量靠后，避开前方较多的血管。如果回抽出脊髓液，则放弃进行该项操作。

10. 小心缓慢注射 5 分钟以上（至少），在此过程至少回抽 3 次检查有无血液回流。注射器活塞应该相对容易地移动。

11. 嘱咐患者及时告知出现的任何异常状况，如头晕目眩，虽然这很常见，但是提示需要谨慎进行。该过程中需要监测脉搏和血压，如果发生不良反应，则停止注射。

如果患者效果挺好，即使只是暂时改善情况，也可重复进行注射。

激素植入剂（Hormone implants）

腹壁皮下注射雌二醇和睾酮结晶粒的恰当部位见图 2.21a。首选部位是前腹壁，位于腹股沟韧带上方并与之平行。阴毛上外侧部位是比较理想的植入部位。该操作在局部麻醉下进行，应用大孔套管针和套管。该操作简便有效，并且只需数分钟即可完成。

设备

你需要以下设备和药物。

· 注射器和 1% 利多卡因 2~5ml。

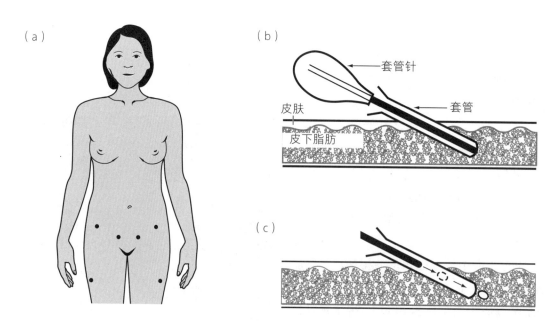

图2.21 （a）药丸植入部位；（b）初次较直进针之后，套管针和套管成角度进入皮下组织；（c）套管中药丸缓慢推入需要植入部位

·10% 聚维酮碘消毒液。

·大口径套管针和套管（条件允许时应用自动推注器）。

·11 号（或相近）手术刀片的。

·结晶粒（可将其装入套管）。

·无菌纱布或适当容器，用于处理漏过的结晶粒。

·无菌黏胶带。

方法

打入激素植入剂。

1. 选择植入部位。

2. 消毒该处皮肤，注射利多卡因产生小凸起。

3. 用手术刀片做一个 5～10mm 长的小切口。

4. 套管针以较小的进针角度通过皮肤切口进针（图 2.21b），进针深度至少 2cm。套管尾端置于皮下组织的小型囊袋（注意避开腹直肌鞘）。

5. 移除套管针。

6. 无菌钳夹取药丸，并放置于套管之中。

注意：该项操作需要非常谨慎，因为药丸可能意外脱落。让助手拿着无菌容器或纱布站在旁边以备抓住脱落的激素丸。

7. 重新插入套管针或推压器，理想情况下推压器应该进入套管尾端深达 5mm 以上并且将药丸推至皮下"囊袋"（图 2.21c）。

8. 拔除套管和套管针（或推压器）后，按压该部位 1 分钟以上以减少瘀青。

9. 伤口处应用无菌胶条（或缝合线）和少量敷料。

注意：确保患者使用的激素合适，并记录批号。

植入剂（Implanon）

注意：植入剂通常注入上臂的内侧和中间，大概在肱骨内上髁上方 8～10cm 处，具体请参见第十章。

骨骼肌肉注射

骨骼肌肉注射指南

以下情况可以考虑通过肌肉注射得以缓解症状。

·肩袖肌腱炎，尤其是冈上肌肌腱炎。

·肩峰下滑囊炎。

·肱二头肌肌腱炎。

·肱骨外上髁炎和内上髁炎。

·扳机指和拇指扳机指。

·大粗隆滑囊炎和臀中肌肌腱炎。

·腕部肌腱炎，如拇指腱鞘炎。

·足底筋膜炎。

·膝盖疾病——肌腱病/滑囊炎、股二头肌肌腱炎。

规则和指导

·应用任何一种长效类固醇皮质激素制剂：倍他米松、曲安西龙（Kenocoer-A10 或 A40）或甲泼尼龙（Depo-Medrol, Depo-Nisolone）。

·腱鞘注射主要应用可溶性药液。

·大多数注射应用含类固醇皮质激素的利多卡因 1ml 和 1% 塞罗卡因混合液 0.5～8ml。

·有些疾病注射治疗效果不好并且最好避免注射治疗，这些疾病包括髌骨肌腱炎和跟腱炎。

·约 3 周见效的疾病包括上髁炎和足底筋膜炎。

·大粗隆滑囊炎或臀中肌肌腱炎非常常见，

易被误诊，类固醇皮质激素 1ml 和 1% 利多卡因 8ml 混合液针对上述疾病具有特效。

· 所有局部麻醉注射液应用普遍制剂（不含肾上腺素），除非出现其他特定情况。

· 类固醇皮质激素对于背部疼痛触发点的治疗效果并不明显。

· 大部分肩袖损伤问题应用肩峰下间隙药物注射（后入径）有效。

· 腕管和小关节病变可单独注射类固醇皮质激素。

· 病变关节进行关节内注射的作用有限：骨关节炎可能需要注射 2 ~ 3 次才发挥作用——对单关节型风湿性关节炎效果最好。

· 对于软组织注射，6 周内避免重复进行，并且 12 个月内最多注射 4 次。

· 绝不能在肌腱内注射，由于在腱鞘内注射可能引起腱鞘破裂，注射时要十分小心。

· 向软组织内注射前都要回抽，以免药物注入血管。

· 禁忌证包括局部和全身性感染、出血性疾病和未获得知情同意。

· 告知患者类固醇皮质激素的潜在不良反应，包括肌腱断裂和皮肤萎缩。

· 严格遵守消毒操作。

背部触发点注射

背部和颈部肌筋膜疼痛触发点的注射（图 2.22）相对简单，并且效果可能极好。触发点有以下特点。

· 局限性区域敏感。

· 刺激相邻两块肌肉引起局部抽痛。

· 按压时在压痛点以外区域出现疼痛。

不应该应用大剂量利多卡因；不应该应用类固醇皮质激素。

应该应用中等剂量利多卡因（只能这样处理）。

方法

1. 找到并标记触发点，该点必须是疼痛最大点。

2. 选择 21 号、22 号或 23 号针头，并且针头长度应适合注射部位（38mm 针头可应用于背部和颈部的大部分区域。）

3. 在触发点进针直到患者再次出现疼痛，表明疼痛部位可能离该点很远。

4. 注入该点 5 ~ 8ml 利多卡因（可以应用 1% 或 5% 利多卡因、普鲁卡因或布比卡因）。

5. 建议注射后进行锻炼和局部按摩受累部位。

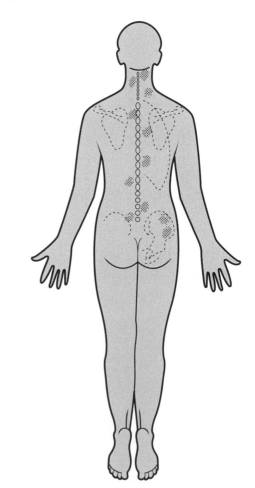

图 2.22 背部典型疼痛触发点

经允许后转自 C. Kenna & J. Murtagh, *Back Pain and Spinal Manipulation,* Butterworths, Sydney, 1989.

肩袖病变注射

对于肩关节周围的炎症病变，尤其是冈上肌肌腱炎，注射局麻药和类固醇皮质激素效果非常好。精确定位炎症区域可以获得最佳效果，肩峰下空隙药物注射对于药物达到肌腱炎症病变部位很有必要，因为正是这些肌腱构成了肩袖和肩峰下关节囊。建议对肩部病变进行初步超声诊断。

肩峰下空隙药物注射治疗肩袖病变

推荐方法是嘱患者坐姿，从肩部后外侧注射。

方法

1. 准备类固醇皮质激素 1ml 和 1% 利多卡因 5 ~ 6ml。

2. 患者坐立，并向其解释该项操作。

3. 用示指或拇指触诊肩峰和肱骨头之间的凹陷。

4. 标记该点，该点距离肩峰下缘约 2cm，距离肩峰内缘 1cm。

5. 用消毒棉签擦拭该区。

6. 在该凹陷处进针（23 号针，长 32 或 38mm），距离肩峰下缘约 2cm（图 2.23）。

7. 针头略微向前内偏斜，以便从肩峰下方穿过。

8. 进针长度约 30mm。药液应该毫无阻碍地注入肩峰下空腔。

贴士：可以让患者手置一重物（0.5 ~ 1kg）以便打开肩峰下空腔时可分散患者注意力。

肩峰下空隙药物注射治疗肩峰下滑囊炎

侧方进针应用于肩峰下空腔出现局部压痛的局限性滑囊炎。从适当的解剖面进针非常重要。

方法

1. 明确肩峰外侧缘，选择中点。

2. 用 10mm 针头在肩峰外侧缘下方进针，在肱骨头和肩峰之间向上倾斜约 10° 进针。

3. 注入类固醇皮质激素 1ml 和 1% 利多卡因 5 ~ 6ml。

注射治疗冈上肌肌腱炎

直接注射对冈上肌肌腱炎非常有效，所以首选特定部位注射，而不是通用地注射到肩峰下空隙。

冈上肌肌腱很容易触诊，是肩峰前外侧的一个较细腱索，起于肩峰下方，止于肱骨大结节。下拉胳膊压迫肩部，并且向外向内旋转肱骨，这样有助于明确肌腱。检查者易于通过上述操作定位肌腱。

方法

1. 明确并标记肌腱。

2. 患者手臂放于背后，手背靠到腰部。这个动作使得手臂内旋，迫使肱骨头朝向前外。

3. 沿着肌腱用 23 号的 32mm 针头于肩峰下方进针，紧贴肩峰下方在肌腱周围注射（图 2.24）。如果遇到巨大阻力，略微后退针头，确保针头位于腱鞘上，而非肌腱上。

4. 建议注射长效类固醇皮质激素 1ml 和局麻药 2ml。

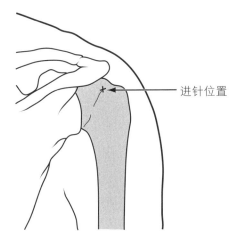

进针位置

图 2.23　肩峰下滑囊内药物注射部位后面观（距离肩峰下缘 2cm 和距离肩峰内侧缘 1cm）

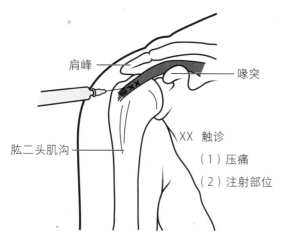

肩峰　　　　　　　　喙突

肱二头肌沟　　　　　XX　触诊

（1）压痛

（2）注射部位

图2.24　冈上肌肌腱炎的注射部位

肱二头肌肌腱炎的注射治疗

手臂外旋时肌腱异常疼痛可以诊断为肱二头肌肌腱炎。肱骨头的肱二头肌腱沟处是注射药物的常见部位。

方法

1.嘱患者坐姿，手臂下垂置于两侧，手掌朝前。

2.找到并标记疼痛最明显的位置。通常位于肱二头肌腱沟处比预期得更近端。

3.用23号针头在压痛上方肱二头肌腱沟处的近端进针。

4.针头进入肌腱沟，到达压痛点（图2.25）。

5.建议注射长效类固醇皮质激素1ml和局麻药2ml。

上髁炎的注射治疗

肱骨外上髁炎（网球肘）

注射治疗成功的关键是精确定位病变部位。压痛点常常位于肱骨外上髁或靠近肱骨外上髁远端，这与 $1\sim2m^2$ 的退化肌腱吻合。告知患者可能出现皮肤变薄的风险。

设备

你需要以下设备和药物。

·消毒棉签。

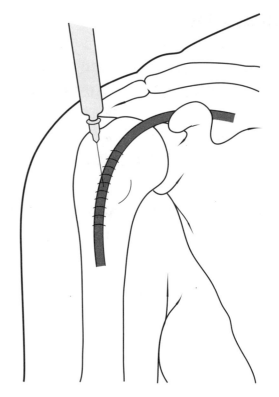

图2.25　肱二头肌肌腱炎的注射部位

·25号或23号针头。

·长效类固醇皮质激素1ml和局麻药2ml（如1%利多卡因）。用5ml注射器装混合溶液（局麻药最后抽取）。

方法

1.患者坐姿，肘部置于桌上，卷曲适当角度，手掌掌心完全向上。

2.应用前侧入径，触诊压痛点并且用笔标记。

3.用非惯用手的拇指按于患者肱骨外上髁，其他手指分开按在肘部以保持肘部稳定，垂直向下进针，抵达压痛点骨膜（图2.26）。

4.注入约0.5ml混合溶液，后退部分针头并且重新进针，确保压痛区域无论深浅都有溶液注入，至少注射两处。注射较深可以缩小皮肤萎缩的风险。

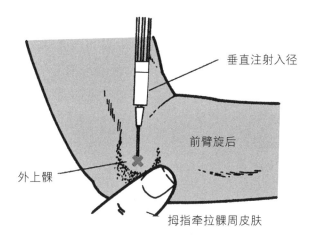

图2.26 肱骨外上髁炎的注射方法

注射之后

1. 嘱咐患者在随后几个小时内慢慢恢复锻炼，反复伸屈肘关节和内旋腕部。

2. 告诉患者随后24小时内，注射区域将会非常疼痛，并且建议适当使用中等强度镇痛药。

3. 在2~4周内重复注射，直到所有症状消失。

4. 建议最多注射2次。

肱骨内上髁炎（高尔夫球肘）

与肱骨外上髁炎的治疗方法相似。肘部弯曲约45°，患侧手臂掌心朝上，肩部充分外旋。采用前侧入径，治疗方法类似肱骨外上髁炎，向肱骨内上髁压痛部位注射药物。注意不要伤及尺神经，尺神经位于肱骨后方，并且靠近肱骨内上髁。肘关节屈伸过程中可以感到尺神经随之移动。手指放于尺神经上方，注射混合溶液3ml。

扳机指的注射治疗

注射治疗对于扳机指往往非常有效，并且通常能够长期缓解症状。在腱鞘下方进行注射，而不是在肌腱或结节性肿胀部位注射。环指和中指最常受累。

有三种可用的注射入径：近端、远端和侧方中部。优先选用远端入径。

方法（掌侧远端入径）

1. 患者面对医生而坐，患病手掌朝上。

2. 用注射器抽取长效类固醇皮质激素溶液1ml和局麻药0.5~1ml，并接上23号或25号针头以备注射。

3. 在结节远端成一定角度进针，直接插入腱鞘，针头指向近端（图2.27）。该过程需要其他手指拉紧皮肤。为了避免伤及肌腱，屈伸手指，确保针头不会移动。

4. 触诊腱鞘，通常情况下，液体注入腱鞘时，患者可以感觉到。

5. 注射0.5~1ml液体后退出针头，并且嘱咐患者活动手指1分钟。

方法（掌侧近端入径）

在结节近端约1cm处进针，调整角度使针头倾斜进入结节上方腱鞘。弯曲手指确认针头位于准确位置。如果针头进入肌腱，稍微回抽，然后再注入药液。

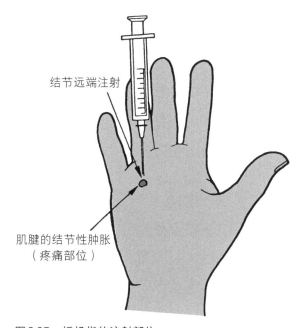

图2.27 扳机指的注射部位

方法（掌侧中部入径）

该方法应用侧方入径，在近端指骨水平和手指前面外侧约 1cm 处。针头朝向结节并在肌腱上方注射。环指和小指应用尺侧入径，示指和中指应用桡侧入径。

注射之后

通常 48 小时后发生改善，并且效果可能持续很久。如果扳机指没有完全缓解，则 6～8 周后可以再次注射。

如果扳机指复发，应该进行手术治疗。手术只分离增厚的腱鞘。

拇指扳机指的注射治疗

拇指扳机指的注射治疗与其他手指扳机指的治疗原则相似，但是更加复杂。手掌向桡侧旋转，拇指伸展，针头从掌心侧进入结节，注入结节近端的腱鞘（图 2.28）。

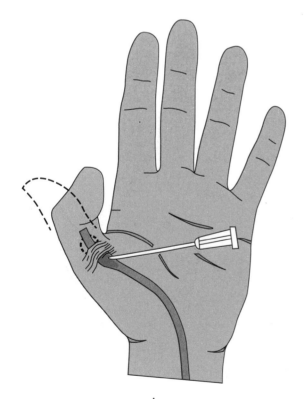

图2.28　拇指扳机指的注射部位

手腕腱鞘炎的注射治疗

手腕腱鞘炎是一个常见问题，拇指外展肌腱鞘炎（拇指腱鞘炎、狭窄性腱鞘炎）尤为常见，易表现为肌腱上方的压痛、肿胀和明显捻发音等症状，较易诊断。长效类固醇皮质激素可能有效，但要注意药液应该注入腱鞘空隙而非注入腱鞘。告知患者存在皮肤萎缩的风险。

拇指腱鞘炎治疗方法

1. 明确并标记肌腱的最大压痛部位和肌腱边界，分别抽取局麻药和类固醇皮质激素 1ml。

2. 用消毒液彻底消毒皮肤，如 10% 聚维酮碘溶液。

3. 用 21 号针在最大压痛点远端约 1cm 处和桡骨茎突近端约 1cm 处进针（图 2.29）。

4. 针头几乎平行于皮肤，沿着肌腱向前进针。

5. 注入腱鞘约 0.5ml 类固醇皮质激素悬浮液。如果针头位于腱鞘内，推动活塞后会感到阻力很小，注入液体将会引起腱鞘鼓起，总共注入 2ml 药液。

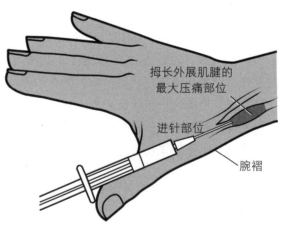

图2.29　拇指腱鞘的注射部位

其他方法

1. 如果针头进入肌腱，进针困难，注射时有阻力。

2.缓慢后退针头，直到推动活塞时阻力消失。

3.注射类固醇皮质激素。

理想注射部位是桡骨茎突上方拇指外展肌腱鞘处。因此提前确认桡动脉很重要，避免药物注入桡动脉。

注意： 应该强调的是，常见的拇指腱鞘炎疾病（也称"洗衣妇扭伤"）最好的治疗方法是休息，并且避免拇指外展肌所受的刺激过大及劳损。

足底筋膜炎的注射治疗

足底筋膜炎，一种治疗方法是可以通过在足跟最大压痛部位注射局部麻醉药物和长效类固醇皮质激素进行治疗。另一种治疗方法是在麻醉后的足跟处注入类固醇皮质激素。另外，为了减小足跟注射的疼痛，先用液氮处理足跟，然后立即在足跟处注射药物。

方法

1.实施胫神经阻滞（神经阻滞之前应该先标记出最大压痛区域，图2.12）。

2.足跟麻醉之后（胫神经阻滞约10分钟后），在事先标记部位用23号针头以垂直足底的方向注射长效类固醇皮质激素1ml（图2.30）。进针直到穿破足底筋膜，会出现落空感。

3.在筋膜和跟骨之间的间隙注射一半类固醇。

4.调整针头位置，向空隙内的其他区域注入类固醇。

其他方法

对于未进行麻醉的足跟，向足跟较软部位均匀注入3~4ml类固醇和局麻药，针头到达最大压痛部位。

足底筋膜炎治疗贴士：用木制脚部按摩器或玻璃瓶按摩足底，每天按摩5分钟，预防复发（参见第七章）。

大粗隆滑囊炎的注射治疗

大转子周围疼痛

臀部外侧疼痛是一种常见疾病。臀部外侧疼痛通常向下放射至大腿外侧，常见于从事步行锻炼、网球和类似活动时的年轻人。在某种程度上症状类似于肩胛带处的病变症状，该处的冈上肌肌腱炎和肩峰下关节炎是常见的磨损

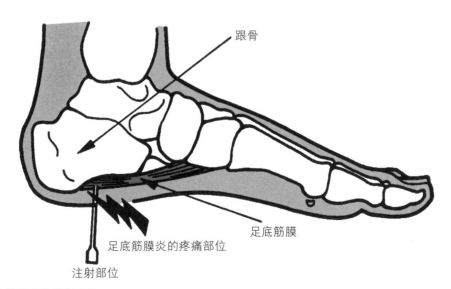

图2.30　足底筋膜炎的注射方法

性疾病。

　　两个推测的常见原因是臀中肌肌腱炎（臀中肌附着于股骨大转子外侧）和单侧或双侧大粗隆滑囊炎。上述两种疾病很难鉴别，与肩部疾病类似，两种疾病相关。当压到受影响的一侧时，滑囊炎疼痛往往在夜间发作；长期走路或从事园艺等活动可导致肌腱病变。

治疗方法

　　两种疾病治疗方法相似。

　　1. 在股骨大转子区域找到最大压痛点并且做标记（对于肌腱炎，该点正好位于大转子上方；图 2.31）。

　　2. 垂直皮肤进针，直接插入最大压痛点处，碰到骨头后，后退 2mm，然后注射药物。

　　3. 在压痛部位注入长效类固醇皮质激素 1ml 和局麻药 5~8ml 混合液，该压痛部位的面积常常类似于一块标准大小的大理石区域。

　　注射治疗总是有效的。后续治疗包括侧卧枕着小枕头睡觉，并且进行膝胸运动拉伸臀肌。

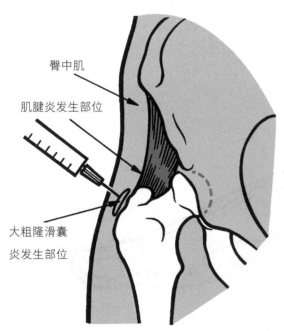

臀中肌

肌腱炎发生部位

大粗隆滑囊炎发生部位

图 2.31　臀中肌肌腱炎的注射方法（注入最大压痛部位）

12 个月内可能还需要重复注射 1~3 次。对于严重持续性疾病，可能还有必要进行手术干预。可以在超声引导下进行更精准地注射。

用于缓解症状的提示

　　·急性期可用冰袋局部冷敷。

　　·单纯内收过程中进行腿拉伸运动（图 11.63）。

　　·学做"查理·卓别林步态"——走路时腿部外旋。

　　·应用装满水的玻璃瓶或塑料瓶（优先选用具有凹槽形状的物体），作为擀面杖每天按摩大腿外侧 2~5 分钟。

腕管注射治疗

　　在腕管内注射长效类固醇皮质激素可以长久或暂时（更常见）缓解症状。因此作为诊断测验可能有效，并且可以在等待手术时提供缓解症状。

　　注意：可以进行重复注射。注射过程中不要应用局部麻醉药物。

方法

　　1. 嘱患者坐在医生旁边，手掌朝上，腕部轻微伸展（在手腕下放弹力绷带有助于腕部伸展）。

　　2. 找出掌长肌肌腱（最好通过抵抗阻力弯曲腕部或者用小指压迫拇指进行寻找），位于正中神经和尺动脉上方。

　　3. 在主要腕横纹近端约 2cm 处，掌长肌腱和尺侧腕曲肌或尺动脉的中间处（图 2.32）进针（23 号针）。注意避免刺入浅部静脉。

　　4. 向远端推进针头，平行于肌腱和神经，与水平面约成 25° 角。针头应该穿过腕横韧带（屈肌支持带）下方，并且进入腕管。

　　注意：针头可以轻微倾斜便于进入腕管。

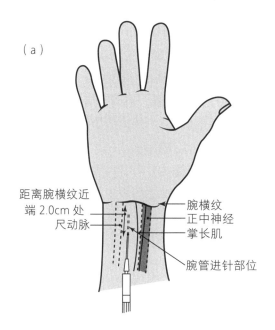

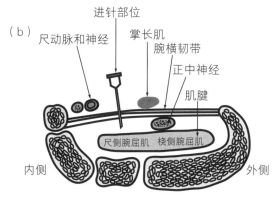

图 2.32　腕管进针部位：(a) 前面观；(b) 切面观

5. 注入类固醇皮质激素 1ml，通常无痛并且容易注射。拇指压迫针头近端，便于药液流向远端。注射过程确保患者没有疼痛或感觉异常。否则应立即退出针头。正中神经位于掌长肌和桡侧腕屈肌肌腱之间的深面。

6. 撤回针头，并且嘱咐患者弯曲和伸展手指 2 分钟。提醒患者 48 小时后可能还会出现疼痛，需要休息手臂 24 小时。

腕管附近注射治疗

一项研究推荐单独注射 1 次类固醇皮质激素，如 40mg 甲泼尼龙加 1% 利多卡因，靠近腕管注射而不是注入腕管（以免损伤正中神经）。研究结果表明，靠近腕管注射药物与将药物注射入腕管的效果一样。

踝管注射治疗

踝管综合征是由踝中屈肌支持带下方踝管内部胫后神经发生神经嵌压症引起（图 2.33）的。踝管综合征并不常见，是由于踝关节脱位、骨折，或损伤、风湿性关节炎和其他炎症等引起腱鞘炎所致。

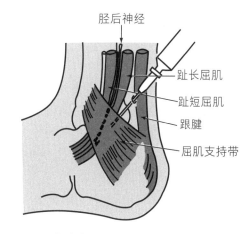

图 2.33　踝管综合征的注射部位（屈肌支持带以上或以下）：右脚内侧观，显示了胫后神经与肌腱的关系

症状和体征

· 足趾和脚掌心出现烧灼痛或刺痛，偶尔出现足跟疼痛。

· 疼痛逆行辐射至小腿。

· 夜间卧床时常出现不适，站立后加剧。

· 脱掉鞋子可能缓解疼痛。

· 感觉神经丧失情况变化多样（可能没有丧失）。

· 提内尔测验（用手指或反射锤敲打内踝下方和后方的神经）可能出现阳性结果。

· 脚踝上方扎止血带可能引发症状。

可以通过电诊断法进行确诊。

治疗

· 矫正术缓解异常足部姿式。

· 注射类固醇皮质激素。

· 当其他治疗方法失败时，可以进行减压手术。

注射方法

应用 32mm 的 23 号针头，向屈肌支持带上方或下方踝管内注射类固醇皮质激素和 1% 利多卡因或普罗卡因混合液。注射部位见图 2.33。注意避免将药物注入神经。

跟腱炎的注射治疗

治疗

肌腱炎和肌腱周围炎症是一种持续性发展疾病，应该采用休息、抬高足跟和使用非甾体抗炎药等保守治疗。原则上，应该避免向跟腱炎肌腱周围注射药物，但是对于持续性疼痛问题，注射类固醇皮质激素可能有效。必定定位炎症区域，如压痛点周围 2cm 的区域。

避免在急性期注射类固醇皮质激素，并且绝不将药物注入肌腱。

方法

1. 标记肌腱周围病变区域，通常位于跟骨上方深层肌腱的前方。

2. 向邻近肌腱的压痛区域注射局麻药 1ml（如 1% 利多卡因）和长效类固醇皮质激素 1ml（图 2.34）。药液应该易于推入，并且应该避免注入肌腱。

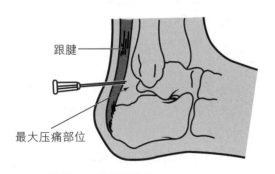

图 2.34　跟腱炎注射的常用入径

胫后肌腱炎的注射治疗

这是一种不易诊断的常见疾病，表现为足部和脚踝疼痛，尤其是足内侧疼痛。

通常见于中年女性、芭蕾舞者，以及患有外翻畸形的平足患者。

以下情况可以引发疼痛。

· 触诊内踝前下方。

· 足部被动翻转来进行拉伸。

· 抵抗足部翻转。

胫后肌腱炎可以引发踝管综合征。可以通过超声影像进行确诊。

优选治疗方法

· 内翻 / 外翻训练等保守治疗。

· 矫正术。

注射方法

以顽固疼痛为病例。

· 标记肌腱压痛区域。

· 应用小号针头，注射器抽取类固醇皮质激素 0.5～1ml 和局部麻醉药 0.5～1ml。

· 在近端或远端以较小的角度进针，药液注入腱鞘，注意避免注入肌腱（图 2.35）。

注意： 胫后肌腱容易发生断裂。

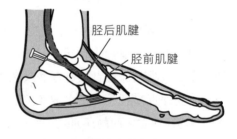

图 2.35　胫后肌腱腱鞘的注射方法

关节注射治疗或关节吸引术

对于某些急性炎症疾病，特别是风湿性关节炎引起的严重滑膜炎（尤其是单关节型风湿性关节炎），关节内注射类固醇皮质激素可能很有效。肩部盂肱关节的常见手术指征是粘连性关节炎，首选方法是影像引导下液压扩张治疗，仅应用于骨关节炎，但是对于膝盖或肩锁关节等骨关节炎的骤然严重发作非常有效（类固醇皮质激素可以引起关节软骨退化，因此限制使用次数显得非常重要）。必须严格消毒，并且应用一次性治疗设备。

肩锁关节

方法

1. 患者坐姿，手臂放松下垂于两侧，并且保持外旋。关节腔可以触及，位于锁骨骨质增生的远端（外侧）。距离肩峰外侧边缘约 2cm。

2. 触诊最大压痛部位。

3. 用 25 号针头，进针角度根据所遇到的不同层面而定（图 2.36）。沿着肩峰感知关节有助于进针。针头进入关节内部时，应该达到 0.5～1cm 深度。

4. 注射 0.25～0.5ml 类固醇皮质激素和 1% 利多卡因 0.25～0.5ml 的混合溶液。

肩关节（盂肱关节）

方法 1：前方入径

1. 患者坐着，与肩锁关节内注射的姿势相同。

2. 前方入径，用 21～23 号针头在肱骨头内侧进针。触觉肱骨头和关节盂之间的间隙（如果仍然不能确定空隙位置，可以通过外旋肱骨或外旋内旋交替进行）。

3. 应在喙突外侧大方 1cm 处进针（图 2.36）。针头朝向关节窝后方。

4. 注入类固醇皮质激素 1ml 和 1% 利多卡因的混合液 1ml。

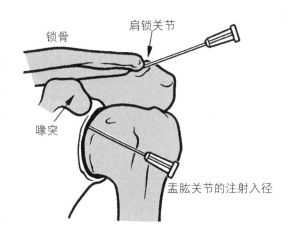

图 2.36　肩锁关节和盂肱关节的注射入径

方法 2：后方入径

后方入径与肩峰下间隙后方注射方法相同，从肩峰边缘下方 2cm，内侧 1cm 的最大压痛点处进针，针头朝向喙突尖端，到达关节腔后进行注射。

肘关节

关节内注射可能缓解滑膜炎（关节性滑膜炎或创伤后滑膜炎）。

向关节内注射药液，可从肱骨外上髁、桡骨头和鹰嘴尖组成的等腰三角形中间的软组织处进针（图 2.37）。

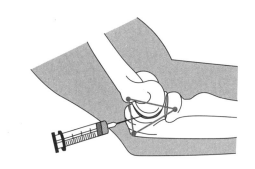

图 2.37　肘外侧三角间隙中心的注射

方法

1. 嘱患者坐姿，肘部弯曲 70°～90°，手腕翻转掌面朝下。

2. 标记肘外侧三角的三个顶点，触诊软组织进针点。

3. 选取后外侧入径，用 23 号针头向关节腔内注射 1ml 类固醇和 2ml 局部麻醉药。

4. 针头应该轻松地进入关节，对准关节中间，进针深度约 2cm，可能需要略微调整进针方向。

腕关节

方法

在尺骨头远端关节腔背面中点进行注射。

1. 在尺骨头和半月骨之间触诊关节腔。

2. 在环指和小指的伸肌肌腱间处以适当角度进针。

3. 进针深度达 1cm。

4. 注入类固醇皮质激素 0.5ml 和 1% 利多卡因 0.5ml。

拇指腕掌关节

方法

1. 在拇指和示指间手背凹陷处触诊第一掌骨近缘。

2. 在拇长伸肌腱和拇长展肌腱之间，向关节腔内进针约 1cm 深。

3. 注射类固醇皮质激素 0.5ml。

手指关节

掌指关节注射技术与指间关节注射技术相似。

方法

手指关节注射技术中需要配备助手。

1. 关节弯曲 30°，助手帮助维持这一姿势，同时纵向牵引拉开关节背面的间隙。

2. 从中线背面进针，与远端指骨根部保持适当角度进针。

3. 进针通过指伸肌腱，达到近端指骨或掌骨头侧远端，进针深度为 3~5mm（图 2.38）。

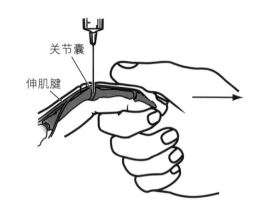

图 2.38　近端指间关节注射

髋关节

方法

1. 嘱患者仰卧，髋部伸展内旋。

2. 选取前方入径，进针点位于腹股沟韧带下方 2.5cm，股动脉外侧 2cm。

3. 应用 6~7cm 的 20 号针头，进针时针头与皮肤约成 60°。

4. 向下向内进针，直到触及骨骼（图 2.39）。

5. 略微后退针头，注入 1ml 类固醇皮质激素和 1% 利多卡因的混合液 2ml。

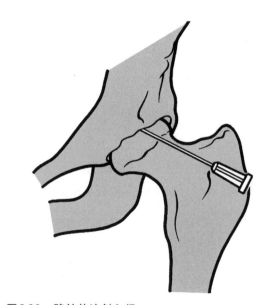

图 2.39　髋关节注射入径

膝关节

可以在膝盖骨四角的四个安全区域之一注射。

沿髌骨内路径（下方安全区域）注射的方法

1. 患者以适当角度屈膝（患者可以坐在病床，腿放于病床边缘），或者膝盖伸展使股四头肌放松。

2. 可用 21 号针头从髌骨内侧（优先选用）或外侧进针。

3. 向由股骨髁、胫骨髁和髌韧带形成的三角腔隙进针（图 2.40）。

4. 针头朝内并略向后，相对水平面略微靠上（避开髌下脂肪垫）。

5. 注入 1ml 类固醇皮质激素（不必应用麻药）。

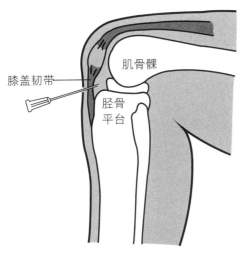

图 2.40　膝关节的注射方法（注意针头进入三角间隙的角度）

颞颌关节

对于保守治疗无效的风湿性关节炎、骨关节炎或颞颌关节功能异常，注射治疗将会起作用。

方法

1. 嘱患者坐在椅子上，背对医生，嘴张开至少 4cm。

2. 在耳屏前方触诊关节线，可以通过张开和闭合下颌来确定。

3. 用 25 号针头在下颌骨髁突上方、颧弓下方、耳屏前方一指宽（2cm）的凹陷处进针。

4. 针头朝向内侧并略微向上，以便顺利进入关节腔（图 2.41）。

5. 注入 1ml 0.5ml 局麻药和 0.5ml 类固醇皮质激素的混合液，输注过程应无阻力。

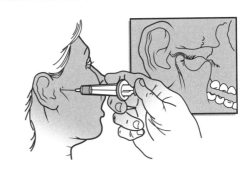

图 2.41　颞颌关节注射

急性痛风

注射技巧

急性痛风性会不可避免地出现踇趾剧烈疼痛，同时诊断和缓解疼痛是全科医生的一项巨大挑战。

一个有效的有创治疗方法如下。

· 受累足趾应用 1% 局麻药进行改良趾神经阻滞。

· 麻醉完成之后，用 19 号针头从关节或关节周围区域抽吸液体。

· 在偏光显微镜下检查液体，出现长的针尖样尿酸盐结晶可以帮助做出诊断。

· 排除败血症之后，可以注射类固醇皮质激素到关节腔，如 0.5～1.0ml 曲安西龙（triamcinolone，图 2.42）。

药物治疗

通常两种非甾体抗炎药可供选择，其中一种的剂量比另外一种大。优先用吲哚美辛，其

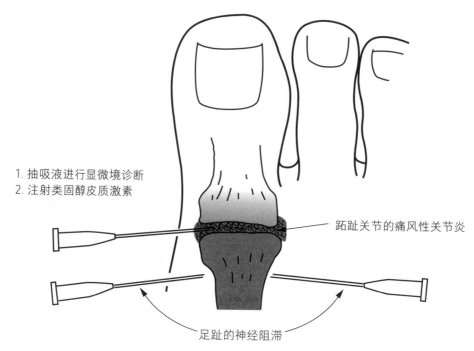

1. 抽吸液进行显微境诊断
2. 注射类固醇皮质激素

跖趾关节的痛风性关节炎

足趾的神经阻滞

图2.42 蹞趾急性痛风的治疗：神经阻滞和关节注射

他药物也可选用。

传统方法

24 小时内，每 8 小时给予 50mg 吲哚美辛，24 小时后，每 6 小时给予 25mg，直到症状缓解。

冲击疗法

立即给予吲哚美辛 100mg，2 小时后给予 75mg，然后每 8 小时给予 50mg（口服，通常用药 48 小时内缓解）。

加用

给予甲氧氯普胺（Maxolon®，或者给予其他止吐剂），每 8 小时给予 10mg。

其他类固醇皮质激素

1. 给予氢化可的松，40mg/d，持续 3 ~ 5 天，然后逐天减少 5mg，持续 10 天。

2. 或者静脉注射促肾上腺皮质激素。

3. 不能耐受非甾体抗炎药时，考虑秋水仙碱。立即给予 0.5 ~ 1.0mg，然后每 2 小时给予 0.5mg，直到疼痛消失或胃肠道不良反应出现时停用。

参考文献

1. Penfield W., Boldrey E. Somatic motor and sensory representation in the cerebral cortex of man as studied by electrical stimulation. Brain, 1937; 60: 389 – 443.

2. Claesson M., Short R. Lancet with less pain. Lancet, 1990, December 22 – 9: 1566 – 7.

3. Dammers J W, Veering M M, Vermeulen M. Injection of methylprednisolone proximal to the carpal tunnel: Randomised double-blind trial. BMJ, 1999; 319: 884 – 886.

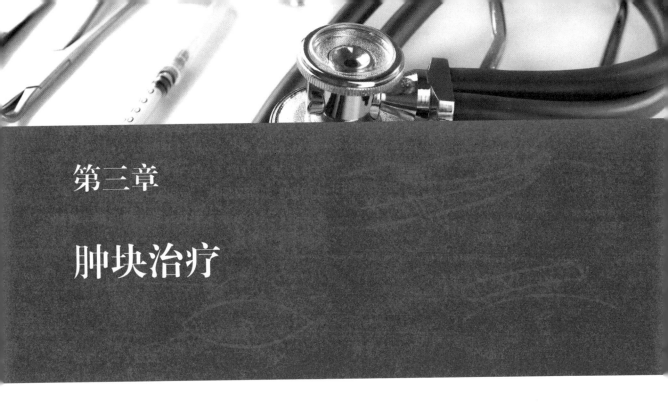

第三章

肿块治疗

去除皮赘

皮赘（纤维上皮息肉）是良性肿瘤，比较安全，可不予处理。但是，患者常由于美观原因要求去除。去除皮赘的方法有数种。

· 简单切除（也可参见肛周皮赘的椭圆形切除）。

· 剪刀切除。

· 电灼术（至基底），一种非常有效的方法。

· 基底部系一根细线。

· 骨钳夹断。

· 液氮疗法。

液氮疗法

1. 使用一把镊子（解剖镊或动脉镊），夹住皮赘，最好在基部或茎部。

2. 向上拉紧皮赘，应用浸泡过液氮的棉签涂抹靠近肿块的镊子上（图 3.1）。

3. 数秒就可以冰冻肿块，肿块可以留置或者用剪刀剪掉。

改良方法

可将镊子的尖端直接浸入液氮，然后夹持皮赘根部，用这种方法可以迅速冰冻多个皮赘。

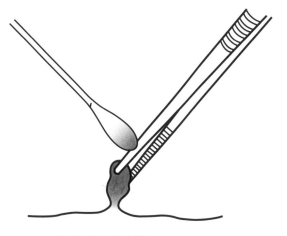

图 3.1　通过液氮去除皮赘

骨钳法

骨钳法是一种简单操作，用骨钳平行皮肤夹断皮赘（图 3.2a）。优点如下。

· 无须局部麻醉。

· 操作相对无痛。

· 操作非常迅速。

· 可以实现立即止血（图 3.2b）。

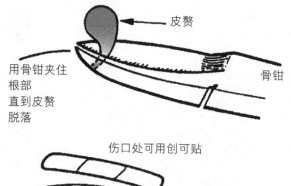

用骨钳夹住根部直到皮赘脱落

皮赘

骨钳

伤口处可用创可贴

伤口（通常无血）

图 3.2　骨钳法去除皮赘

去除表皮样囊肿

表皮样囊肿（皮脂腺）及其周围进行局部麻醉之后，可有数种方法去除表皮样囊肿。最常见的皮脂腺囊肿内含乳酪样角蛋白物质（不是油脂），可能出现在身体的任何部位，最常见的部位是脸部、头皮和躯干，去除方法如下。

囊肿切开

从中间切开囊肿，使用纱布挤出内容物，然后用动脉钳或小刮匙剥离囊肿壁。

穿刺活检检查

用 5mm 穿刺活检器具从囊肿顶点钻取一个洞。用力挤出内容物。寻找囊壁，然后用尾铗夹取，仔细将其剥离，无须缝合。

表皮样囊肿切开并且钝性分离

小心切开表皮样囊肿上皮肤，注意不要刺破囊壁，小心地钝性分离囊肿。当囊肿从皮下组织中分离出来时，手指挤压即可导致囊肿"弹出"。

标准切除术

在皮肤上做一椭圆形切口，包括中央的囊点（图 3.3a）。使用尾铗牵引皮肤，从表皮和皮下组织中分离囊肿。理想情况下，两端都应使用尾铗牵引，目的是避免囊肿破裂。插入弯剪（如 McIndoe 剪），轻轻打开剪刀和闭合剪刀，钝性分离出囊肿（图 3.3b），出血通常不会造成问题。去除囊肿后，使用皮下肠线闭合空腔，垂直褥式缝合皮肤，避免皮肤边缘内翻。囊肿送检做病理检查。

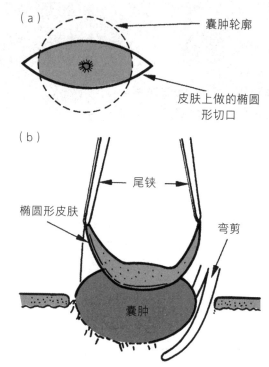

（a）

囊肿轮廓

皮肤上做的椭圆形切口

（b）

尾铗

椭圆形皮肤

弯剪

囊肿

图 3.3　表皮样囊肿的标准切除术

电灼术法

初诊时，表层皮肤注射局麻药。将加热的电烧针刺入囊肿，烧灼数分钟（图 3.4）。

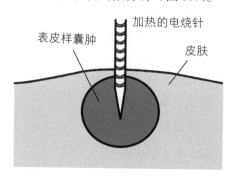

加热的电烧针

表皮样囊肿

皮肤

图 3.4　电灼术治疗表皮样囊肿

第二次诊治时为 7~10 天以后，注射局麻药，然后切开囊肿，取出内容物。

治疗感染性囊肿

切开感染性囊肿引流脓液。炎症完全消退后，应该按照上述方法切除。

简单去顶术

简单去顶术仅仅去除囊肿的顶端，通过开口部位包扎愈合。不能用于易有起皱瘢痕的面部或其他部位，这种方法对于感染性囊肿非常有效。

方法

1. 使用局部麻醉药浸润感染性囊肿表层皮肤。

2. 用手术刀或者剪刀去除感染性囊肿顶端皮肤，去除的圆形皮肤应该略小于囊肿直径（图 3.5）。

3. 去除感染性囊肿内容物，并用凡士林纱布包扎。

4. 如果出血较多，可以按压止血。

5. 每天更换非黏性敷料包扎。

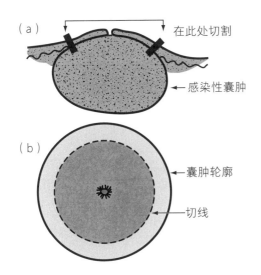

图3.5　简单去顶术:（a）横断面视;（b）表面视

感染性皮脂囊肿

如果遇到感染性囊肿，应该局麻下做十字切口或 4~6mm 长的穿刺针进行穿刺活检检查，然后引流脓液。使用无菌纱布去除内容物，确定是否可以剥离囊壁。愈合方式通常为开放性愈合。

皮脂腺增生

皮脂腺增生表现为面部单个或多个结节，老年人多见。结节较小、呈黄粉色，略呈脐形，并且与基底细胞瘤的分布类似，因此很容易误诊。不需要手术切除。

皮下皮样囊肿

皮下皮样囊肿起源于皮下组织的真皮细胞，有两种表现形式。

发展性（内含性）皮样囊肿

最常见的是外突性皮样囊肿，位于眼眶外侧和上方边缘交界部位，上颌骨和额骨的骨连接处（图 3.6），通常具有波动性和透光性。不应作为简单囊肿进行切除，而是应该进行转诊，在局部麻醉下进行专业切除，因其可以延伸至颅骨。推荐进行 CT 或者 MRI 影像学检查。

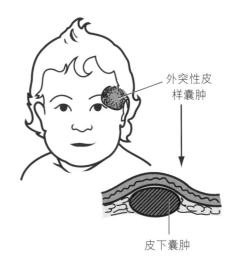

图3.6　外突性皮样囊肿

创伤性（植入性）皮样囊肿

这是成人手指和手掌的常见病变，囊肿由鳞状上皮覆盖，并且内含皮脂、脱落细胞、黏膜，偶尔可有毛发。这种疾病是由于反复创伤（刺伤）导致上皮细胞移植所致，可能见于女裁缝、电线工和美发师。最初表现为皮肤表皮下的小型（<1cm）囊性结节肿胀，并与皮肤表皮粘连，通常见于指肚（图3.7）。可能结节上方有刺伤伤口或者瘢痕。如果经常出现疼痛和压痛，应该在局部麻醉下将其简单切除（去除囊肿顶端，并且用刮匙刮出内容物或者剜除内容物）。如果没有症状，可以不予处理。

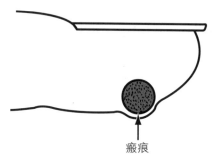

瘢痕

图3.7　手指外的植入性囊肿

痤疮

痤疮的治疗可以通过注射长效类固醇皮质激素制剂，冲出囊状内容物，减轻无菌性炎症反应。这种治疗适用于少量囊肿。

设备

你需要以下设备和药物。

· 25号针头。

· 小针管。

· 1ml长效类固醇皮质激素（如曲安奈德、甲泼尼龙醋酸盐等）。

方法

1. 将25号针头刺入痤疮一端，注射少量类固醇，拔出针头（图3.8a）。

2. 将针头刺入痤疮另外一端注射类固醇，使得痤疮内容物可以从刚才针刺的一端冲出（图3.8b），这样可以去除囊性物质，而且囊内还能储存少量类固醇。

活组织检查

有多种方法可以取皮肤病变部位的活组织。其中包括刮、削和钻取，这些方法都很有用，但是不如切除活组织检查有效、可靠。

（a）

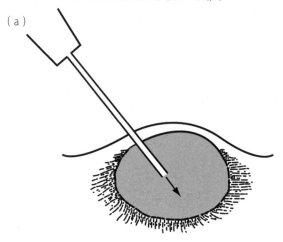

（b）

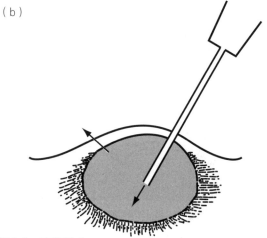

图3.8　痤疮治疗

活检组织

这种简便方法一般用于癌前病变和某些恶性肿瘤的组织诊断，但是不能用于黑色素瘤。

方法

1. 浸润局麻药。

2. 持10号或15号手术刀削除肿瘤，深至真皮（图3.9）。

3. 可能需要透热疗法进行止血。

通常活检部位愈合后瘢痕极小。

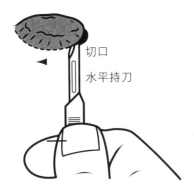

图3.9　取活检组织方法

取活检组织

这种活组织检查方法广泛用于全科医学，需要皮肤全层样本进行病理诊断（Dermatech 刀可以高质量地一次性取活组织。）。

方法

1. 清洁皮肤。

2. 浸润局部麻醉药。

3. 用示指和拇指轻轻牵拉皮肤，以限制旋转运动。

4. 选择钻孔器具（长度为 4mm 最有效），使其垂直于皮肤。

5. 用力按压旋转（顺时针螺旋运动），塞子插入约 3mm 深（图 3.10），拔出钻孔器。

6. 使用细齿钳或组织钩夹住塞子外缘。

7. 使用细剪刀或刀片轻轻牵拉塞子底座，使其与皮肤平行切下。

8. 将样本放到固定剂中。

9. 通过用力按压或透热疗法可以有效止血。

10. 使用干燥敷料或者单线缝合处理伤口。

腱鞘囊肿的治疗

腱鞘囊肿患者治疗之后复发率很高，术后复发率为 30%。大多数腱鞘囊肿位于手背周围，20% 位于掌侧。

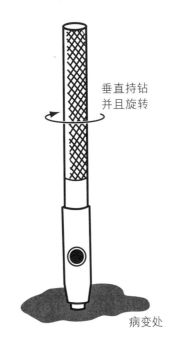

图3.10　钻取活组织检查

一个简单的相对无痛并且更加有效的方法是向囊内注射长效类固醇，如甲泼尼龙醋酸盐。

方法 1

1. 19 号或 21 号针头连接 2ml 或 5ml 针管，然后将针头插入腱鞘囊肿的囊腔之中。

2. 抽取部分（不是全部）胶状内容物，主要确保针头在原位。

3. 维持针头在原位，换成胰岛素针管，内含 0.5ml 类固醇。

4. 注射类固醇 0.25 ~ 0.5ml（图 3.11）。

5. 迅速拔出针头，按压囊肿上方皮肤 1 ~ 2 分钟，然后牢固包扎。

6. 7 天后复检，如果囊肿仍然存在，重复注射 0.25ml 类固醇。

可以在一段时间内注射 6 次以上，但是 70% 的腱鞘囊肿在一次或两次注射之后会消退。

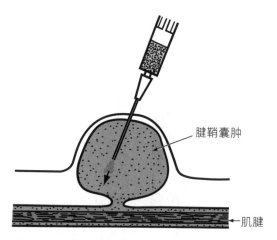

腱鞘囊肿

肌腱

图 3.11　腱鞘囊肿的注射方法

方法 2

使用较大号的肠线缝合腱鞘囊肿的中间位置，然后在上面牢固打结。侧方按压可以帮助从针孔处挤出内容物。12 天以后去除线结。

鹰嘴和髌前滑囊炎

单纯抽吸注药法

慢性复发性创伤性鹰嘴或髌前滑膜炎伴随滑膜囊积液可能需要手术。但是用同一个针头抽吸部分积液并且随后注射局部麻醉性类固醇皮质激素之后，大多数患者的滑囊炎可以消退。

切除脂肪瘤

脂肪瘤是位于皮下组织的良性脂肪肿瘤。常见于背部，但是也可发生于任何部位。超声检查可以有效测量脂肪瘤的深度。

脂肪瘤一般不需要去除，但是由于美观原因，患者可能想要去除或者为了缓解压迫引起的不适需要去除。许多脂肪瘤可以简单用戴着手套的手指挤出，但是存在一些难处：有些脂肪瘤比预期的更深，而有些脂肪瘤与重要结构相邻，如大的神经和血管。还有些脂肪瘤受到纤维束的束缚，并且如果去除不彻底可能会复发。注意背部脂肪瘤可能很难去除，以及腋窝和锁骨上区脂肪瘤可能出现误导，让人感觉范围很广。

较大的脂肪瘤（>5cm）可能需要请专科医生进行切除。

方法

原则是切除、挤压、喷出。

1. 描出脂肪瘤的范围轮廓，用圆珠笔标记，注意解剖关系。

2. 使用 1% 利多卡因和肾上腺素浸润麻醉标记区域（包括脂肪瘤的最深处）。

3. 在皮肤上做一线性切口（图 3.12a），最好沿着皮纹方向，长度约为脂肪瘤的 3/4。脂肪瘤应该从切口处膨胀突起。对于较大脂肪瘤，应该做椭圆形切口（图 3.12b）。

4. 加深切口，直到可以看见脂肪瘤。

5. 将戴手套的手指伸入皮肤和脂肪瘤之间，找出解剖面，确定是否能够拿出。

6. 寻找每个脂肪小叶的外缘非常重要，将其游离，然后拉到切口表面（图 3.12c）。如有必要，伸入弯剪，使用剪刀钝口游离任何约束脂肪瘤的纤维束（图 3.12d）。

注意：预防出血的最好方式是，不要在脂肪组织周围进行解剖分离，而且应该切开，在切口处内翻脂肪瘤，然后将其去除。

7. 确保所有的脂肪组织都被去除，将其送检做病理检查。可能需要剪断和结扎持续出血的血管，应该小心地止血。

8. 使用纱布控制出血，并且去除无效腔里的残骸。

9. 应用肠线间断缝合，关闭无效腔。如果分离创面较大出现持续渗血，则应考虑使用小负压引流管。

10. 闭合皮肤，使用间断缝合或皮下缝合。

注意：钻取活组织检查方法可以用于去除脂肪瘤。

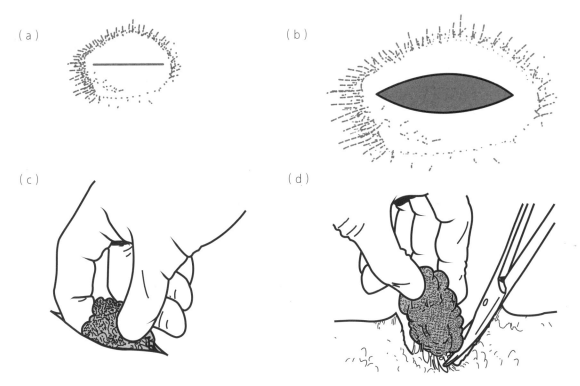

图3.12 （a）小脂肪瘤的线性切口；（b）大脂肪瘤的椭圆形切口；（c）戴着手套解剖将脂肪瘤拉出切口表面；（d）钝性剪刀解剖使脂肪瘤脱离纤维束

角化棘皮瘤

　　大多数的角化棘皮瘤仅仅发生于光线暴露部位。它被认为是鳞状细胞癌的变体并且应该与其治疗方式相同。

　　虽然角化棘皮瘤可以通过电灼术治疗，但是建议通过手术切除并进行病理检查。确保边缘多切除2～3mm。可以等待自行缓解来确认临床诊断，但是大多数患者不能忍受面部等暴露部位出现肿瘤长达6个月之久。

　　注意： 鳞状细胞癌转移到耳的速度是其他部位的15倍。鳞状细胞癌、角化棘皮瘤和基底细胞癌的相对生长速率见图3.13。

基底细胞癌

　　基底细胞癌是最为常见的皮肤癌类型，可以发生于机体的任何部位，但是最常见部位是面部，尤其眼睛或鼻子周围，可以认为主要发

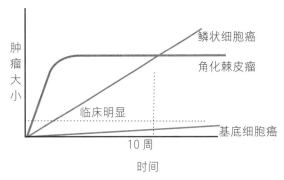

图3.13 鳞状细胞癌、角化棘皮瘤和基底细胞癌的相对生长速率

生于眼罩覆盖的部位（图3.14）。其他常见部位是颈部，而且上背部和胸部逐渐变成更加常见的部位。

　　以下情况会使患病风险增加。

　　·50岁以上。

　　·过度暴晒。

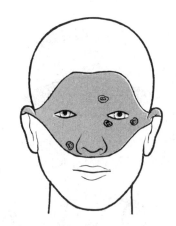

图 3.14 基底细胞癌的典型部位：面部"眼罩"区域

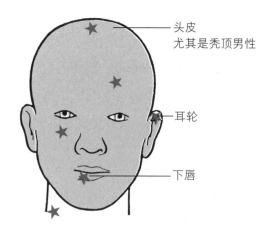

头皮
尤其是秃顶男性

耳轮

下唇

图 3.15 鳞状细胞癌在头面部的重要常见部位

· 皮肤白皙。

· 不采取防晒措施。

治疗指南

· 手术是主要治疗方法：局麻下做简单椭圆形（如果可以）切口，边缘多切 3mm（针对大多数患者）。

· 冷冻处理：适用于初期、界限清楚和病理确诊的表浅肿瘤，并且远离头颈部。局限性和界限不清的肿瘤禁忌使用该法，界限明显的小基底细胞瘤（<1cm）可以获得较好的疗效。

· 老年人的较大肿瘤可以选择表浅 X 射线照射疗法，这种方法很少使用，并且需要慎重选择。

· 咪喹莫特：适合于活组织检查确诊的表浅基底细胞癌，但是不适用于鼻周或者眼周。治疗每周 5 次，维持 6 周。

· 刮除术和电切开法：首先使用刮匙去除易碎的肿瘤组织，留下正常组织，然后使用电切开法去除缺口边缘。仔细地随访是必需的。

鳞状细胞癌

鳞状细胞癌通常发生于阳光暴露的皮肤，尤其是面部（特别是下唇）、耳、颈、前臂、手背和小腿（图 3.15）。较为特殊的情况是发生于秃顶或者头发稀薄的男性头皮。

以下因素会增加患病风险。

· 60 岁以上。

· 皮肤白皙。

· 室外作业。

· 晒斑发展（日光性角化症）。

治疗指南

· 手术是一个治疗选择——麻醉下做简单椭圆形切口，切缘 4mm（针对大多数病例）。

· 手术不可行时，针对未治疗的肿瘤，可以应用表浅 X 射线照射疗法。

不能选择透热疗法和刮除术。

化脓性肉芽肿

化脓性肉芽肿是孤立的、突出的、鲜红肿块（毛细血管性肉芽肿），往往出血量大，最为有效的治疗方法是在局部麻醉下使用刮除术和电灼术。

然而必须强调的是，必须进行病理学检查确诊排除未分化性鳞状细胞癌和无黑色素性黑色素瘤。因此，削除或者刮除肿瘤之后应该拿去送检。

脂溢性角化病

常规应用液氮可能去除这些良性皮肤肿瘤，或者至少使其脱色。

冰冻之后立即使用手术刀（如 15 号刀片）刮除皮肤层面的病变。

另外一种方法是小心地使用高浓度苯酚溶液。如有必要可以重复使用 3 周。

还有一种方法是在病变表面涂抹三氯乙酸，然后使用小号针头多次刺入病变部位灌注药液，每周 2 次，使用 2 周。

灰泥样角化病

灰泥样角化病是脂溢性角化病的亚型，多发生于小腿上，表现为多个无色素，小的脆性角化病变。可以局部使用角质软化剂治疗，例如含 3%～5% 水杨酸的山梨醇烯。

结节性耳郭软骨皮炎

这种肿块不是鳞状细胞癌或其他赘生物，表现为痛性结节，位于耳轮或耳郭内的大部分突起部位（图 3.16）。男性更多见于耳轮，女性更多见于耳郭内突起处。该病多由太阳晒伤及嗜睡引起的患侧压力衰减所致，常于夜间疼痛。

组织结构上，增厚的表皮覆盖发炎的软骨，类似小鸡眼，有压痛，如果患侧耳朵接触枕头，将会影响睡眠。首选治疗是冷冻疗法。如果治疗效果不好，局部麻醉下最小边界的楔形切口切除或者简单的表皮椭圆形切除术（图 3.17）则是一种有效的治疗方法，送检样本做病理检查。

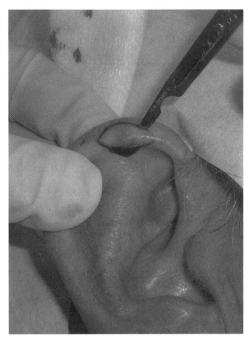

图 3.17　结节性耳轮软骨皮炎的椭圆形切除

羊痘疮

羊痘疮的皮肤病变可以通过向脓疱结节内注射类固醇皮质激素来加速愈合。

注意事项

·确保羊痘疮的诊断正确。

·告诉患者 24 小时可能出现不适感加重。

方法

·将 1% 的利多卡因 0.5ml 和长效类固醇皮质激素（如曲安西龙）0.5ml 混合。病变较大时增加使用量。

·在病变边缘及其基部注射混合液进行麻醉。

·病变无须包扎，让其自行愈合。

治疗后 5～10 天内即可迅速愈合，否则将需要 3～4 周才能愈合。

挤奶者结节

如果像治疗羊痘疮一样向病变内注射类固醇皮质激素，可能帮助结节迅速愈合。

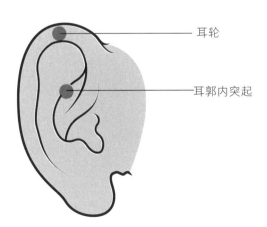

图 3.16　结节性耳轮软骨皮炎的典型部位

唇部血管瘤

由于出血应该试图避免切除这些常见病灶。可以首先进行颏神经麻醉（最好使用局部麻醉），然后在血管瘤中心处插入电灼器或透热治疗器的针头。可能需要治疗不止一次。

Baker 囊肿吸引术

存在膨胀压痛的膝后窝囊肿（Baker 囊肿）实际是一种与膝关节相通的滑膜囊肿。可能与类风湿性关节炎、骨关节炎、创伤性膝损伤或正常的关节有关。

抽吸和注射药物可能缓解肿胀和压痛等症状。

方法

1. 患者应该俯卧，膝下垫一小枕头使膝关节略微过伸，并且可以显著扩大滑膜囊。

2. 使用非接触的无菌技术，将 38mm 的 21 号针头连接 20ml 注射器，然后插入滑囊。

3. 将积液完全抽出，通常为清黄色。

4. 针头放于原位，然后把 20ml 注射器换成装有 1ml 长效类固醇皮质激素的 2ml 注射器，然后注入药物（图 3.18）。

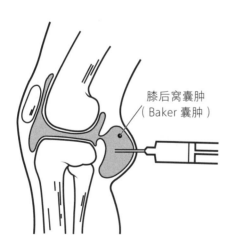

图 3.18　Baker 囊肿吸引术

5. 复发情况很常见。可以注入 5ml 的 2.5%～3% 苯酚溶液或者 3% 十四烷硫酸钠

（sodium tetradecyl sulfate，STD）溶液，以此代替类固醇皮质激素。

阴囊积水的抽吸注药法

抽取积液然后注入稀释的苯酚溶液和 STD，这是针对初次出现阴囊积水患者的一种有效治疗方法——尤其是那些不宜手术的患者。单纯的抽吸注药法极少能够治愈阴囊积水，但是抽吸 / 注药法联合应用 2~3 次可以治愈阴囊积水。

方法

1. 从阴囊皮肤直至阴囊积液处注射局麻药。

2. 使用 18 号或 19 号的静脉导管穿刺通过该处抵达阴囊积液处，拔掉导丝保留插入囊液处的软性套管（图 3.19）。

3. 首先通过自由引流去除积液，可能需要手动压迫阴囊，然后使用 20ml 注射器抽吸积液。

4. 记录抽取的积液量。

5. 向抽空的囊腔中注射 2.5%～3% 无菌苯酚溶液（抽取积液 200ml 时注射 10ml，200～400ml 时注射 15ml，400ml 以上时注射 20ml）。另一种更简单的方法是使用 3%STD，用量为 2～5ml。

这项操作可以于 6 周以后再次施行。

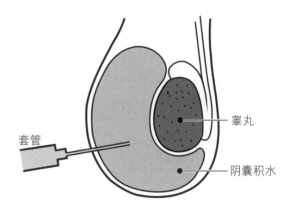

图 3.19　阴囊积水抽液术

附睾囊肿

可以使用治疗阴囊积液的同种方法，抽取积液然后注射组织硬化剂。

睾丸肿瘤

研究显示，像阴囊穿刺这种针对睾丸肿瘤进行的针刺活检具有潜在风险，可能会有将恶性细胞种植到阴囊壁的风险，切开阴囊去除睾丸癌病灶同样具有这种风险。因为这个原因，睾丸癌需要通过腹股沟区域进行手术切除。睾丸癌通过淋巴扩散至大动脉旁淋巴结，而不会扩散至腹股沟处淋巴结。

睾丸扭曲

· 遵循 4~6 小时内干预原则。
· 不要在检查上浪费时间，如超声检查。
· 考虑水平方向的操作，虽然很痛。

皮肤病变的类固醇注射治疗

适应证

适合注射类固醇的皮肤病变。
· 环形肉芽肿。
· 增生性瘢痕（发展早期）。
· 瘢痕疙瘩（发展早期）。
· 斑秃。
· 慢性单纯性苔藓。
· 渐进性坏死。
· 肥厚性扁平苔藓。
· 斑块状银屑病。

曲安西龙是合适的长效类固醇皮质激素（10mg/ml），可以使用等量生理盐水进行稀释。

方法

1. 应该将类固醇皮质激素注入病灶内（不是病变下方）。
2. 使用 25 号（优先选用）或 27 号的针头，将其与胰岛素型的 1ml 小注射器紧密连接，然后扎入表皮中间的病灶内（图 3.20）。
3. 向一些病灶（如瘢痕疙瘩）内注射时可能会有很大阻力。
4. 注射足量类固醇使得病变部位发白。
5. 较大病变需要向多处注射药物，所以有时需要事先备好局麻药。较大病变避免使用类固醇浸润，需要多处注射。

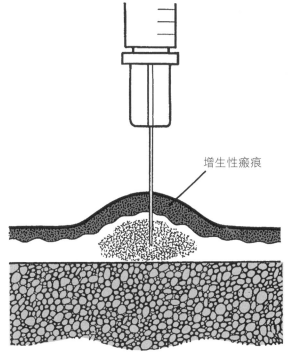

增生性瘢痕

图 3.20　表皮中间注射类固醇皮质激素

针对银屑病斑块注射类固醇

对于银屑病小的斑块至中度大小的斑块，一个极为有效的治疗方法是向病变内浸润长效类固醇皮质激素。

设备和药物

· 曲安西龙溶液 10mg/ml（或者其他类固醇皮质激素）。
· 1% 利多卡因（普通，或类似的局部麻醉药物）。
· 25 号针头（如果斑块较大则使用 23 号）。

方法

1. 将等量类固醇皮质激素和局部麻醉药混合。

2. 擦拭病变部位。

3. 斑块边缘插入针头，然后向表皮内的病变浸润药物，避免至皮下组织。

4. 浸润整个斑块。

5. 较大斑块可能需要在两个部位进行穿刺（图 3.21）。

这种治疗方法对于肘部或膝部的持久斑块效果理想，能够迅速起效，并且常常能够达到持久缓解。

增生性瘢痕：多处穿刺法

增生性瘢痕通常通过在多处皮内注射类固醇皮质激素进行治疗。这种注射通常没有疼痛，但是这项操作可能使人焦虑，尤其对于儿童。

方法

1. 患者处于合适的位置，使需要治疗的瘢痕位置位于水平面上。

2. 使用酒精棉签全面清洁皮肤，然后使其干燥。

3. 注射器内抽取类固醇皮质激素，最好是在患者进入治疗室前进行。

4. 在瘢痕上涂一层类固醇。

5. 沿着涂有溶液部位多处按压瘢痕，使用 21 号针头，持针方向与皮肤平行。使得针尖刚好穿入表皮，不能太深，避免引起出血。

6. 每平方厘米应该约在 20 处按压。

7. 使类固醇干燥，如果需要可以使用敷料包扎。

必要时可以每 6 周重复治疗一次，但是大多数单纯增生性瘢痕经过一次治疗即可解决。

硅黏合剂／敷料

硅胶片敷料（如 Cica-Care）持续用于伤口，可能预防伤口过度增生。可以买黏合胶贴，然后切一小块贴在伤口。胶贴应该每天更换，维持 12 周。

或者，伤口再上皮化之后，每天涂抹硅胶剂可能有帮助。

易理妥褪疤贴（Elastoplast®）

这种药贴可以用于治疗或者预防增生性瘢痕。应贴于瘢痕位置，并且需要每 24 小时更换一次。开放性伤口或烧伤不能使用这种药贴。

瘢痕疙瘩

方法

· 多点穿刺法。

· 注射长效类固醇皮质激素，例如曲安西龙 10mg/ml（通常治疗 3 次，间隔 6 周）。

· 使用液氮治疗，然后 5~15 分钟以后注射类固醇皮质激素——水肿组织较软更易注射。

· 放射疗法。

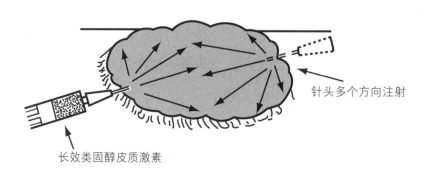

针头多个方向注射

长效类固醇皮质激素

图 3.21　病变内注射类固醇皮质激素治疗银屑病斑块（需要向两处注射；小斑块需向一处注射）

瘢痕疙瘩的预防（针对易感患者）

1. 使用高效外用类固醇皮质激素和封闭敷料 2～3 天。

2. 缝合伤口之后，立即向伤口的凹陷内注射长效类固醇皮质激素（图 3.22）。

3. 拆除缝线之后，立即注射长效类固醇皮质激素。

掌腱膜挛缩症

如果掌中结节增长迅速，向其内注射长效类固醇皮质激素或胶原酶（例如活组织梭菌胶原酶，Xiaflex®）可能非常有效。6 周后可以再次注射一次，但是对于重大弯曲畸形需要外科手术干预。

乳腺脓肿的引流

急性细菌性乳腺炎

如果没有进展为出现脓肿，此时的解决方法通常是通过抗生素进行预防（例如口服氟氯西林 500mg，每天 4 次，或者口服头孢氨苄 500mg，每天 4 次）。另外，每天使用治疗性超声（2W/cm²，时长 6 分钟）治疗 2～3 天，有助于治疗乳腺炎。

乳腺脓肿

如果出现脓肿，可能需要重复抽吸或者偶尔需要切开引流。

抽吸引流法

抽吸引流法是首选的治疗方法，最好在超声引导下进行。但是，如果没有超声，可以在局部麻醉下使用 18 号或 21 号针头穿刺引流，每隔一天进行 1 次，直到痊愈。

全身麻醉下的手术引流

手术切口应该尽可能远离乳晕和乳头，并且敷料应该远离乳晕，使得患者能够继续哺乳。最好是做放射状切口（像车轮状），以尽量减少切断乳管或乳头感觉神经的风险。

方法

1. 在最大压痛处做一切口，最好是乳房的较低部位（图 3.23a）。

2. 使用动脉钳分离乳腺组织，到达脓肿部位。

3. 拭子蘸取脓液后做细菌培养。

4. 戴上手套，用手指分隔脓腔（图 3.23b）。使用无菌盐水冲洗脓腔。

5. 将波纹引流管插入脓腔，通过单个缝合将其固定在皮肤边缘（图 3.23c）。

术后 2 天拔除引流管。每天更换敷料，直到伤口愈合。继续使用抗生素，直到炎症消退。双侧乳房继续哺乳，但是如果由于切口位置和引流导致不能哺乳，则应该挤出该侧乳房的乳汁。

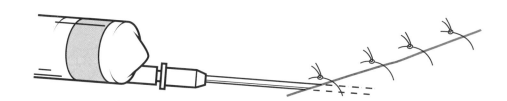

图 3.22　伤口内注射类固醇皮质激素

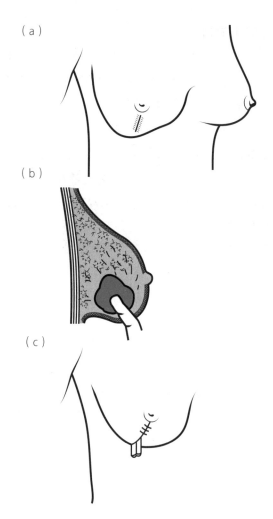

图 3.23 乳腺脓肿引流:(a)线性切口;(b)找出脓腔;(c)引流管放置位置

乳房肿块抽吸术

抽吸非常有效,尤其对于囊肿性肿块,即使肿块是恶性的,抽吸法也不会造成不良反应。因此,穿刺活检将会有助于术前细胞学检查。

乳腺囊肿的诊断线索

· 突然发病;有既往手术史。

· 乳房肿块不连续、坚硬、极少波动、相对容易移动。

抽吸术和穿刺活检的方法

1. 避免使用局麻药,应用水性皮肤制剂。

2. 使用 21 号针头和 5ml 无菌针管。

3. 准确定位肿块,使用惯用手的 3 个手指固定肿块(图 3.24a)。

4. 直接在肿胀部位插入针头,一旦到达皮下组织,立即缓慢抽吸,同时向前进针(图 3.24b)。

5. 如果可以抽到液体(通常为黄绿色),需要尽可能多地将液体抽出。

6. 如果不能抽到液体,试着从肿块的数个部位将中央的细胞抽出。

7. 在肿块内从不同角度移动针头,不要离开皮肤,保持抽吸。

8. 离开皮肤之前不再吸引,以便保持细胞位于针头内(而非针管)。

9. 撤出针头之后,将针管与针头分离,抽取 2ml 空气,重新连接针头,将针头内的细胞轻轻吹到两个准备好的玻片上。

10. 固定一个玻片(固定试剂盒中),风干另外一个,然后送到标准病理实验室进行检测。

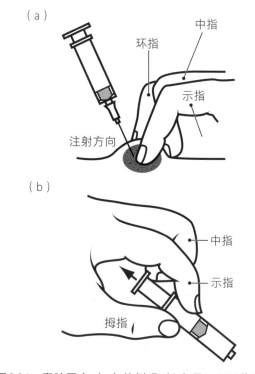

图 3.24 囊肿固定:(a)外侧观;(b)另一只手位置,示指和拇指固定注射器,同时中指回抽活塞产生负压引力

肿块活检适应证

· 囊液带血。

· 抽吸之后肿块没有完全消失。

· 肿胀 1 个月内复发。

复发性囊肿

抽吸之后，将针头维持原位，注射 2 ~ 5ml 空气，这种方法可以降低复发率。

袋形手术治疗前庭大腺囊肿

前庭大腺囊肿表现为靠近阴唇系带的大阴唇前端肿胀。囊肿和脓肿的正确治疗方法是袋形手术，而不是切除术（切开术具有困难，容易出血，并且留瘢痕）或者切开术（术后通常会复发）。

袋形手术可以用于门诊患者，最好使用局部麻醉。

方法

1. 患者采取截石位，铺手术单并消毒外阴。

2. 囊肿中间上方的皮肤浸润 1% 利多卡因和肾上腺素，使用细针头缓慢注射。

3. 在囊肿中间做一椭圆形切口，至少 3cm 长（图 3.25a，由于这个切口随后发生收缩，因此切口不宜太小）。

4. 切除椭圆形皮肤，然后沿着相同的线条打开囊壁，然后使用止血钳小心夹取边缘。

5. 去除囊肿内容物后，使用生理盐水冲洗囊腔，检查之后将其小心地弄干，任何较深的脓腔都要充分打开。后下方囊壁上通常可以发现一个开口，通向导管近侧的残端。

6. 使用肠线经过皮肤边缘的四点缝合囊壁，然后产生一个小袋（图 3.25b）。无须使用敷料包扎，要求患者每天坐浴 2 次，维持一周。愈合迅速，没有疼痛，结果是靠近处女膜外留有永久性切口，靠近正常位置出现分泌物需要自由引流（图 3.25c）。如果这个切口太靠一侧，该患者可能会抱怨存在分泌物及下体潮湿。

通过这项技术，即使没有经验的医生治疗前庭大腺囊肿也不会特别困难。如果脓肿内膜易碎或坏死，脓肿可能更加难以治疗。因此，出现炎症时应该尽早手术。

宫颈息肉

女性患者的宫颈小息肉在诊室用海绵钳和硝酸银棒即可轻松简单治疗。宫颈大息肉患者需要使用不同的方法，可能需要转诊。

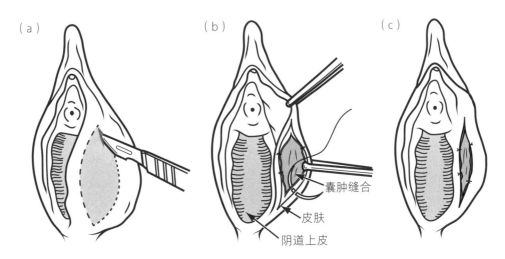

图 3.25　袋形手术法：（a）手术开始；（b）最终缝合；（c）术后外观

方法

1. 用海绵钳夹住宫颈息肉，轻轻转动息肉，直到分离（图3.26a）。

2. 将宫颈息肉放入标本瓶，然后送检做病理检查。

3. 用硝酸银或者电灼术在宫颈处烧灼息肉基部（图3.26b）。

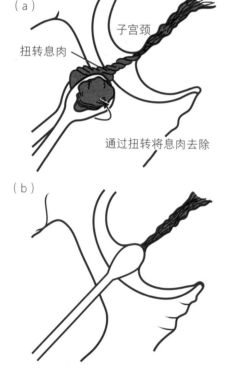

图3.26　宫颈息肉切除术：（a）扭转去除；（b）硝酸银灼烧息肉基部

液氮疗法

理想情况下，液氮要贮存于特殊的大型容器中，需要时倒入小保温瓶或者喷雾器中，温度为 −193℃。

液氮疗法是针对表浅皮肤肿瘤最简单的方法，通过将小团棉花宽松地缠到木棒的顶端。棉花应该比病变略小，以便防止冰冻周围皮肤。

适合冷冻疗法的浅表皮肤肿瘤

1. 疣（平面皮肤、甲周、足底、肛门与生殖器）。

2. 皮赘。

3. 脂溢性角化病。

4. 接触传染性软疣。

5. 日光性角化病。

谨防涂到以下部位

1. 深色皮肤。

2. 上唇。

3. 神经丰富的皮肤。

4. 眼睑。

5. 指甲（不能冰冻甲床）。

药棉应用方法（基本步骤）

1. 告诉患者将要做什么。

2. 使用手术刀削掉过多角质。

3. 药棉涂药器需要略微小于病变部位（而非大于，图3.27a）。

4. 用液氮浸泡，直到不再冒泡。

5. 轻轻将其贴在容器壁上，去除过多液氮。

6. 用拇指和示指固定病变部位。

7. 涂药器与肿瘤表面垂直放置（图3.27b、图3.27c）。

8. 涂药时用力按压：不要轻拍。

9. 每 5~10 秒重复浸泡一次涂药器。

10. 冰冻病变，直到病变周围出现 2~5mm 白色晕轮。

涂药器的合适长度不同（表3.1）。

向患者解释可能出现的反应，如出现水泡（可能为血泡）。疣的最佳复治时间是 3 周或者 3 周多一点后。

喷枪法

高压喷液氮法比局部外用法更快并且更加有效，这可以产生足够低温以治疗较深的病变。一直喷到出现白色晕轮。如果病变处喷洒太过

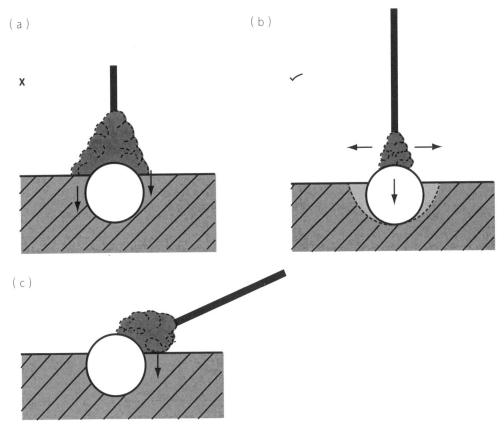

图 3.27 （a）涂药器太大；（b）涂药器的正确尺寸和方法；（c）涂药器的正确尺寸和错误方法

表 3.1　冷冻疗法的建议治疗次数

病症	时间
日光性角化病，日光性雀斑	<3 个月
脂溢性角化病	单循环法 5 ~ 10 秒
皮赘	5 ~ 10 秒
疣——手	单循环法 30 秒
疣——脚	循环两次，单次 30 秒，中间完全解冻
接触传染性软疣	5 秒

分散，可以将耳镜听筒的开口盖在患处，然后喷到听筒开口处，操作过程中需要佩戴较厚手套。另外一种方法是在病变外涂抹凡士林或 OpSite® 等"塑料表皮"，以便保护周围皮肤。

二氧化碳雪泥治疗皮肤病变

　　二氧化碳（CO_2），也称为干冰，是治疗疣和角化病的有效冷冻制剂。CO_2 雪泥可以通过从气缸中迅速释放气体 CO_2 制备。

设备

你需要以下设备和药物。

· CO_2 气缸。

· 鹿皮袋子，边缘系上一个小包。

· 一瓶丙酮。

· 棉签（最好长棒的）。

方法

1. 倒置气缸，喷嘴周围连接鹿皮袋子，收集少量干冰（雪状）。使用之前立即添加几滴丙酮，雪状 CO_2 即可制成雪泥，或者可将棉签浸入丙酮，然后放入雪状 CO_2。

2. 将棉签用力在雪泥中旋转使其周围都粘附形成"冰球"，在其迅速融化之时必须立即使用。"冰球"应该比将要治疗的病变部位略小。

3. 将黏附雪泥的棉签放在皮肤病变部位，维持 10～15 秒。

冷冻疗法术后

冷冻疗法后立即用酒精棉签涂抹处理部位，从而通过蒸发效应减轻疼痛。

三氯乙酸

三氯乙酸应该可从药房获得，作为一种化学烧蚀剂，使用效果很好，但是治疗皮肤病变需要小心应用。通常每周使用 2 次，并且可以通过细针穿刺用于病变内部，如可用于脂溢性角化病。

建议

· 脂溢性角化病。

· 黄斑病。

· 其他色素沉着病变。

简单去除黄瘤／黄斑瘤

很多患者要求全科医生帮助他们去除影响美观的眼睑黄瘤（黄斑瘤）。这里介绍一个简单的去除方法，适用于大多数各种大小的黄瘤，但是效果最好的是较小的结节状黄瘤，这种黄瘤突起并且切除时机"成熟"。

设备

· 21 号一次性无菌针头

· 修指甲镊（平的或者斜的，不要尖的）

方法

1. 向患者介绍治疗方法，告知只有略微不适。

2. 虽然不是所有患者都会需要，但是黄瘤部位可以使用一些冰块或其他表面"麻醉剂"，以便减轻不适。

3. 牵拉病变上方皮肤，用针头（或小手术刀）在皮肤上做一小形切口（图 3.28a）。

4. 使用修指甲镊沿着轴线压迫黄瘤，很易将其挤出（图 3.28b）。

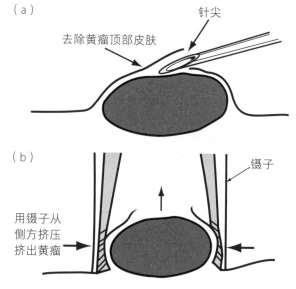

图 3.28　去除结节性黄瘤

浸润性黄瘤

眼周的扁平淡黄色的黄瘤很难通过手术治疗。最简便的方法是使用剥除疗法，如激光剥除或涂抹三氯乙酸。

疣和乳头状瘤

疣是皮肤肿瘤，由人乳头瘤状病毒引起，通过直接接触或者污染物接触传播，可能从一个部位自动种植到另一个部位。各种类型的疣包括寻常疣、跖疣、丝状疣（细长形，常见于颈面部）、指状疣（手指状，通常长在头皮）和生殖器疣。我们应该记住，25% 的疣可在 6 个月内自愈，70% 可在 2 年内自愈。

治疗方法

局部外用

· 水杨酸，如火棉胶剂棉蘸取 5% ~ 20% 水杨酸涂抹（每天涂抹 1~2 次），16% ~ 17% 水杨酸 +16% ~ 17% 乳酸（每天涂抹 1 次）。

· 单独应用 2% ~ 4% 甲醛或者联合应用。

· 0 ~ 5% 鬼臼毒素治疗黏膜表面的疣，如肛门与生殖器疣。

· 细胞毒性药物治疗跖疣和甲周疣等顽固性疣非常有效，如 5– 氟尿嘧啶。

· 免疫抑制剂咪喹莫特。

冷冻疗法

· 二氧化碳（ –56.5℃ ）或液氮（ –195.8℃ ）。

· 冰冻之前必须削掉过多角质。

刮除术

最为常用的方法，有些跖疣在局麻下可用锐利的刮匙去除，问题是容易留下瘢痕。

电切术

局部麻醉下高频电刀可以有效治疗较小疣或指状疣。刮除术和电切术联合应用适合治疗较大的顽固性疣。

维生素 A 和维 A 酸

· 外用维甲酸（如 0.1% 维甲酸乳膏）治疗扁平疣。

· 系统口服视黄醇类和维 A 酸（Neotigason®）治疗顽固性疣（谨慎应用）。

用药

大量疣考虑使用甲氰咪胍。

特殊治疗

博来霉素、斑蝥素、免疫疗法，如外用二苯基环丙烯酮。针对顽固性疣可以考虑使用此方法。

特定疣的治疗

治疗方法的选择取决于疣的类型、部位和患者年龄。

· 扁平疣：每隔 2 ~ 4 周使用液氮（削角质后），用于每一个疣；考虑使用 0.5% 维甲酸乳膏（面部每天使用一次）或者 5- 氟尿嘧啶乳膏。

· 丝状疣或指状疣：液氮或者电切。

· 跖疣：参考第七章"跖疣的治疗方案"。

· 甲周疣（指甲）：考虑使用 5- 氟尿嘧啶乳膏或者谨慎应用液氮。经常用药剂的方式，而不是用药膏黏附到手指上。

· 寻常疣（见下文）。

寻常疣的外用方法

1. 用温肥皂水浸泡单个疣或多个疣。

2. 使用浮石摩擦疣表面。

3. 涂抹抗疣制剂。

（1）成人：17% 水杨酸和 17% 乳酸（Dermatech，Duofilm）溶于火棉胶剂，每天涂抹。

（2）儿童：8% 水杨酸和 8% 乳酸溶于火棉胶剂。

（3）制备药剂：5% 福甲醛水溶液、12% 水杨酸、25% 丙酮，其余使用火棉胶剂补齐到 100%，每天或者每隔 1 天使用 1 次。

（4）70% 水杨酸剂溶于亚麻籽油：涂抹后留置 1 周，然后使用液氮冷冻。

4. 考虑使用指甲油或凡士林保护周围皮肤。

5. 使用过程应该先去除角质。

特别提示：顽固性寻常疣可以每周应用强效黏合剂。

接触传染性软疣

个别病变通常经过数月可以自发恢复。有若干种方法可以用于治疗皮肤上的病毒性肿瘤，选择方法受到患者年龄的影响。多种可能的治疗方法都不能迅速缓解该病。

治疗方法如下。

· 液氮（几秒）。

· 用蘸有 1% 或 3% 苯酚的尖棒刺破病变部位。

· 安息香酊中应用 15% 足叶草碱（复方安息香酊）。

· 应用 30% 三氯乙酸。

· 应用 5% 过氧化苯甲酰。

· 火棉胶剂中应用 17% 水杨酸 +17% 乳酸（Dermatech，Duofilm）。

· 应用冰草外用乳膏或喷剂（一种冬小麦提取物）。

· 电烙术或透热疗法。

· 乙醚肥皂或摩擦法。

· 用无菌针从病变一侧挑起（平行于皮肤进针），应用 10% 的聚维酮碘溶液或 2.5% 苯甲酰过氧化物（可演示这种方法，让患者在家继续涂抹其他的疣体）。

· 涂抹指甲油。

· 用布基胶带或微孔胶带（或类似纸制胶带）包扎，每天更换（可能需要维持数月）。

· 将类固醇皮质激素注射入较大单个病变，如 10mg/ml 的曲安西龙溶液。

最有效的方法

使用刮匙或大针头取出疣核，然后涂抹 10% 的聚维酮碘溶液。

乙醚皂法

使用乙醚皂（现在很难获取）涂抹肿块 1～2 晚，用塑料薄膜覆盖涂抹部位，然后使用另一块潮湿棉签擦除肿块部位。

大面积多发性接触传染性软疣

每天涂抹 2 次醋酸铝（Burrow 溶液 1∶30）。

新型替代治疗

· 根据报道斑蝥虫提取物（Cantarone®）特别有效（如果可用）。

· 咪喹莫特（Aldara®）乳膏，每周 3 次，使用 3 周。

· 二苯基环丙烯酮药膏。

参考文献

1. Marwood J. Sebaceous cyst excision. General Practitioner, 1994; 2: 4‑5.

2. LaVilla G. Methylprednisolone acetate in local therapy of ganglions. Clinical Therapeutics, 1968; 47: 455‑57.

3. Buckley DA, Keane FM, Munn SE, Fuller LC, Higgins EM, Du Vivier AW. Recalcitrant viral warts treated by diphencyprone immunotherapy. Br J Dermatology, 1999; 141(2): 292‑96.

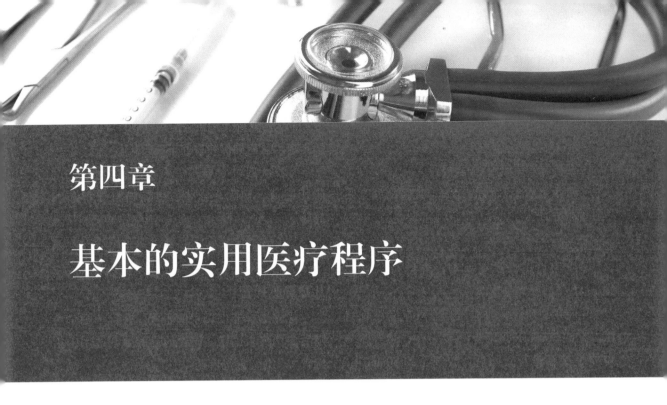

第四章

基本的实用医疗程序

静脉穿刺和静脉插管

基本静脉穿刺

目的

采集血液，包括以输血为目的而大量采集血液。理想采血部位是贵要静脉或肘正中静脉，另外根据具体情况在手背或其他部位采血（图4.1）。大量采血时需进行局部麻醉。

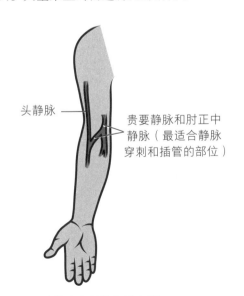

头静脉 ——

—— 贵要静脉和肘正中静脉（最适合静脉穿刺和插管的部位）

图 4.1　手臂静脉穿刺的主要血管

方法

1. 给患者解释，确保患者温暖舒适。

2. 通过止血带阻断静脉回流，扩张静脉。

3. 手臂下放置一个垫子，保持手臂伸直。

4. 应用无菌棉签消毒皮肤，针头与皮肤上的注射器连接。向下倾斜按压，用力穿刺静脉，确保针头很好地进入静脉。拆除止血带。

儿童静脉穿刺

适用于成年人的操作，也同样适用于青少年和年纪较大的儿童，但是对于婴儿和更小的儿童，使用 23 号蝴蝶针操作更加稳定。相比那些可见但是扪及不到的静脉，可扪及的静脉更容易成功。对于年纪小的儿童，需要一个助理帮助固定肢体和提供止血带。

镇痛可以考虑局部麻醉（丁卡因或者丙胺卡因），3 个月以下的婴儿可以应用蔗糖，对于 2 岁以上的儿童可以考虑咪达唑仑（口服、鼻吸或含服）或吸笑气镇静。

静脉扩张技巧

数种方法可以用于外周静脉扩张，以便静脉穿刺。下面是可用的一些方法。

血管扩张方法

· 应用温暖绒布敷 60 秒。

· 在静脉处抹硝酸甘油软膏。

· 给予患者半片硝酸甘油（前提是没有硝酸甘油禁忌证）。

血压计方法

· 应用血压计扩张血管，维持血压 80 ~ 90mmHg（静脉将会凸出）。

· 应用血压计，将血压计充气至动脉收缩压以上约 30mmHg，维持 1 ~ 2 分钟，患者握拳和伸拳交替进行。随后，放气至约 80mmHg，造成的反应性充血可以有效填充空虚的静脉，根据 Wishaw 而言，这是最好的方法。

静脉加用止血带法

紧紧缠绕止血带，然后松开。反应性充血之后重新缠绕止血带，这样静脉会显著凸出。

静脉插管

这一过程中要佩戴无菌手套。

最佳插管部位

· 在非惯用手臂选取合适凸出的静脉（避开关节处），如手背、略高于手腕的头静脉（背外侧）。

· 万不得已之时在肘静脉处插管。

· 选取相对固定的静脉，如静脉穿入筋膜之处。

· 选取与手臂长轴平行的静脉。

方法

· 在静脉上方或邻近处注射，出现小凸起（保持非常表浅），如 0.2 ~ 0.5ml 局麻药，然后等待 5 分钟，或者操作前 60 ~ 90 分钟在注射点处涂抹丙胺卡因（EMLA®）乳膏（注意所有插管都会造成损害）。

· 将针头和导管装置（可用 6 号）插入皮肤，超过塑料头端部分。

· 穿透血管，进入管腔内以 10° ~ 15° 走行短距离，从而确保装置处于平放状态。

· 若血液进入导管，手指按压静脉上方，防止回流。摘除止血带，引导塑料导管进入静脉。

· 在适当位置固定套管，如应用透明的透气胶膜。

儿童静脉插管

优先选择非惯用手的手背，并且考虑是否随后要用夹板固定。同样的局麻原则适用于年纪较大儿童注射局麻药。

注射婴幼儿手背时注意手的抓握姿势（图 4.2）。示指和中指之间夹持住手腕，用大拇指按在儿童的手指上，从而弯曲患儿的手腕。

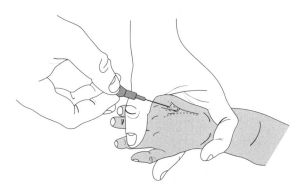

图 4.2 儿童静脉插管

转自 Thomson, K., Tey, D. 和 Marks, M. (eds), poediatric Handbook(8th Edn), 2009 Wiley-Blackwell, Sydeny, p. 32.

鼻胃管插管

适应证

· 肠梗阻——排出胃内容物。

· 诊断——抽取胃内容物。

· 进行肠内营养。

设备

· 射线不能穿透的鼻胃管，例如用于抽吸的 16FG，以及用于喂养的细孔（更加舒服）。

·评估适当管长——测量应从鼻端到耳垂，直至剑突下方 5cm。

·利多卡因喷雾和凝胶润滑剂（可考虑利多卡因）。

·50 ~ 60ml 注射器，用于抽吸。

方法

1. 向患者说明操作过程，包括预计发生不适的次数。

2. 嘱咐患者坐姿，检查患者鼻部有无畸形，选择可能最畅通的鼻道。

3. 应用局麻喷雾剂对鼻道进行局部麻醉。同样考虑使用含利多卡因的润滑剂，等待 5 分钟。

4. 润滑导管，并沿鼻道底部向后导入（图 4.3），导管从鼻咽部穿到口咽部时会感到有阻力。适时提醒患者可能有恶心的感觉。

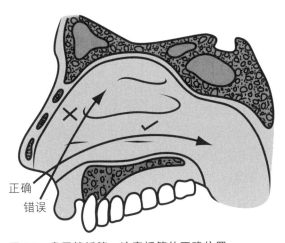

图 4.3　鼻胃管插管：注意插管的正确位置

5. 要求患者做吞咽动作（若无禁忌可借助咽水），导管随着每次吞咽继续往里进入。

6. 导管应在没有阻力的情况下穿过食道（绝不能强行进入，如果出现干呕，应该缓慢进行，并且只在每次吞咽时进入）。

7. 理想情况下，导管在胃内留置长度10 ~ 15cm，确认是否插入胃内可通过自由抽吸胃内容物并用石蕊试纸检测酸度来确定。

8. 若插管位置正确，则用胶带将导管一端固定于鼻子上。

儿童鼻胃管插管

适应证

·胃肠减压，如肠梗阻。

·药物控制，如活性炭。

·口服补液 / 肠内营养。

方法（见图 4.4）

·和成人方法相同，包括使用局部麻醉喷剂。

·导管尺寸：新生儿 8FG，1 ~ 2 岁使用10 ~ 12FG，青少年使用 14 ~ 16FG。

·正确的长度：将导管远端插入鼻部，插至耳朵水平，直至剑突下方 3.5cm。

·如果该患儿咳嗽和喘息，声音沙哑或导管出现在口腔，则需要将导管拉回至鼻咽部，然后重新插管。

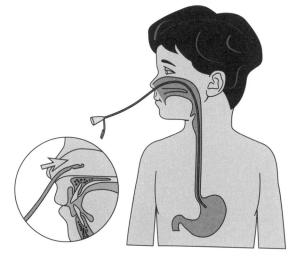

图 4.4　儿童鼻胃管插管

源自 Thomson, K., Tey, D. and Marks, M. (eds), *Paediatric Handbook* (8th Edn), 2009, Wiley-Blackwell, Sydney, p. 32.

男性导尿术

"麻醉之前进行导尿非常粗野" —— C. G.

Fowler,《英国医学杂志》。

成年男性尿道长度为 18～20cm。

初步问题

1. 这一操作的目的是什么，以及如果不通过尿道插管能否达到这个目的？

2. 导尿管需要留置多久？

3. 患者能避免泌尿系统感染吗？

4. 能安全实施这项操作吗？

设备

你需要以下设备和药物。

· 已经包装好的操作包，包括拭子在内。

· 含水的（不含酒精）皮肤消毒剂。

· 1～2 把医用钳。

· 无菌肾形盘，用以收集尿液。

· 合适的导尿管——通常选用中号。

· 无菌润滑剂，例如注射器外涂抹利多卡因凝胶。

· 无菌注射器。

· 合适的导管引流袋。

· 导管敷料。

· 无菌衣和口罩。

技术要点

1. 向患者说明这项操作，患者最好后脚跟靠在一起躺下。

2. 无菌准备，清洁耻骨上区和阴茎头。无菌布置于阴囊和大腿处。

3. 少量利多卡因凝胶（2%）放置在旁边的无菌碗中，用以润滑导管头端。连接利多卡因凝胶的注射器和针阀，并且缓慢插入阴茎尿道口（提醒患者这一简短过程非常不适）——缓慢滴注 10～20ml 利多卡因凝胶：沿着尿道轻轻按摩至括约肌；按压阴茎头，等待至少 5 分钟。

4. 用尾铗夹住离导管头部数厘米的位置（导管尾端置于肾形盘），导管头部涂抹利多卡因凝胶。

5. 一只手向上径直提拉阴茎，轻轻插入导管并缓慢向里推进。嘱咐患者缓慢进行深呼吸，不要着急或用力（图 4.5）。

6. 当导管到达阴茎阴囊交界处时（此时位于外括约肌处），于两大腿之间向下牵拉阴茎。

7. 通过括约肌或尿道前列腺部后继续插入导管，直至插入整个尿道。

8. 非留置导尿管：确保尿液能够流出，然后撤回几厘米，最后按压腹部，确保膀胱排空。

9. 留置导尿管：球囊充气（通常 5ml 水），缓慢回拉直到球囊抵住膀胱颈。

注意：球囊充气之前，需要确保导管位于

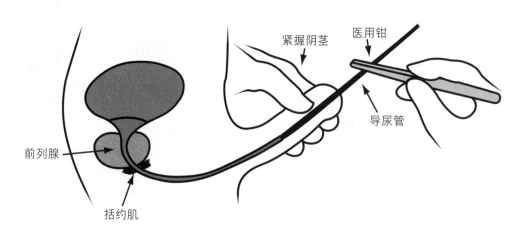

图 4.5　导尿管插管：操作的初始阶段用医用钳轻轻将导尿管导入

膀胱并有尿液流出（嘱患者咳嗽用以确认）。

10. 将阴茎头包皮缩回（预防嵌顿）。

女性导尿术

解剖因素

女性尿道相对短直，长 3 ~ 4cm 和直径约 6mm。尿道口位于阴蒂和阴道口之间，并且部分可能被软组织边缘遮盖（图 4.6）。

说明

不管尿道大小，插管操作都极度不适，所以局部麻醉非常重要。向患者解释该项操作并给予适当宽慰。指出导入导尿管和麻醉凝胶会不舒服，在导入凝胶和随后导入导尿管的过程中要嘱患者缓慢进行深呼吸。

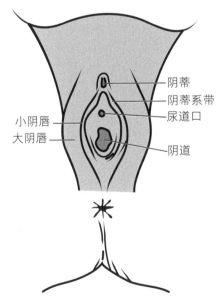

图 4.6　女性会阴解剖结构

技术要点

1. 患者躺下，双腿分开，双膝自然弯曲。

2. 用消毒液初步清洁耻骨区域、腹股沟、外阴和会阴部（洗手之后操作）。

3. 用非惯用手的拇指和示指分开小阴唇，暴露阴道口和尿道口。用两个拭子沿着该区从前往后擦拭，然后丢弃拭子。

4. 铺无菌分离单，暴露阴道和尿道口，然后再次洗手并戴无菌手套，再次暴露尿道口并轻轻擦拭。

5. 旁边放置少量利多卡因凝胶用以润滑导管头部，然后连接针阀与凝胶导管，并将其导入尿道，缓慢导入约 10ml 利多卡因凝胶。手指呈 V 形掰开两侧阴唇，等待至少 5 分钟充分局麻。

6. 从导管套中露出导管（如 16FG）头端，浸入无菌器皿的凝胶中，通过"无触摸"方法，将导管插入尿道口并顺利导入，导管应该毫无阻碍地通过。

7. 球囊充气，然后将导管连接到无菌密闭引流系统（如果需要）。

儿童导尿术

女孩应该以蛙式位双腿分开躺卧。导管尺寸应用指南如下。

1. 用于诊断目的：5FG。

2. 0 ~ 6 个月需要留置导管：6FG。

3. 2 岁：8FG。

4. 5 岁：10FG。

5. 6 ~ 12 岁：12FG。

腰椎穿刺术

适应证

·诊断目的，如脑膜炎、代谢综合征、格林巴利综合征、蛛网膜下腔出血和中枢神经系统梅毒。

·注入造影剂。

·注入化疗药物。

对儿童的适应证。

·高热，且无感染灶。

·脑膜炎性发热。

·长时间发热。

禁忌证

·绝对禁忌证：局部皮肤感染，出血倾向。

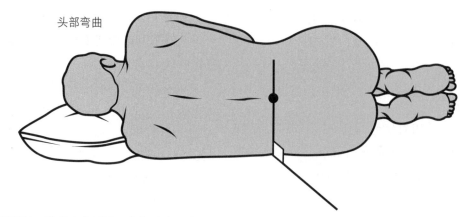

图4.7　腰椎穿刺：患者弯曲侧卧，背部垂直于床面，在两侧髂嵴上缘连线与L₃和L₄之间（L₄棘突）的棘突间隙的交点处进行穿刺

・相对禁忌证：颅内压升高。

・意识压抑状态，局部神经系统症状。

腰椎穿刺要点1：准备工作

1. 向患者解释腰椎穿刺操作。

2. 患者应采取侧卧位，最大程度弯曲后背并与床面垂直（图4.7），肩部与臀部必须与床面垂直。

3. 应该固定患者，避免移动。

4. 打开骨髓穿刺包，准备好3个普通无菌管和1个氟化管（用于盛放葡萄糖）。

5. 无菌操作（洗手，戴口罩、手套和消毒）。

6. 皮肤和皮下组织应用1%利多卡因（婴儿没有必要），注射0.5~1ml并等待2分钟。

解剖

两侧髂嵴上缘之间画一条线，与L₄棘突相交或位于L₃与L₄之间。在L₄~L₅或L₃~L₄的间隙进针（脊髓圆锥终止于L₁~L₂，但是出生时接近L₃）。

腰穿要点2：操作过程

1. 普通成人使用21~22号（9cm）的LP针；婴儿使用22~23号（4cm）的针，4~10岁儿童使用22~23号（5cm）的针，较大儿童使用22~23号（6cm）的针。

2. 与皮肤成直角进针。

3. 针头向头部斜倾并缓慢进针（约10°，指向肚脐），除此以外完全平行进针。

4. 保持针头斜向上，每次进针1mm。硬脊膜穿破时会有落空感（成人4~7cm，儿童2~3cm）。

5. 拔出针芯，等待30秒观察是否有脊髓液流出，旋转针头90°~180°可能会使脊髓液流出。用测压计测量脊髓液压力（CSF-OP）。

6. 如果脊髓液中带血，需要取3个样本。

7. 迅速拔出穿刺针。

记录

・用测压计测得的脊髓液压力（正常<180mm）。

・脊髓液生物化学、微生物学、免疫学（寡克隆带）。

注意：不要抽取脊髓液。

术后护理

平躺至少1小时。仔细观察和卧床休息（8~12小时）。

儿童腰椎穿刺

适用同样原则：在L₃~L₄或L₄~L₅间隙进针（如同静脉穿刺术一样进行局部麻醉）。在硬脑膜平面注射 1% 利多卡因局麻药。让助手扶住孩子，使脊椎弯曲至最大限度，在床面边缘侧卧。

抽取腹水

腹腔穿刺常常作为治疗手段，引流晚期癌症患者的腹水。方法非常简单，找出移动性浊音的部位，并且保证其下方没有实质性脏器（包括肿大的脾脏）。理想部位是在肚脐和髂前上棘之间的左侧髂窝（墨菲氏点的左侧对称点）和腹壁下动脉侧方（图 4.8）。

提示：PleurX® 装置包括一个留置导管和真空收集系统，是一种在家中使用安全的手提式引流装置。也可以专门设计成胸腔引流装置。

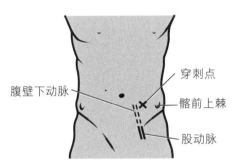

腹壁下动脉

穿刺点

髂前上棘

股动脉

图 4.8　抽取腹水的理想部位

方法

1. 排空膀胱后，嘱患者仰卧。

2. 佩戴口罩和无菌手套。

3. 消毒皮肤。

4. 在所选部位自皮肤至腹膜壁层用 1% 或 2% 的利多卡因麻醉。

5. 刺入 19 号静脉插管，并与 20ml 注射器相连，缓缓抽取腹水。

6. 抽取腹水后，移除注射器，并且用静脉管连接塑料留置导管和无菌引流袋，通过重力引流至无菌密闭引流系统进行引流。

7. 流速可以通过控制输液导管来调节。一次腹腔引流推荐的最大引流量是 2 000ml。

胸腔引流

适应证

·气胸，如较严重的自发性气胸、交通性气胸和张力性气胸（详见第十七章）。

·恶性胸腔积液。

·创伤性血气胸。

·术后，如开胸手术。

穿刺位置

大多数引流和胸腔抽液都在"安全三角"进行（图 4.9），该三角区域位于腋窝前半部分在第五肋间水平以上，此处胸壁内没有重要或危险结构。边界如下。

·前方：腋前线。

·后方：腋中线。

·下方：从男性乳头水平或女性第 4 肋间水平向后画水平线。

方法

通过"安全三角"进行气胸抽气的方法概述可参见第十七章气胸部分，胸腔积液引流方法就是在胸腔内有液体时所实施的方法，"安全三角"如下图所示。

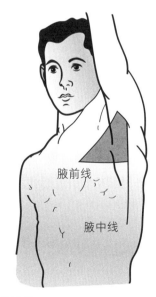

腋前线

腋中线

图 4.9　安全三角

胸腔积液引流

应用最近胸部 X 射线片，辅助进行临床检查，选择最佳引流部位。恶性胸腔积液的常用引流部位为后胸壁肩胛下角中间，叩诊浊音上界的肋间隙，避免穿刺部位太低。谨防脏层胸膜穿刺时或空气经胸壁和引流装置进入胸腔而导致的气胸。

方法

1. 向患者说明这项操作，患者坐在椅子上，面对着床，身体向前倾斜，双臂交叉放于床边上。

2. 无菌操作，佩戴手套和隔离衣，消毒皮肤。

3. 用 1% 利多卡因和肾上腺素（25 号针）麻醉表层皮肤，然后更换为 21 号针和接有双通管或三通管的 Leur 连接器或者其他连接器。缓慢穿过胸壁直至胸膜，胸膜穿透后，抽取时注射器内会出现积液（进针过程中要非常仔细，持针要稳，图 4.10）。

4. 抽取积液，转换开关，引流积液至收集器内。吸取大量积液时，插上静脉导管并连接三通管。重复以上的操作直至所有的液体被抽出。通常情况下，每次引流量不能超过 1 ~ 1.5L。

注意：任何一个过程都要确保不让空气进入胸膜腔。如果引流出现疼痛或咳嗽，重新定位或者拔出针管。

5. 一旦拔出针管，立即用火棉胶剂敷料覆盖，安排胸部 X 射线进行随访。

简便方法

这种方法利于反复引流恶性积液，并且能在家中进行。插入一个 18 号静脉导管，抽出针芯，将塑料插管连接到静脉管装置上，通过重力引流至引流袋。

PleurX® 引流装置

这个装置针对恶性肿瘤渗出液的引流非常有效，因为导管可以留置以实现持续引流。

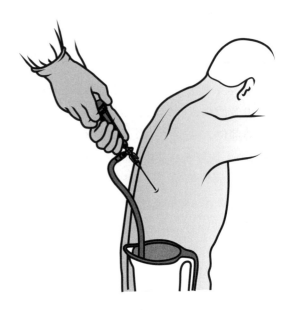

图 4.10 使用三通管进行胸腔积液引流

皮下输液

以下情况皮下输液非常有用：

· 需要输入相对少量晶体时（每 12 小时 15ml/kg）。

· 系统治疗不需建立静脉通道时。

这种输液方法已经应用 30 余年，可由护理人员应用和监管。

并发症罕见，通常是会导致局部水肿，输液一旦停止，将会自动恢复。

操作方面

· 用 21 号蝴蝶针进入皮下间隙，每日更换。

· 输液和随后的几袋晶体前，给予一安瓿透明质酸酶（Hyalase®），皮肤弹性高的情况很有必要，如儿童。

· 晶体液（生理盐水或 4% 葡萄糖和 1/5 生理盐水）输液管连接蝴蝶针。

· 输液通常以最大量 15ml/kg 进行，每天进行 4 ~ 12 小时以上（期间患者可以自由活动）。

· 身体大部分部位都可应用，其中最为方

便的部位为腹部、大腿前部和肩部。

·如果出现不适，可以降低流速。

吗啡持续皮下注射

　　口服和（或）直肠途径给药难以进行或没有效果时，可以应用注射泵皮下注射吗啡（治疗晚期疼痛）。需要联合药物治疗时，皮下注射吗啡也有利于控制症状，如疼痛、恶心和焦虑不安，通过间歇肠外吗啡注射可能避免波峰效应（镇静、恶心或呕吐）或波谷效应（突发性疼痛）。

实际问题

　　1. 使用 21 号蝴蝶针进入深层皮下间隙，并定期更换（1~4天）。

　　2. 身体多数部位都可选用。其中最常用的部位为腹部、大腿前部和上臂前方（通常选用前腹壁）。

　　3. 可以在家中进行输注。

　　4. 将 1/2 或 2/3 的 24 小时口服吗啡的剂量放于注射器中。

　　5. 把注射器放于泵驱动器上，设置为 24 小时输液。

　　6. 不要在水肿部位进行注射。

静脉注射铁溶剂

　　物品：静脉补铁类药物（Ferinject®），可用的安瓿类型有 100mg/2ml 和 500mg/ml。

适应证

　　·有症状的铁缺乏：贫血（血红蛋白 < 100g/L，铁蛋白低于 20μg/L）。

　　·口服铁剂无效的缺铁性贫血和持续贫血。

　　·慢性疾病引起贫血，例如慢性肾衰。

注意事项

　　·需要获得专科医生的建议和推荐。

　　·有变态反应性疾病的既往史。

　　·其他：见产品说明书。

禁忌证

　　·低磷酸盐血症。

　　·早期妊娠。

　　·对铁剂的辅料或者其他任何物质过敏。

　　·其他：见产品说明书。

需要的基础设备如下。

　　·止血带。

　　·0.9% 生理盐水，每袋 100ml。

　　·20ml 安瓿的生理盐水作为冲洗液。

　　·蝴蝶针头 21G 和 23G。

配件

　　注意：功能齐全的可以使用的急救复苏设备，药物（肾上腺素和氢化可的松）和吸氧设备。

　　剂量配方（简化版）。

　　Ferinject® 最大的单次剂量。

　　体重低于 35kg 的患者为 500mg。

　　体重大于等于 35kg 的患者为 1 000mg。

　　每天最大的单次剂量不能超过 1 000mg（20ml），而不是一周 1 次。

　　注意：如果出现不良反应，要立即停止注射和监测生命体征。

表 4.1　推荐的给药容积、时间和速度

铁剂量	生理盐水的量	稀释液的灌注时间
100~200mg（2~4ml）	50ml	3 分钟
200~500mg（4~10ml）	100ml	6 分钟
500~1 000mg（10~20ml）	150ml	15 分钟

参考文献

1. McLaren P. Dilating peripheral veins. Anaesthesia and Intensive Care, 1994; 22: 318.

2. Van der Walt JH. Dilating peripheral veins—another suggestion. Anaesthesia and Intensive Care, 1994; 22: 624.

3. Wishow KL. Dilating veins, a simple approach. Letter to the editor. Anaesthesia and Intensive Care, 1995; 23: 123.

4. Thomson K, Tey D, Marks M (eds.). Paediatric Handbook (8th edn). Wiley Blackwell, 2009: 32.

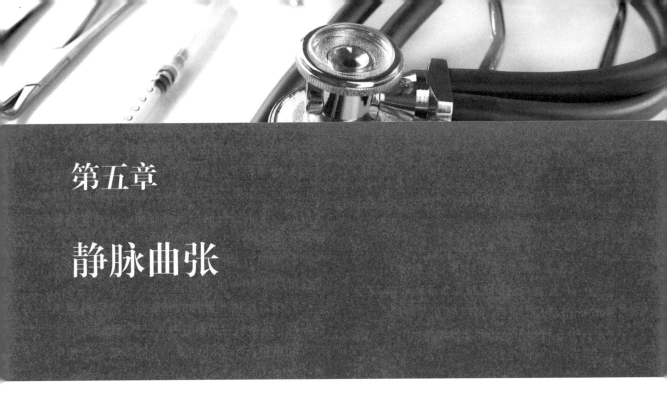

第五章

静脉曲张

经皮结扎治疗静脉曲张

这种方法可以用于影响腿部美观的曲张静脉，可以替代硬化疗法。3/0 聚乙醇酸缝线（Dexon™ 手术缝线）插入皮肤，环绕并结扎静脉。

设备

你需要以下设备和药物。

· 3/0 聚乙醇烯缝线。

· 尖端针。

· 持针器和剪刀。

· 局部麻醉药物。

方法

1. 在即将结扎的血管部位浸润局麻药进行麻醉。

（1）小静脉（5~10cm 以上）单处缝合。

（2）较大静脉多处缝合，间隔 5~10cm。

2. 使用尖端针将缝线从静脉下方穿过（图 5.1a）。

3. 将缝线从皮肤穿出，然后将其打结牢固，下压闭塞静脉（图 5.1b）。静脉治疗后短期内形成血栓并且萎缩。

4. 4 周后复查，并且拆除缝线。

注意事项

避开足背动脉和常见腓神经或其他重要动脉、静脉或神经等部位。

（a）

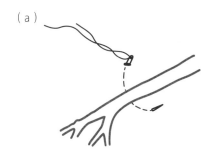

（b）

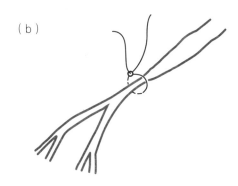

图 5.1　经皮结扎孤立性静脉曲张

剥脱曲张静脉

这种方法可以用于治疗影响腿部美观的静

脉曲张。沿着静脉进行局部麻醉，然后再剥脱静脉。

设备

你需要以下设备和药物。

· 局部麻醉药。

· 15 号手术刀片和刀柄。

· 6 把霍尔斯特德动脉钳（止血钳）。

· 自黏的无缝胶带 1.2cm（无菌胶条，Steri-Strips™），或带尖端尖的尼龙缝线。

· 非黏性纱布敷料和弹性绷带。

方法

1. 沿着将要剥脱的静脉浸润麻醉（可以应用 20ml 以上 1% 利多卡因）。

· 小静脉（5~10cm 以上）：单个切口（5~10mm），沿着或者穿过静脉中点。

· 较大静脉：多个切口，间隔 5~10cm，取决于首个切口剥脱的曲张静脉的长度（图 5.2a）。

2. 使用动脉钳定位并找出静脉，确保不是神经，然后在两个动脉钳之间分离静脉（图 5.2b）。

3. 使用两把动脉钳拉扯静脉，将其剥脱（图 5.2c），如果已经沿着静脉长轴用局麻药进行麻醉，这个过程应该没有疼痛。一旦静脉被抽剥，需要按压 2~3 分钟止血。

4. 使用自黏性无缝胶带或缝线闭合皮肤，缝线可以在 10~14 天拆除。

5. 伤口使用非黏性纱布敷料，然后再用弹性绷带，该敷料可以留置 3 天，然后取出。

如果进行了多处剥离，可能需要重新使用弹性绷带，再用 2~3 天。

6. 术后患者应该能够自由地在有限范围内进行走动，通常 24 小时后行走不再受限。

特别注意

小心血管和神经，避免伤及足部和腓骨颈外侧的胫神经等部位。

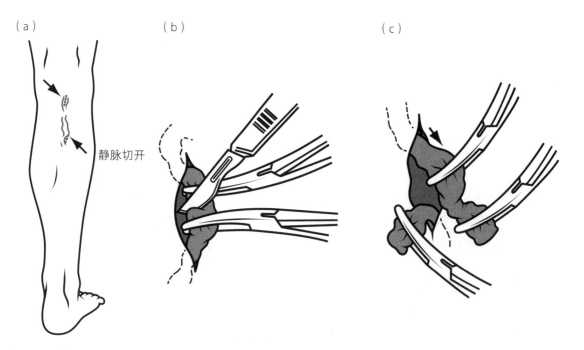

（a）　　　　　　（b）　　　　　　（c）

静脉切开

图 5.2　剥离孤立性曲张静脉

治疗浅表血栓性静脉炎

大静脉曲张形成血栓时将会沿着静脉形成柔软突起的结节状条索，浅表静脉形成血栓，和较深静脉并不相关。

临床特点

1. 皮肤发红，可以触及柔软的结节状条索（图5.3a）。

2. 疼痛。

3. 局部水肿。

4. 肢体或脚踝没有广泛肿胀。

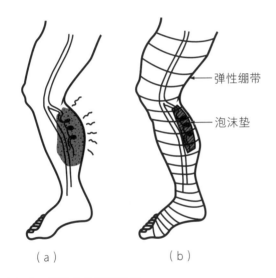

（a） （b）

图5.3 浅表血栓性静脉炎

治疗方法

均匀按压条索通常可以预防血栓蔓延。

1. 整个条索应该覆盖黏着垫或细条状泡沫（图5.3b），然后使用结实的弹性绷带包扎。

2. 绷带和黏着垫留置7~10天。

3. 如果炎症严重，需要抬高腿部卧床休息，如果炎症不严重，则可以保持积极活动。

4. 服用非甾体抗炎药约7天，无须服用抗凝药。

对于膝关节上方的浅表静脉，应该寻求专家意见，因为这种疾病可能需要在隐股静脉瓣连接处进行结扎。

最后，必须记住血栓性静脉炎和体内其他部位深层癌症之间的联系。

治疗深部静脉的血栓形成

检查

·多普勒超声：准确定位膝以上的血栓形成；改善远端小腿情况（如果初始检查正常，一周后复检）。

·静脉造影术。

·MRI 可以准确检查。

·D- 二聚体检测（某些患者可以考虑）：深静脉血栓出现的可能性很小时，D- 二聚体通常可以排除诊断。

治疗

·预防（对于高危患者）。

·早期应进行频繁活动。

·穿具有不同压力分级的医用弹力袜。

·理疗。

·充气加压。

·手术过程中用电刺激小腿肌肉。

·手术：普通肝素 5 000U（静脉注射），每天 2~3 次（矫形手术使用低分子肝素）。

·长时间飞行或坐立：启程之前和到达之时分别使用低分子肝素。

治疗

·如果需要，可以住院治疗（通常 5~7天），但是可以作为门诊患者进行治疗，这是目前的治疗方法。

·采血检查活化部分凝血活酶时间、国际标准化比值和血小板计数（检查肾脏功能）。

·患肢使用单向缠绕弹性绷带（双腿膝以上）或者 II 级加压弹力袜，尤其是患肢出现肿胀时。

·静脉注射肝素——每天皮下注射低分子肝素钠（依诺肝素）。

普通肝素 330U/kg 皮下注射，然后 250U/kg 皮下注射，每天 2 次。或立即给予 5 000U 连续静脉注射；或磺达肝癸钠皮下注射，根据体重决定剂量。

· 口服抗凝血药（华法林）6 个月（监测弥散性血管内凝血）。

· 缓解疼痛、敏感和肿胀后，需要活动。

广泛栓塞的患者需要手术。

静脉曲张破裂

对于潜在危险的疾病（因为严重失血），患者常常通过电话求助。建议局部加压（不在近端）并将患肢抬高。可能需要在近端和远端皮下缝合（图 5.1a，图 5.1b）。

静脉溃疡

患者可能出现静脉曲张性湿疹和溃疡，典型受累的部位见图 5.4。由于慢性静脉功能不全而致的溃疡治疗窍门是适当的物理治疗，尤其是压迫，而且必须解除腿部肿胀所致的积液。通常认为，局部麻醉下进行腿部溃疡清创术（如 30 分钟前使用 EMLA® 药膏）可以加速溃疡愈合。

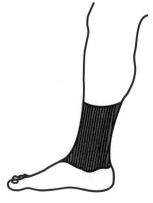

图 5.4　静脉曲张性湿疹和溃疡的典型受累部位（"束腿感"部位）

治疗方法

1. 使用生理盐水清洗溃疡，如果出现蜕皮

现象，使用 Intrasite gel® 敷料；如果溃疡较深或者有污染，需要使用卡地姆碘粉末或者软膏。

2. 选择不同治疗方法。

A · 使用 Allevyn® 敷料（或者类似的）覆盖伤口。

· 再使用填补垫料覆盖，如 Velband®（或者其他）。

· 从脚趾根部到膝以下可以使用闭塞性药剂绷带，如 Viscopaste™（7 ~ 14 天）。

B · 使用 Allevyn® 敷料（或者类似的）覆盖伤口。

· 再使用填补垫料覆盖。

· 膝盖以下使用弹力绷带，如 Eloflex™。

C · 临时准备的方法。

· 使用石蜡纱布。

· 使用胶棉填补缺损（图 5.5）。

· 使用弹力绷带。

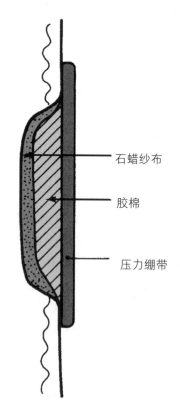

石蜡纱布

胶棉

压力绷带

图 5.5　静脉曲张性溃疡的敷料包扎

3. 考虑使用 Tubigrip™ 弹性敷料覆盖伤口。

4. 如果存在水肿，给予利尿药治疗。

5. 尽可能抬高患肢。

注意： 如果包扎变松或者掉落，或者渗液漏出，应该更换敷料。患者洗澡时可能弄湿溃疡。

腿部溃疡 —— 非传统方法

对于非复杂性溃疡，如非感染性创伤后的静脉溃疡，很多临床医生总结了有用的各种简便制剂可以促进愈合。其中包括以下选择。

- ·糖。
- ·糖和聚维酮碘（Betadine® 混合剂）。
- ·色甘酸钠（Intal™）粉剂。

应用医用弹力袜

为了便于在穿医用弹力袜时覆盖腿部溃疡，可以脚上套一塑料购物袋，便于弹力袜滑动。一旦穿上，即可将塑料袋取下。

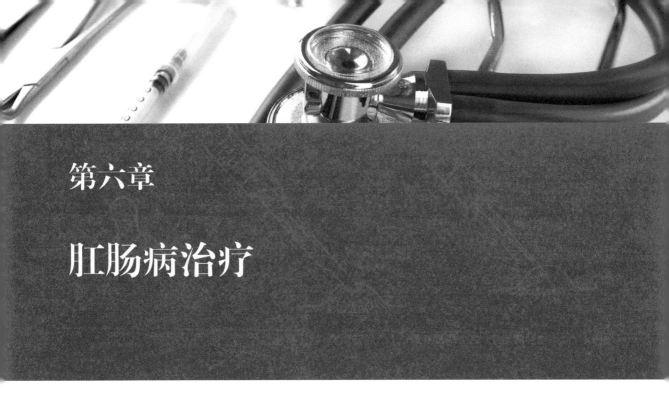

第六章

肛肠病治疗

肛周血肿

　　肛周血肿很痛苦，通常随着排便困难而加重。建议进行手术干预，尤其是出现严重不适的患者。治疗取决于血肿出现后的时间。

阶段 1 治疗：24 小时内发作

　　如果血肿仍为液体，可以简单抽取血液治疗（图 6.1），不需要使用局部麻醉药。如果治疗不成功，建议进行外科引流。

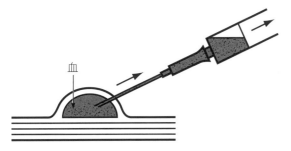

图 6.1　抽取肛周血肿

设备

　　你需要以下设备。

· 2ml 或 5ml 注射器。

· 19 号针。

阶段 2 治疗：1~5 天期间发作

　　此时血液已经凝固，最为合适的治疗是简单切开和去除血肿。

设备

　　你需要以下设备和药物。

· 1% 利多卡因和肾上腺素（1~2ml）。

· 25 号针和 2ml 注射器。

· 15 号手术刀。

· 一把平齿解剖镊（plain-toothed dissecting forceps，不是必需的）。

方法

　　1. 使用聚维酮碘擦拭肛周，然后向血肿基部周围的皮瓣注射 1~2ml 利多卡因（图 6.2a）或者涂抹足够量的局麻药膏，等待 20~30 分钟。

　　2. 使用手术刀片在血肿上的皮肤做一小切口。

　　3. 沿着血肿长轴延长切口（图 6.2b）。

　　4. 轻轻横向挤出血栓（图 6.2c）或者使用尾镊夹出血栓。

　　5. 另一种可能更好的方法是使用剪刀去除血肿顶部皮肤（类似水煮鸡蛋去皮），然后将血凝块挤出。

　　6. 使用普通纱布棉签压迫切口部位，用以止血。

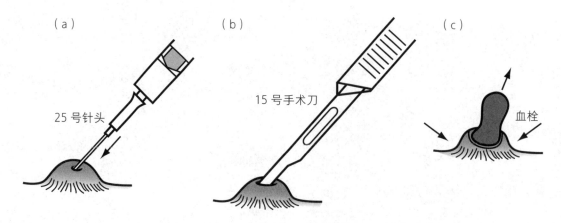

图6.2　肛周血肿的治疗:(a)局部麻醉;(b)切开血肿;(c)挤出血栓

7. 停止流血后,使用小块纱布,然后将其对半折叠(5cm×5cm)。

8. 穿合身的内裤(非紧身),使用冰袋冰敷,并且卧床休息,次日去除。

9. 无须缝合,除非止血困难。

阶段 3 治疗:6 天后发作

这种血肿最好不予治疗,除非非常疼痛或发生感染(极少),先前拉紧的皮肤出现褶皱证明开始愈合,血肿最终将会变为皮赘。

注意:坏疽性血肿或者非常大的血栓应该通过外科切除,患者应该服用镇痛药或者坐浴。

随访跟进

患者应该在术后 4 周通过直肠指诊和直肠镜复查,检查是否存在可能复发的潜在内痔。预防措施包括增加膳食纤维摄入量并且避免过度便秘。

肛周皮赘

皮赘常常是肛周血肿未经治疗的后遗症。由于美观、卫生或者由于可能引发肛门瘙痒症或激惹,因此可能需要将其切除。

方法

麻醉后在皮肤根部做一椭圆形切除(图6.3),通常不必缝合伤口。

使用纱布包扎 24 小时。建议患者每天 2 次盐水洗浴,直到伤口痊愈。

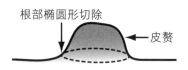

图6.3　肛周皮赘切除术

橡皮筋结扎痔疮

·2 支甘油灌肠剂(清空直肠)。

·对乙酰氨基酚和可待因口服镇痛。

橡皮筋结扎痔疮(最好在阶段 1 和阶段 2)是一个简便方法,直肠镜用润滑剂润滑,插入之后可由患者手持(图 6.4a)。将 1～2 条橡皮筋拉伸到结扎器的金属卷筒上。现在在常规的结肠镜检查中经常会使用这个方法。但在使用时还在考虑与之相关的癌变。

方法

1. 将长抓取钳穿过结扎器的卷筒,然后距离齿状线约 1cm 处抓住痔核(图 6.4b,要在齿状线以上)。

2. 缓慢牵引痔核,将其根部缩进。

3. 通过触发机制将橡皮筋推到痔核上(图 6.4c)。

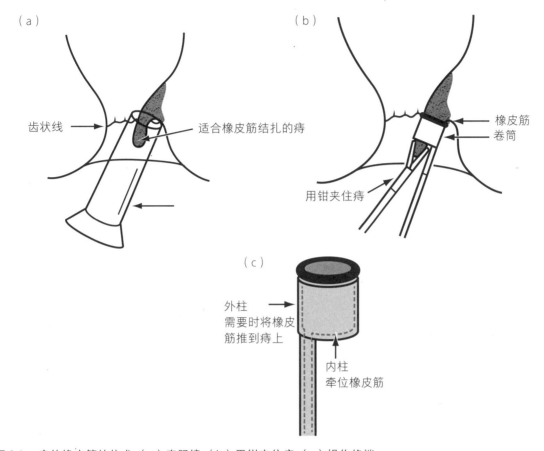

图6.4　痔的橡皮筋结扎术：（a）直肠镜；（b）用钳夹住痔；（c）操作终端

术后

· 如果可能，第一天避免肠道活动。

· 根据需要使用简单的镇痛药。

· 不要开车（容易刺激迷走神经）。

痔核的注射治疗

目的

· 排除相关的肿瘤（结肠镜检查）。

· 黏膜下层产生纤维化。

· 避免注入直肠血管。

这种操作最适合于经常流血的小型痔疮。由于纤维化的不良反应，这个方法并不是优选的措施。

设备

· 直肠镜照明和润滑剂。

· 痔疮注射器和注射针或带 21 号针的 10ml 一次性注射器。

· 5ml 安瓿瓶中含 5% 苯酚的杏仁油。

· 19 号抽吸针。

· 抓钳和擦拭粪便的药棉。

方法

1. 患者左侧卧位。

2. 将润滑过的直肠镜插入，观察痔疮情况。

3. 抽取 5ml 油苯酚。

4. 应该在肛直肠环上方（该环以下注射将会非常疼痛），将 5ml 油苯酚注入痔疮上端（根部），迅速刺破黏膜。

5. 黏膜下层注射 3ml 以上。针头斜面应该朝向黏膜，而非朝向直肠管腔，这种注射应该无痛（图 6.5）。缓慢注入苯酚直到出现乳白色肿胀（漂白），然后将注射针回抽位于黏膜更加表浅位置（"条纹"征）。

6. 苯酚注射量从 1 ~ 5ml 不等（通常 3ml）。

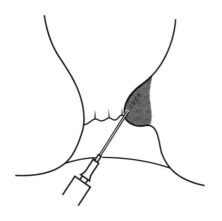

图6.5 针对痔疮的针头注射部位

肛裂

急性肛裂

每天使用温盐水坐浴，服用镇痛药或口服 15g 米糠或车前子，持续治疗 3 个月。

较轻患者

较轻肛裂患者的不适感较轻，肛门痉挛是次要特性，呈现急性发作。

保守治疗

· Xyloproct® 栓剂或软膏。

· 高膳食纤维饮食（考虑增加未经处理的米糠）。

· 避免用力排便（努力达到软条状粪便）。

· 硝酸甘油软膏（2%Nitro-bid®）和白软石蜡按照 1 : 9 稀释之后涂抹到下段肛管，每天 2 ~ 3 次。一种商业制剂是 Rectogesic® 软膏——每天涂抹 3 次，使用 6 周或者直到痊愈。嘱患者可能出现头痛和头晕的不适或不良反应。

· 一些临床医生支持局部应用 2% 地尔硫草软膏。

更加严重的慢性肛裂

这里所指的肛裂是指肛门括约肌过度活跃，需要手术解决疼痛问题。方法如下。

方法 1：肛门括约肌手指扩张术

全身麻醉下（或者也可充分局部麻醉），使用四指（最多）进行肛门扩张术，维持 4 分钟。这种方法非常有效，但是通常随后会出现短时间的大便失禁。

对于儿童患者的肛裂，全麻下的肛门扩张术最为合适。

方法 2：括约肌内注射肉毒杆菌毒素

一些研究显示，向肛门内括约肌周围注射肉毒杆菌毒素可以取得非常好的疗效，但是这种方法的可用性和成本是限制因素。

方法 3：侧方内括约肌切开术

肛门括约肌包括内括约肌和外括约肌。通过侧方内括约肌切开术可以缓解由于肛裂引起的内括约肌痉挛，约 2 周内肛裂可以痊愈，这种方法能够极大程度缓解症状，然而，必须注意永久性大便失禁的并发症。切除肛裂的手术干预经常是个更优先的临床选择。

痉挛性肛门痛

主要特点

· 成人短暂的直肠疼痛。

· 轻度不适到重度痉挛，表现各异。

· 持续 3 ~ 30 分钟。

· 患者常常在夜间痛醒。

· 一天中的任意时间都可发生。

· 功能性肠紊乱。

治疗

· 解释和安慰患者。

· 可以尝试使用沙丁胺醇气雾剂（疼痛发作时立即喷 2 下）。

替代方法包括硝酸甘油喷雾剂缓解症状或夜间服用硫酸奎宁进行预防。

肛周脓肿

临床特点

· 严重持续的跳动性痛。
· 发热和毒性反应。
· 肛缘附近红肿热痛。
· 非波动性肿胀。

需要仔细检查以便确诊，检查是否出现肛管直肠瘘和坐骨直肠脓肿。

治疗

在最大硬结处做十字切口引流（图 6.6a）。

方法

1. 在脓肿上方的皮肤和周围浸润 1% 利多卡因和肾上腺素的混合溶液 10ml（有些人全身麻醉可能更好）。

2. 做一个十字切口。

3. 插入动脉钳打开脓腔然后引流脓液。

4. 切除十字切口的边角，形成一个圆形皮肤缺口（直径约 2cm，图 6.6b）。

5. 纱布蘸取温和的消毒剂后包扎伤口。

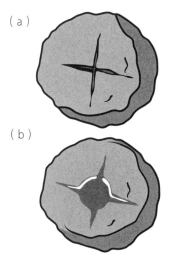

（a）

（b）

图 6.6　肛周脓肿：（a）脓肿上方十字切口；（b）扩大十字切口范围

术后

· 每天更换 2 次纱布敷料。
· 使用新敷料包扎之前先用温盐水坐浴。
· 如果过度出血，填充脓腔 24 小时，然后纱布包扎。

抗生素

如果肛周脓肿或者直肠周围脓肿病情顽固或者扩散形成蜂窝织炎，则要用甲硝唑 400mg 每 12 小时（口服），持续 5~7 天，并且每 6 小时加用头孢氨苄 500mg（口服），持续 5~7 天。

肛周疣

区分常见病毒性疣和二期梅毒的扁平湿疣很重要，心理咨询和心理支持很有必要。不是所有的疣都是通过性传播的。

治疗

可以通过化学或物理方法去除疣。针对已有的可触及的疣，最简单和最有效的方法如下。

· 1.5% 鬼臼毒素（这种制剂更加稳定）。
　　——用塑料涂药器每天涂抹 2 次，用药 3 天。
　　——如果需要，重复 4 天（可能需要 4 次治疗）。
· 2.25% 鬼臼素。
　　——使用棉签涂抹每个疣。
　　——4 小时后洗掉，然后涂抹滑石粉。
　　——每周重复 1 次，直到疣消失。
· 咪喹莫特（Aldara™）乳霜。
　　——每周 3 次，直到治愈。

肛门附近的纤维上皮息肉

这些息肉通常是过度生长的肛乳头，呈现脱垂状态。局部麻醉息肉根部，用动脉钳压迫结扎，然后将其去除。这是良性息肉，但是如怀疑恶变，应该将去除的病变部位送去做病理检查。

肛门瘙痒

除了常用方法之外，需要用药棉蘸取温水清洁肛门（便后）。药棉没有卫生纸那么粗糙，肥皂清洗会加重瘙痒。

一般措施

· 不要抓挠。

· 小心清洗：避免热水、过度摩擦和使用肥皂清洁。

· 使用温和的水性乳霜、丝塔芙（Cetaphil®）洗液或露得清（Neutrogena®）香皂。

· 保持该区干燥凉爽。

· 规律排便，并且使用药棉蘸水擦拭。

· 穿宽松的衣服和内裤。

· 避免局部使用麻醉药和消毒液。

如果仍有问题，考虑患者可能患有皮肤病，则可以使用以下方法。

· 1% 氢化可的松乳霜，或者 1% 氢化可的松和 3% ~ 5% 的氯碘羟喹（最有效）。

如果只有一个患区且病情顽固，皮内渗入 0.5ml 曲安西龙。

如果极度顽固，可以分次使用 X 射线疗法。

直肠脱垂

紧急情况下，通过喷洒细晶糖（常见食用糖）到脱垂部位，以减少肿胀和脱垂。

直肠疾病相关的注意事项

· 每位患有肛门直肠疾病的患者都应进行直肠指诊检查来排除是否患有肛门直肠癌。

· 临床医生的技术需要受到正规训练，如注射硬化剂和橡皮筋结扎术，以便减少并发症的可能性。

· 要清楚痔疮和结直肠癌的关系。

参考文献

1. Schlichtemeter S., Engel A. Anal fissure. Aust Prescr, 2016; 39: 14 - 17.

2. Daniel WJ. Anorectal pain, bleeding and lumps. Aust Fam Physician, 2010; 39: 376 - 81.

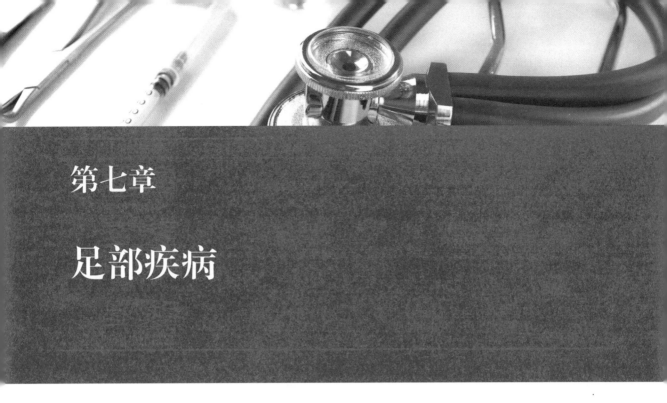

第七章

足部疾病

胼胝、鸡眼和跖疣

足底局部诊断很难。胼胝、鸡眼和跖疣的鉴别诊断主要依靠对比异常组织的形态和去皮后的效果（表7.1）。

胼胝（图7.1）是局部区域角化过度，与压迫和摩擦有关。

鸡眼（图7.2）是小的局部锥形增厚，可能类似趾疣，但是去皮后外观有变化。

跖疣（图7.3）的侵袭性更强，去皮后可以显示多个小针尖似的点。

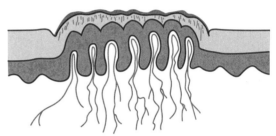

图 7.3　跖疣

跖疣治疗

这种常见并且有些难治的疾病，有很多治疗方法。由于瘢痕遗留问题，原则上避免手术切除、透热疗法或电灼术。去除跖疣的问题之一是"冰山结构"（图7.4），也许不能完全清除。治疗之前，要先用手术刀或装有浮石或金刚砂板的锉修剪跖疣。

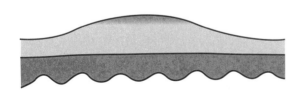

图 7.1　胼胝

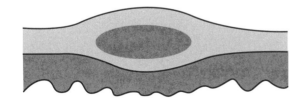

图 7.2　鸡眼

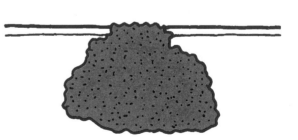

图 7.4　跖疣的"冰山结构"

表 7.1　形成足底异常主要原因对比

	典型部位	特性	削皮效果
胼胝	皮肤正常增厚部位：跖骨头下方、足跟、𧿹内下侧	皮肤坚硬增厚	正常皮肤
鸡眼	皮肤正常较薄部位：足底、第五脚趾、锤状趾背	压迫后发白、角质呈锥形、按压后肿块变平	露出白色无血的凹面鸡眼
跖疣	任何部位，主要是跖骨头、足趾根部和足跟；有小出血点	病毒感染，边缘皮肤突然改变	露出小出血点

液氮

1. 修剪跖疣。

2. 应用液氮（使用双冻融循环）。

3. 每 2 周重复一次，直至治愈。

可能非常疼痛，而且结果常常令人失望。

局部化学药物治疗

1. 修剪跖疣（尤其是儿童）。

2. 每晚应用厄普顿药膏涂抹。

3. 必要时进行复查。

厄普顿药膏包含三氯醋酸 1 份、水杨酸 6 份和丙三醇，混合成为黏稠膏。

局部化学药物治疗和液氮

1. 修剪跖疣（建议使用 21 号刀片）。

2. 在生亚麻油中加入 70% 水杨酸膏，可以将鸡眼垫放于跖疣上完成，并用药膏填塞小孔中间。用指甲油（丙酮）或柔软胶带保护周围皮肤。

3. 封闭 1 周。

4. 记录检查结果，然后用刮匙刮或应用液氮，并且检查效果。

其他组合方法

在生亚麻油中加入 70% 水杨酸膏，涂抹 2～3 天后；用加有 40% 水杨酸的凡士林，每周涂抹 2～3 次。

局麻下刮除术

1. 小心修剪跖疣，暴露跖疣范围。

2. 应用皮肤刮匙彻底刮除整个跖疣。

3. 把脚伸到肾形盘上方，直到出血停止（总是自发停止，避免回家路上出血）。

4. 在足底涂抹 50% 三氯乙酸。

局部化学药物治疗后闭塞

使用含有水杨酸的药膏治疗跖疣方法描述如下。

设备

你需要以下设备和药物。

· 2.5cm（宽）火棉胶剂。

· Lassar 药膏（含有 30% 水杨酸，咨询化学家制备黏稠药膏，类似橡皮泥）。

Lassar 药膏包括氧化锌、淀粉和水杨酸，混于白色凡士林中。

方法

1. 剪取两个不同长度的黏胶带，一条约 5cm，另一条稍短。

2. 对折短的胶带，黏面朝外（图 7.5a）。

3. 在对折侧剪一个半圆切口，能够对应跖疣。

4. 将胶带粘在皮肤上，胶带洞口露出跖疣。

5. 用手掌捻一个药膏小球，然后将其塞入

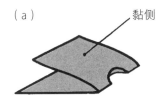
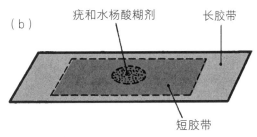

图 7.5　（a）塑料胶带切开一个口露出跖疣；（b）长胶带覆盖跖疣

跖疣。

6. 用长的胶带盖住短的胶带、药膏和跖疣（图 7.5b）。

7. 该药膏应该每天更换 2 次，坚持 2 ~ 3 周。

8. 揭开较长的胶带暴露跖疣，更换药新鲜药膏，然后将上方胶带再次覆盖。

跖疣总是反复出现并消失。如果跖疣特别顽固，可以使用 50% 水杨酸。对于手指指疣，需要应用 20% 水杨酸。对于阴道、阴茎或眼睑部位的疣，不应使用这种方法。

化学药品替代

·甲醛水溶液：戴上手套，从标本瓶中抽取少量溶液，注入试管，翻转试管扣于跖疣上，留置 5 分钟。每天重复此项操作，并且每周削减跖疣。甲醛水溶液具有毒性，需要谨慎使用，并且保存在上锁的柜子里。

·用含有 17% 水杨酸，17% 乳酸的火棉胶剂（Dermatech 疣治疗）。

·药膏中含三氯乙酸 1 份，水杨酸 6 份，甘油（厄普顿药膏）20g。

·火棉胶剂中含水杨酸和乳酸（Duofilm™）。

·磷酸氢钙药膏（见第三章）。

阿司匹林和茶树油药膏

方法

1. 在跖疣中心放一非泡腾性的可溶性阿司匹林片 125 ~ 300mg，并且用含 15% 茶树油的酒精进行湿润。

2. 棉签覆盖并且应用微孔胶带固定，将其弄湿，促进溶解。

3. 一周之后去除敷料，清除或刮除蜕皮。

4. 必要时重复以上操作。

鸡眼填塞物

用 40% 水杨酸配合填塞物，每天使用，疗程 2 天，再根据反应决定后续治疗。

简便治疗方法

香蕉皮方法

1. 切一小盘香蕉皮，覆盖跖疣。

2. 应用香蕉皮内侧面覆盖疣，并用胶带固定。

3. 每天进行这项操作，维持数周，或直到情况好转。

柠檬酸和乙酸治疗方法

将数片柠檬皮浸泡于醋中 3 ~ 4 天，然后每天应用一小片柠檬皮贴于跖疣，并用胶带固定，2 ~ 3 周后可以刮除蜕皮。

胼胝治疗

·若无症状则不需治疗。

·去除病因。

·鞋子必须合脚——鞋子宽松，并且前脚掌垫有气垫。

·用手术刀片（最为有效）或茧锉修剪皮肤。

·如果严重，每天应用含 10% 水杨酸的软石蜡（Eulactol®）或防裂护脚霜，并且定期修剪皮肤。

削皮方法

用手倾斜地把持 10 号手术刀，几乎与皮肤平行，迅速轻微刮除裂纹部位（图 7.6），沿着裂痕刮除，而非刮到里面去。注意切勿刮出血。

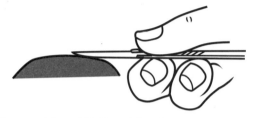

图 7.6　手术刀或类似刀刮胼胝法

鸡眼治疗

硬鸡眼

· 去除造成摩擦的原因，穿宽松鞋。

· 每天应用含 15% 水杨酸的火棉胶剂软化鸡眼，鸡眼变软后进行修剪。

另一种方法是每天应用商业药盘（如 40% 水杨酸），约用 4 天，然后削皮。

脚趾间连接处的软鸡眼

脚趾间的软鸡眼（通常为最后一个脚趾间）治疗方式相同，但是需要使用羊毛制品一直分离脚趾，或者应用香烟过滤嘴（可以在烟草店购买）分离脚趾，并且扑上足粉。

足跟干裂

方法 1

· 足部浸泡于含润肤油（如 Alpha-Keri 或者 Derma™ 油）的温水中 30 分钟。

· 将其抹干，然后应用霜剂，如尿素制剂（10% 尿素）或防裂护脚霜（Eulactol® Heel Balan）。

· 每天应用 2 次，夜间穿棉袜。

方法 2

考虑使用医疗皮胶，如组织黏合剂（Histoacryl®）或者超强力胶水，均匀填涂干裂足跟并且留置数天，4 天后进行复查，以便可以

迅速缓解疼痛，并且常常愈合良好。

足底筋膜炎

足底筋膜炎是一种非常常见又令人感到虚弱的疾病，自发愈合可能需要 12～36 个月（通常为 2 年）。

特点

· 疼痛。

——足跟之下（距离足跟尾部约 5cm）。

——可以扩散至整个足跟。

——下床后第一步时。

——沐浴后走动可以缓解。

——一天结束时疼痛增加。

——坐时加重。

——坐着时感觉严重跳疼。

· 体征极轻。

· X 射线可能显示跟骨骨刺。

给患者的建议

· 如果可以，避免长期站立。

· 长时间走路或跑步后注意休息。

· 尽量不要注射治疗。

· 穿舒适的鞋和（或）鞋中放置鞋垫，用以垫起足跟。

· 极少需要手术，并且通常不建议手术治疗，也不建议进行跟骨骨刺切除术。

鞋及鞋垫

· 要穿质量较好而且具有舒适气垫鞋底的鞋子。

· 矫形鞋垫举例。

——骨刺治疗型弹性足跟垫（ViscoSpot® orthotic）。

——Rose 鞋垫。

——请专科医生专门定制的鞋垫。

——鞋垫用海绵或吸水海绵橡胶制成，放于鞋内，撑起足跟抬约 1cm。鞋垫对应疾病部位剪出一个小洞，避免直接接触鞋底（图 7.7）。

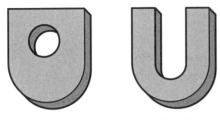

图7.7 用海绵或吸水海绵橡胶制成的足垫

水疗

以下方法已经证实非常有效。

热水和冷水处理

患者将患侧脚放于小盆热水中，然后再放于小盆冷水，每次 20 ~ 30 秒，交替进行，持续 15 分钟，最好每天 2 次，而且在夜间休息之前进行。

足部按摩疗法

商业性足部水疗电动按摩器价格低廉，便于使用，建议足底筋膜炎患者使用。

锻炼

现在大多数专科医生推荐定期进行拉伸锻炼，将其作为有效治疗的基础，目的是使得足底筋膜恢复至其"自然长度"。应该每天至少进行

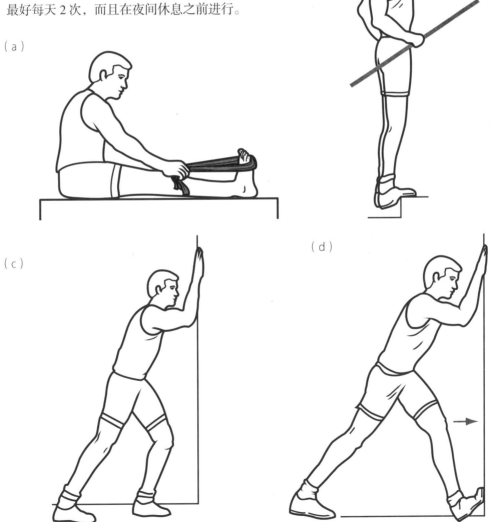

图7.8 足底筋膜炎的锻炼方法：（a）锻炼1；（b）锻炼2；（c）锻炼3（右脚受累）；（d）锻炼4（左脚受累）

3 次拉伸锻炼，建议至少进行以下锻炼中的 2 项。

锻炼 1：坐姿伸展

1. 坐在床上，双腿向前伸直，双手放于膝盖。

2. 使用毛巾或绳索环绕脚上，向后拉动前脚，脚趾指向头部，脚踝部位背屈（图 7.8a）。此过程中越用力，拉伸效果越好。

3. 该姿势维持时间尽可能长（至少 30 秒），重复数次。

锻炼 2

1. 站在楼梯上，前脚掌（单只或者双只）踩在楼梯边缘，膝盖伸直。

2. 抓住楼梯扶手保持平衡，从 1 数到 20，然后轻轻下落脚跟，不要弹跳（图 7.8b），尽量放松，腿部不应有肌肉主动收缩。

3. 抬高足跟，同时从 1 数到 10。

4. 循环重复 2 次。足底或足跟及小腿后部将有紧绷感（因为跟腱也被拉伸）。

锻炼 3

1. 靠墙站立，患足靠后，另一只脚靠近墙壁（图 7.8c）。

2. 患足足趾指向前脚的足跟，患足腿部伸直，足跟贴着地板。

3. 前腿膝盖向前弯曲——将会感到患足跟腱逐渐变紧。

4. 从 1 数到 20，然后放松，接着从 1 数到 10。

5. 重复循环 2 次。

6. 变换脚的位置，重复操作拉伸对侧跟腱。

锻炼 4

这项锻炼必须要穿具有弹性鞋底的鞋。

1. 靠墙站立，健侧脚靠后，患侧足挤在墙和地面交界处（图 7.8d）。

2. 弯曲前腿膝盖，使其朝向墙壁。将会感觉跟腱和足底组织（足底筋膜）均被拉伸。

3. 从 1 数到 20，然后放松，再从 1 数到 10。

4. 重复循环 2 次。

5. 变换脚的位置，重复操作拉伸对侧跟腱。

捆扎治疗足底筋膜炎

捆扎患足可以使得足底筋膜炎的疼痛有所缓解。有些捆扎技术可以应用，但是原则是通过压迫足跟从而预防过度旋前，产生一定程度反转，降低足底筋膜起始张力，应用 3 ~ 4cm 宽的非弹性粘贴胶带。

方法

· 从足背侧面开始缠绕胶带（图 7.9a）。

· 胶带缠绕成 8 字形，包括足跟一侧，但是应用和固定胶带之前需从一侧挤压足跟，形成"衬垫"。

· 重复 2 次（图 7.9b）。

如果需要加强，可以应用 U 型胶条——从距骨颈部的一侧缠绕到另一侧，而且用另一条胶条环绕足部。

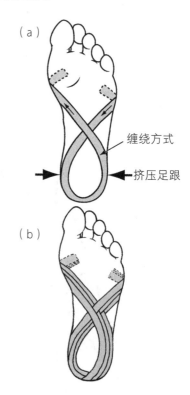

图 7.9 足底筋膜炎的捆扎方式：(a) 包扎方法；(b) 最后外观

其他贴士

人工按摩

用木质足部按摩器、充满水的玻璃瓶，甚至是高尔夫球按摩足底 5 分钟，最好每天 3 次。

非甾体抗炎药疗程

极度疼痛时（患病后 4～7 周），进行为期 3 周的非甾体抗炎药试验具有重要价值，如果反应很好可以持续应用。

注射

在严重不适期间，注射类固醇皮质激素和局部麻醉药物混合溶液非常有效（图 3.26）。在严重不适期间，这个治疗通常可以持续缓解 2～4 周，但是尽量避免使用注射治疗。

参考文献

1. Györy A E. A duct tape-free wart remedy. Complementary Medicine, 2003; Sept/Oct: 4.

2. Warren G. Controlling callus. Medicine Today, 2003; 4(4): 95 – 7.

3. DiGiovanni BF, Nawoczenski DA, Lintal ME et al. Tissue-specific plantar fascia-stretching exercise enhances outcomes in patients with chronic heel pain: a prospective, randomized study. J Bone Joint Surg, 2003; 85–A: 1270 – 77.

4. RACGP. HANDI project. Stretching exercises: plantar faciitis. www.racgp.org.au/your-practice/guidelines/handi/about/the-handi-project, viewed 23 May 2016.

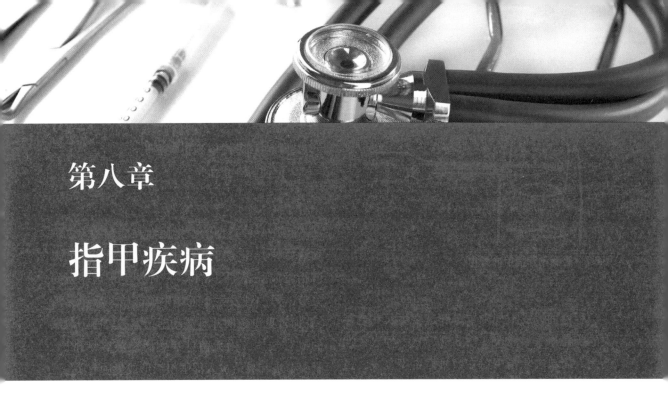

第八章

指甲疾病

指甲下碎片

异物（多为木屑）经常深深楔入指甲（趾甲，图 8.1a）。患者试图拔出碎屑常会使得情况加重。有效去除的方法概括如下。

针杆方法

应用无菌注射用针，或其他用火焰消毒的家庭用针，将针紧靠碎屑插入指甲（趾甲）下，沿着碎屑平行进入指甲，然后将针的外端向下压。由于针头顶着碎屑，利用杠杆效应可以拽出碎屑。

V 形切出方法

设备

你需要以下设备和药物。

· 针、注射器和 1% 利多卡因。

· 小剪刀。

· 镊子或小动脉钳。

方法

1. 行指间神经阻滞，麻醉相关手指（对于耐受疼痛的个体可能没有必要）。

2. 使用小而锐利的剪刀，在碎屑尾端处成 V 形剪掉一部分指甲（图 8.1b）。需要暴露足够碎片，这点很重要，以便牢固夹住碎片（避免

夹紧碎片，否则可导致碎片断裂后留在指甲内）。

3. 使用镊子或小动脉钳牢固夹住碎片尾端，沿着手指轴线迅速拖拽拔出碎屑（图 8.1c）。

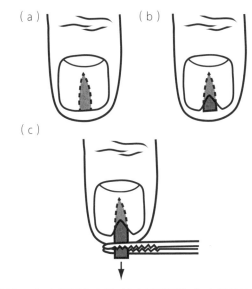

图 8.1 （a）指甲内木屑；（b）V 形切除；（c）尾镊拽出

削甲方法

使用 15 号手术刀片，逐渐削减碎屑上方指甲；产生一个窗口，以便可以取出碎屑（图 8.2）。这种方法不会疼痛，因为指甲本身没有神经分布。

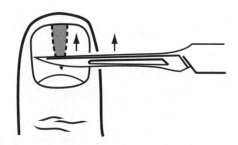

图8.2　轻刮削除指甲内异物

甲弯曲

甲弯曲，或不规则增厚和过度生长在老年人的踇趾中非常常见（图8.3），是一种永久性疾病。简单去除指甲后在数月后再度复发，虽然去除指甲有时效果很好，但是软化和去除指甲仅仅能够暂时缓解。去除指甲获得的粉末可以用于培养真菌生物。

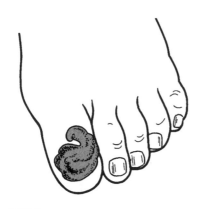

图8.3　甲弯曲

经允许改编自 A. Forrest et al., *Principles and Practice of Surgery*, Churchill, Livingstone, Edinburgh, 1985.

彻底治愈需要去除指甲后剥离甲床，甲床剥离方法有两种。

1. 整个甲床手术切除。

2. 纯苯酚烧烙术。

棉签蘸取纯苯酚，涂抹甲床和生发层，特别注意包括指甲基质在内的凹槽处，用酒精冲洗中和，擦干并应用敷料。伤口上包扎小片氯己定（Bactiras™）薄纱，然后用无菌纱布和绷带覆盖。

注意

· 避免纯苯酚碰到正常皮肤。

· 记住解开止血带。

假性黏液囊肿

存在两种类型的手指假性黏液囊肿（也称黏液囊肿），出现于手指或脚趾（更常见）的末节指骨或趾骨（图8.4）。一种发生于远端指间关节，另一种发生于近端甲襞部位。后者黏液（更加常见）透明并有波动感，含有较厚、清澈的凝胶液体，用无菌针穿刺后黏液容易排出。骨关节炎和黏液进入周围组织形成囊肿有关。

有些假性黏液囊肿可以自行缓解，如果症状持续，可以尝试以下治疗。

· 每隔 4~6 周重复抽吸（无菌）一次。

· 冷冻手术。

· 穿刺，压迫，然后使用曲安奈德（或相似的类固醇）渗入病灶内部。

假性黏液囊肿往往持续并且易于复发，如果这样，建议使用手术进行近端甲襞整体切除和（或）结扎手指远端骨关节炎相关流道。

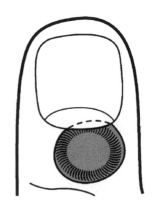

图8.4　假性黏液囊肿：囊肿典型部位

指甲下血肿

局部小血肿

指甲（或趾甲）下局部小血肿可引起剧烈疼痛，其中有很多减压方法，目的是用热丝或

钻孔 / 针在指甲上方钻孔放出血液。

方法 1：无菌针

在选定部位使用标准的一次性皮下注射针（21 号或 23 号）进行简单钻孔。一些临床医生喜欢钻 2 个孔，便于放血。

方法 2：热回形针

取标准的大回形针（图 8.5a）将其拉直。在酒精灯火焰上（图 8.5b）加热一端（直到红热）。立即移动到指甲上，轻轻点在血肿中心的指甲上，出现一阵烟，气味刺鼻，血液涌出，然后患者将会立即感觉症状有所缓解（图 8.5c）。

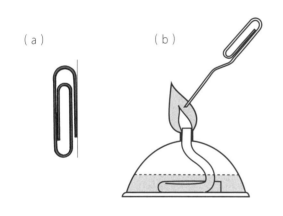

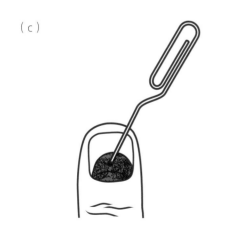

图8.5　热回形针治疗指甲下小血肿：（a）标准回形针；（b）酒精灯火焰加热回形针末端；（c）回形针轻轻按压指甲血肿的中心部位

方法 3：电灼术

这是最好的方法，在选定的部位，简单地应用电灼热丝（图 8.6）。重要的是，要时刻保持金属丝的热度，并且只要刺穿指甲，就要迅速撤回热丝。这个过程应该无痛。

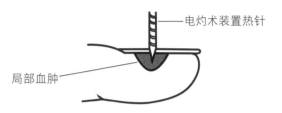

图8.6　电灼术治疗指甲下小血肿

方法 4：Algerbrush Ⅱ

对于儿童较为温和的方法是 Algerbrush Ⅱ，眼科医生用于去除角膜的绣菌。这种方法类似使用一种需要电池提供电力的小钻，将其轻轻钻进指甲。

重要注意事项

·向患者解释这个过程不会引起疼痛，否则患者可能被准备工作吓到。

·必须迅速穿透受热部位，穿透深度不能超过指甲。指甲下血液可以隔绝下方组织的热度，因此也可以隔离疼痛。

·这项操作对于张力下新发创伤性血肿非常有效。不要将此法用于干燥的陈旧血肿，因为这会引起疼痛并且没有效果。

·建议患者使用酒精或者消毒剂清洁指甲，并用胶条覆盖，预防感染。

·告诉患者指甲最终将会脱落，并且于 4~6 个月后将会长出正常指甲。

局部大血肿

如果血肿占据整个指甲区域，则甲床上会出现相对较大的裂伤。为了获得良好的、长期功能和美观，必须去除指甲并且修复裂伤（图 8.7）。原则是，如果血肿大于 50% 的指甲，则需要去除指甲。

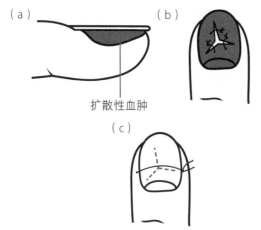

图8.7 局部大血肿的处理（a）扩散性血肿;（b）缝合裂伤;（c）固定指甲

方法

- 应用指神经阻滞。
- 去除指甲。
- 使用 4/0 普通肠线修复裂伤。
- 更换指甲（作为夹板），并用缝线固定 10 天。
- 长出新指甲需要 4 个月。

嵌甲

有很多治疗嵌甲的方法。有些非常有用的方法呈现如下。

重要提示

嵌甲的治疗方法是一个潜在"雷区"，尤其是用楔形切除术。

记住以下几点

- 建议与患者充分详细地探讨治疗过程及其风险。
- 避免使用含有肾上腺素的局部麻醉药——应用利多卡因或布比卡因。
- 止血带避免使用时间过长，如果使用了橡皮筋，千万不要忘记将其拆除。
- 避免敷料环绕太紧。
- 注意糖尿病患者及患有外周血管疾病患者。
- 避免过度使用苯酚腐蚀甲床。

- 给予清晰明确的术后指导。
- 最好在发生感染时就进行治疗。

预防

需要重新修剪趾甲形状，以便两边成角伸出皮肤，这点很重要（图 8.8）。然后每天沐浴之后，应用两个拇指指肚推拉甲襞。

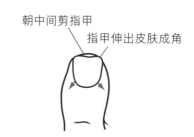

图8.8 每天用拇指牵拉甲襞

胶带螺旋缠绕法

这种简便方法包括应用强黏附力的胶带，如 Elastoplast® 弹力绷带或者 12.5mm 的 Leukosilk® 回拉嵌甲处皮肤。一开始使用拇指垫，尽管会不适，但是可以回拉皮肤。然后胶带环绕脚趾近端，绕到足底（图 8.9），在远端运用 Friar 包扎法以提供更好的抓持力，这个过程每周重复 2～4 次，直到好转。

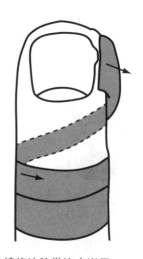

图8.9 螺旋缠绕法胶带治疗嵌甲

中央薄化方法

对于嵌甲的预防和治疗，一个有趣方法是使甲板中间条状区域变薄。通常应用拆线刀或15号手术刀片。

中央条状带约为5mm宽，并且定期打薄（图8.10）。

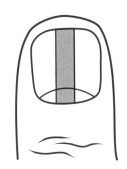

图8.10　薄化甲板的图解

皮肤椭圆形切除术

图8.11显示术后脚趾的最后状态。手术将皮皱从趾甲上拉开，皮肤愈合，趾甲生长正常，保留脚趾的正常解剖结构。

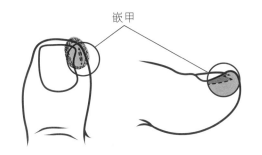

图8.11　嵌甲

方法

1.趾间阻滞之后做一椭圆形切口（图8.12a）。切除宽度取决于皮肤移动量，需要充分暴露趾甲边缘。

2.皮皱必须离开脚趾甲（图8.12b），可以应用任何钝器去实现，闭合伤口可以重新定位褶皱。

3.任何肉芽组织和多余部分都应刮除。脚趾愈合很好，并且通常不会复发。

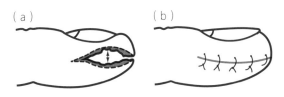

图8.12　皮肤椭圆形切除术

电灼术

如果趾甲内生严重，可导致肉芽组织或皮肤感染，或两者同时出现，最有效的方法是用电灼术去除大块楔形皮肤和肉芽组织，以便嵌甲游离至皮肤之外（图8.13）。

这项操作需要借助脚趾神经阻滞。脚趾愈合良好且非常迅速（疼痛很小）。长期效果很好，因为这个过程没有切除的趾甲可以使肉芽组织自由成长（并被修剪）。

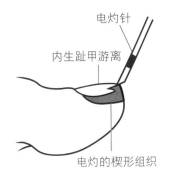

图8.13　楔形组织电灼术

楔形切除术

目的是去除1/4的趾甲。总体而言需要楔形切除趾甲、甲襞和甲床，然后再切刮外侧隐窝，确保除去生发基质的嵌甲。

苯酚化处理

这种方法是在简单楔形去除趾甲后应用80%苯酚（纯溶液）处理甲床。对于嵌甲和甲床，没有必要实行标准的楔形切除术，成功率几乎为100%。

方法

　　1. 使用利多卡因进行环形神经阻滞。

　　2. 应用止血带以减少血流。

　　3. 使用剪刀移动患侧趾甲，切除约 1/4 趾甲宽度的趾甲。

　　4. 刮除甲沟，从而去除该区域多余的组织和甲片。

　　5. 提起甲襞，用 80% 苯酚浸泡棉签（不需要浸泡饱和）插入甲床（图 8.14）。

　　6. 棉签停留 1.5 ~ 2 分钟。

　　7. 拿掉棉签并用酒精拭子清洗甲襞部位。

　　8. 使用敷料并且必要时进行复查。

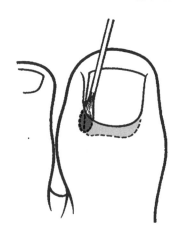

图8.14　苯酚化法：提拉甲襞并用浸泡过苯酚的棉棒插入甲床

警示

　　纯苯酚是一种细胞毒性剂，可以引起化学燃烧，并且能够损伤皮肤，导致严重的蜕皮。一些应用这种方法的医生认为，纯苯酚可引起周围皮肤严重烧伤，从而破坏了其应用价值。这种情况发生于棉签蘸有过量苯酚而碰到周围皮肤时，所以必须小心控制用量，如果溅出，必须立即使用酒精冲洗。

趾甲楔形切除术伴甲襞延迟切除术

　　针对组织肿胀而且感染部位，这种方法效果很好。

方法

　　1. 进行脚趾神经阻滞。

　　2. 标准楔形切除嵌甲（如同前述方法），不要去除其他组织（图 8.15a）。

　　3. 覆盖敷料并且留置 2 ~ 3 个月。

　　4. 随后，甲襞皮肤进行线性椭圆形切除，切口长度约为趾甲长度延伸至趾尖。切口应该距离趾甲边缘 3 ~ 4mm，确保不会发生皮肤坏死。缝合，并且使其愈合（图 8.15b）。

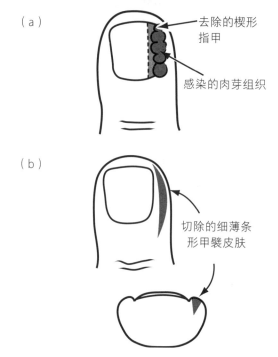

（a）　去除的楔形指甲

感染的肉芽组织

（b）

切除的细薄条形甲襞皮肤

图8.15　指甲楔形切除术及其随后的甲襞切除：（a）步骤 1;（b）步骤 2: 愈合后的治疗

椭圆形阻滞剖开法

　　Chapeski 描述的方法声称能够治愈所有嵌甲，如果使用无菌操作并且进行了恰当覆盖，伤口不会发生感染，伤口痉愈约需要 4 周。

方法

　　1. 进行脚趾神经阻滞。

　　2. 用橡皮筋缠绕脚趾，等 5 分钟。

　　3. 在距离趾甲根部边缘 3 ~ 4mm 处进行切

除，然后继续朝着趾甲侧方进行椭圆形切除，直至距离趾尖边缘 3 ~ 4mm 处停止。

4. 内生皮肤（约 10mm×20mm）因此随着皮下组织而被清除（重要的是趾甲边缘没有残留皮肤，图 8.16）。

5. 烧灼出血点，如用硝酸银棒。

6. 将 3mm 厚的石蜡纱布直接放于伤口上方，然后覆盖一层简单纱布（包住脚趾），再用 25mm 的弹性绷带加压包扎。

注意：患者走路时出血是个问题，故穿鞋之前脚上放一小塑料袋。患者在家时，将脚抬高，维持约 1 小时。

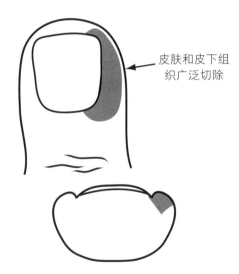

图 8.16　椭圆形阻滞剖开法

跟进随访

·第 2 天，患者应该用温水泡脚 15 ~ 20 分钟，逐渐拆掉旧敷料，然后用数层细网纱布缠绕伤口处。

·每天严格泡脚 3 次，每次 20 分钟。

·每周随访患者，持续 4 周——用硝酸银电灼所有肉芽组织（标志着患者遵从性差）并且进行包扎。

"塑料沟槽"法

这种方法将嵌甲与皮肤分离，促进愈合。

方法

1. 从头皮静脉塑料插管上切取一段塑料管（长度与趾甲匹配），然后从中间切开形成半圆柱形。

2. 适当局麻后，用镊子提起嵌甲周围皮肤，将塑料插管插入（图 8.17），敷料包扎后留置 1 周，可以将其缝于皮肤上。

3. 必要时重复此项操作。

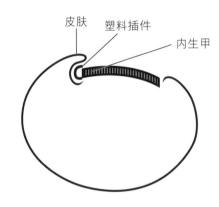

图 8.17　"塑料沟槽"法

缓解术后疼痛

脚趾手术后（尤其是嵌甲）可能非常疼痛，尤其是术后夜间疼痛明显。

可将脚趾操作作为一天中的最后事项，应用长期局部麻醉药 0.5% 布比卡因（Marcain®）。

甲沟炎

治疗位置的选择取决于感染程度（图 8.18），因为所有治疗方法的麻醉都需要进行手指（或脚趾）神经阻滞。

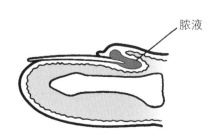

图 8.18　甲沟炎

方法 1：脓液侧方病灶

1. 使用 11 号或 15 号手术刀片切开脓液病灶（图 8.19a）。

2. 深入探查直至引出所有脓液。

3. 将小引流条插入伤口，促进愈合。

方法 2：脓液中央病灶

使用一副小动脉钳提起甲上病灶（图 8.19b），将脓液放出。

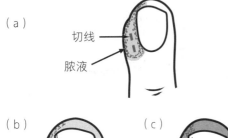

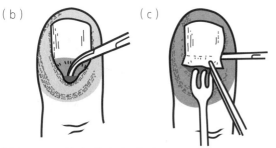

图 8.19　甲沟炎的治疗：（a）切开脓液侧方病灶；（b）提拉甲上病灶；（c）切除近端趾甲

经允许后转自 A. Forrest et al., *Principles and Practice of Surgery,* Churchill Livingstone, Edinburgh, 1985.

方法 3：趾甲附近感染

用棉絮或纱布轻轻塞入甲沟炎患处和趾甲之间的缝隙，并且应用聚维酮碘，使其干燥，如有需要可以重复进行。这个过程应该相对无痛。

方法 4：趾甲下方广泛感染

1. 如果感染蔓延至趾甲下方，则应该使用小牵引器向近端回推，以便露出趾甲根部。

2. 直接提起趾甲根部，使用锐利剪刀切除近端趾甲（图 8.19c，或者整个趾甲都可以被移除）。

3. 应用凡士林纱布包扎，并使用轻巧夹板固定 3 天。

4. 应该建议患者佩戴手套，保持伤口处干燥。

甲床切除术

方法

1. 足趾神经阻滞或环形阻滞后应用止血带。

2. 切除皮肤（图 8.20a）。

3. 使用牢固动脉钳撕拉趾甲。

4. 拉高皮瓣（图 8.20b）。

5. 仔细切除甲床，包括悬垂皮肤的底面（图 8.20c）。

6. 用 Volkman 匙刮骨，确保没有趾甲根部残留。

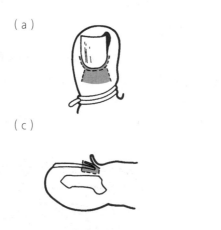

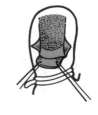

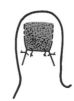

图 8.20　切除甲床：（a）皮肤切除；（b）上提皮瓣；（c）甲床切除；（d）缝合皮瓣

经允许后转自 A. Forrest et al., *Principles and Practice of Surgery*, Churchill Livingstone, Edinburgh, 1985.

7. 苯酚化方法也是用于这个阶段（慎用）。

8. 缝合皮瓣（图 8.20d）。

化学溶解撕脱趾甲

适应证

适用于周围血管疾病或者其他疾病不宜手术的患者，即存在趾甲营养不良等（例如，慢性真菌感染所致）。

设备

你需要以下设备和药物。

· 40% 水杨酸软膏。

· 塑料"皮肤"。

方法

1. 趾甲周围皮肤应用塑料"皮肤"，用以预防皮肤浸软。

2. 趾甲上应用 40% 水杨酸软膏，用量没有特定限制，但是仅限于趾甲。

3. 盖上保鲜膜。

治疗后

· 每 2 天再涂抹一次药膏。

· 维持时间约为 4 周。

这种治疗将会软化并破坏趾甲。

创伤性趾甲撕脱

如果趾甲（尤其是踇）撕脱，最好重新将其作为夹板，缝线固定（例如，铬制肠线），并且持续应用敷料（图 8.21），这可保护趾甲并且促进愈合。

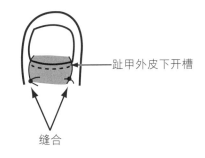

图 8.21　创伤性趾甲撕脱

参考文献

1. Gregson H. Ingrowing toenails: prevention. Aust Fam Physician, 1989; 18: 11; 143.

2. Babbage NF. Ingrowing toenails. Aust Fam Physician, 1985; 14: 8; 768.

3. Buckley J. Ingrowing toenails: the phenolisation method. Aust Fam Physician 1989; 18: 1; 33.

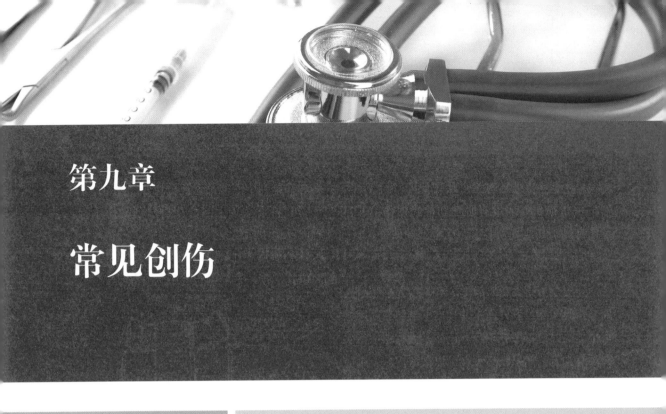

第九章

常见创伤

伤处理的基本技巧

常见误区

- 未确诊异物。
- 未确诊肌腱断裂。
- 暴露拳头上的关节囊。
- 注意咬伤、高压枪伤和穿刺伤。

刺伤

需要时刻假定（并寻找）神经、肌腱或动脉损伤的存在。

异物

身体内有木屑、碎石和玻璃碎片是常见问题——如果怀疑这些异物存在，并且通过简单探查没有发现，需要应用高分辨率超声检查，该项检查应用于探测木质材料和玻璃。CT 检查的效果最好。

跌倒时手着地

考虑以下骨折：Colles 骨折（桡骨远端）；舟状骨；桡骨和尺骨；桡骨头；肱骨髁上（儿童）；颈部和肱骨轴、锁骨及半月板和肩部脱臼。

高处跳落或摔下时双脚着地

需要考虑跟骨、距骨、脊椎（尤其是腰椎）或骨盆骨折，髋部中心性脱臼，可能伴发脑震荡。

切伤手指或脚趾

一定要查看有无外周神经损伤。

手指止血带

如果用橡皮筋等小止血带进行止血，要用小动脉钳夹住，这样操作，完成时就不会忘记。

其他警告性提示

- 重摔到尾骨／骶骨可能导致脑震荡。
- 儿童膝盖或双脚出现不明原因疼痛，像针扎一样，应引起注意。
- 鼻中隔和耳朵血肿需要治疗（清理），因其可能是软骨塌陷。
- 注意压力枪可以损伤软组织，尤其是压力枪内含石油和油漆时。
- 注意，儿童肘部疼痛，且不能活动——检查有无骨折，这些骨折以后会引起麻烦。

·注意手落地后有无舟状骨骨折。

手指损伤如果没有肌腱和神经损伤，并且不伴有撕裂伤或复合骨折，简单处理即可。

指尖断离

不是所有指尖断离都要立即移植或清理截肢。如果指骨尖端没有外露，并且皮下组织暴露区域很小，最好进行保守治疗。记住，移植的手指尖端没有知觉，如果断指尖端可以截取皮肤，则应该用这个皮肤代替断指（应用无菌条或小缝线），因其可能作为移植物或仅仅作为良好的生物敷料。

大量皮肤缺失

应用分层皮移植片，最好使用带有三个间隔的 Goilian 刀。

断指

在这种紧急情况下，让患者把断指直接放入密闭无菌容器中，如塑料袋或无菌标本瓶，然后将此"装置"放入盛有冰水和碎冰的袋子里。

注意：千万不要将断指直接放入冰或生理盐水等之中。液体会将组织浸湿，致使显微外科修复困难。

手指残端护理

应用简单、无菌、宽松、无粘连性敷料，并且保持手部抬高。

指尖包扎

受伤指尖的包扎方法（应用黏性胶条）描述如下。

方法

1. 取适当长度的包扎条，长度几乎等同于手指。

2. 靠近顶端 1 ～ 1.5cm 长度的地方，从边缘

黏着部分到中间非黏着部分切开（图 9.1）。

3. 将下端较大部分背折贴到受伤手指。黏着面环绕手指包扎。

4. 然后将上端部分翻折盖过指尖，用黏着面包扎手指，这样的包扎最为有效。

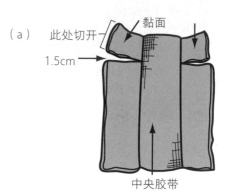

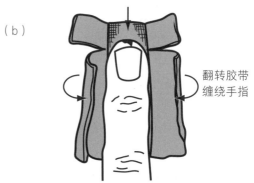

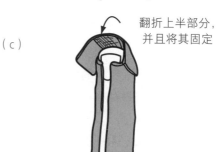

图9.1 指尖包扎：（a）切取适当长度胶条，在距离顶端 1 ～ 1.5cm 处切开；（b）翻转下半部分胶带将其粘在受伤指背；上半部分胶带翻折盖过指尖部位

擦伤

擦伤或"碎石伤"造成的损伤程度差别很大，并且存在不同程度的潜在感染。常见于自行车或摩托车的意外事故及滑板事故。需要针对膝关节或肘关节等关节部位进行特别护理。

处理

·仔细清理，除掉所有伤口处的污垢、金属、衣物和其他物质。

·麻醉下用无菌生理盐水擦除污垢（深部伤口需要在局部麻醉或者全身麻醉下处理）。通过给伤口涂抹 2% 利多卡因（Xylocaina® jelly）凝胶，并且留置 10 分钟，也可实现局部麻醉。

·将此损伤作为烧伤进行治疗。

·清理后需要敷料包扎保护（有些伤口可能需要保持开放状态）。

·使用石蜡纱布和非黏性吸水垫，如 Melolin™）。

·确保跟随访。

·关节可能出现深部损伤，需要固定。

血肿

耳郭血肿（菜花状耳）

如果耳郭损伤导致表皮和软骨之间出现血肿，可能导致永久性畸形，成为"菜花状耳"。若不处理，血肿将会机化，并且耳朵的正常轮廓也会消失。

目的是在切实可行的情况下迅速清除血肿，然后预防血肿机化成形。即使血肿已经存在数天，很大程度上也能成功清除。

方法

1. 使用恰当溶液清洁耳郭之后（如西曲溴铵），使用 25 号针扎入血肿，然后吸出淤血。

2. 在血肿最低点进针，用示指和拇指轻轻压迫血肿上界（图 9.2a）。

3. 使用包有软垫的试管夹夹住血肿部位，停留 30 ~ 40 分钟。试管夹需要有大的夹口，便于夹住血肿部位（图 9.2b）。

通常，每天进行抽吸和夹捏足以完全清除血肿。

（a）

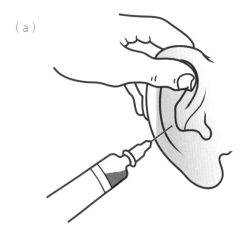

（b）

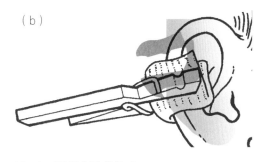

图 9.2　耳郭血肿的治疗

鼻中隔血肿

鼻部损伤导致的鼻中隔血肿可能引起整个鼻腔阻塞。经鼻探查发现鼻中隔双侧显著肿胀可以较易确诊（图9.3）。覆盖在鼻中隔的两片黏膜性骨膜之间出现血肿，可能与鼻中隔骨折相关。

注意： 最严重的问题是血肿可以发展成为鼻中隔脓肿。这种感染较易通过血栓形成的血管进入眼眶或者海绵窦，可能致命，尤其是儿童。另外，血肿可能导致鼻中隔软骨坏死，从而导致鼻中隔软骨坍塌和畸形。

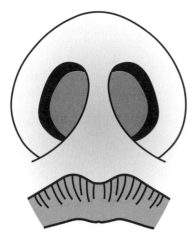

图9.3　鼻腔内面观：鼻中隔血肿双侧肿胀

治疗

· 局麻下通过切除术清理双侧血肿，必须在损伤2小时内进行。

· 应用全身（口服）抗生素，如青霉素或红霉素。

· 如果X射线片显示骨折，则要按照复合性骨折进行治疗。

胫前黏液性水肿

胫骨上的水肿可以引起持续疼痛，而且消退缓慢。一个有效的方法是在严格消毒之后，注射1%利多卡因1ml和透明质酸酶1ml，然后立即进行超声检查，这种方法可能帮助消退血肿，否则需要引流。

肢体碾压伤

患者肢体受到车轮或者滚筒碾压，是一个棘手的问题。过去常见的是手臂卷入老式滚筒洗衣机，但是现在更为常见的是车轮碾压肢体，尤其是下肢。

自由旋转的车轮并没那么危险，但是当一个不旋转的（刹车）车轮压过肢体后，可能会在肢体上方旋转，损伤非常严重。由于剪切应力而导致脱套伤。肢体可能最初看似还好，但是随后会出现皮肤坏死。

为了有效控制车轮碾压肢体造成的损伤，需要将其作为一个严重问题进行治疗，并且将患者收入医院观察。手术干预去除坏死脂肪很有必要，筋膜切开术加开放引流也是一种治疗方法。

骨折

骨折检查

这种方法描述了应用轴向挤压骨折作为临床诊断的简单方法。尤其适用于前臂和手部的可疑骨折，但是同时也适用于肢体骨折。

如果应用经典诊断方法，许多骨折症状非常明显：疼痛、压痛、功能丧失、畸形、肿胀，有时存在捻发音。有时诊断较为困难，如受击部位出现相关的软组织损伤，或者仅仅出现桡骨远端青枝骨折等微小骨折。

如果从骨两端挤压，骨折端则会自动露出，并且患者会感到疼痛。前臂软组织损伤将会出现疼痛、压痛、肿胀，可能会丧失功能。然而，如果轴向挤压（即长轴方向挤压）骨两端，则不会出现疼痛。

走路是检测轴向挤压骨折的另一种方法，如果承重轴处或骨盆出现骨折，则会因为疼痛而不能走路。因此，下肢疑似骨折患者都应通过走路进行检查。

方法

1. 用手握住受伤部位的近端和远端。

2. 沿着长轴向中间挤压，以便将压力集中于受累区域（骨折部位，图 9.4a）；或者近端固定，远端加压（图 9.4b）。

3. 患者能够准确定位骨折的疼痛部位。

压舌板检测有无下颌骨骨折

诊室内测验是否发生下颌骨骨折，其中一个简单方法是让患者咬住木质压舌板（或类似坚硬物体）。

在转动压舌板时嘱咐患者继续咬住（图 9.5），如果确实存在骨折，则会由于疼痛而咬不牢。

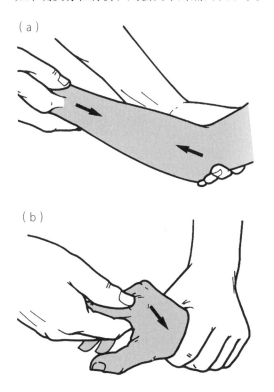

图9.4　检查骨折：（a）轴向挤压检查桡骨或尺骨是否骨折；（b）轴向挤压检查掌骨是否骨折

下颌骨骨折的急救处理

· 检查患者的咬合能力及其气道是否通畅。

· 拿掉任何游离的牙齿碎片并且将其保留。

· 更换牙槽内任何撕脱或者半撕脱的牙齿，不要丢弃牙齿。

· 应用四头绷带进行急救固定（图 9.6）。

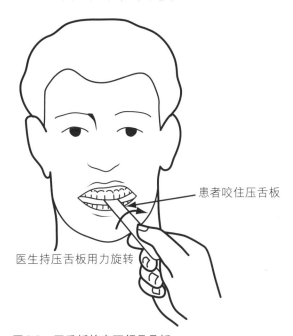

患者咬住压舌板

医生持压舌板用力旋转

图9.5　压舌板检查下颌骨骨折

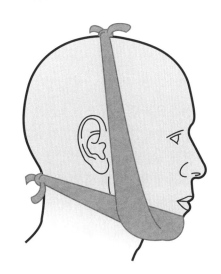

图9.6　四头绷带固定下颌骨骨折

治疗

参考内固定方式。

下颌骨骨折的愈合通常需要 6～12 周（这取决于骨折性质和患者身体状况）。

锁骨骨折

曾经摔倒过，手或肘部着地，患者肩关节活动时疼痛加剧，常用健侧手支撑患肢肘部，并且贴于胸部。最为常见的骨折部位为锁骨中外 1/3 分界处或者锁骨中段。

治疗

· 三角巾悬吊手臂 3 周。

· 8 字形绷带固定（主要用于严重不适的患者）。

· 及早积极锻炼肘部、腕部和手指。

· 尽早活动肩关节。

特殊问题

锁骨外端发生的骨折，考虑切开复位。

愈合时间

4～8 周，单纯骨折的愈合时间见表 9.1。

锁骨骨折使用的绷带

可以向连裤袜或长筒袜中塞入药棉，简单制作 8 字形绷带。

肋骨骨折

简单肋骨骨折疼痛可能会非常剧烈。首选治疗方法是使用对乙酰氨基酚等镇痛药，并且建议在疼痛耐受范围内进行呼吸。

如果肋骨单侧或双侧骨折导致疼痛持续，但是没有其他并发症，最为有效的方法是用肋骨支架。

通用型肋骨保护带

特殊的肋骨弹性保护带可以支撑胸部，并且轻度按压骨折肋骨（图 9.7）。不仅能够保证灵活活动，还能够有效支撑胸部，并且缓解不

适，使得肺部可以适度扩张。

这种弹性保护带宽约 15cm，并且能够拉紧，因此可以用于各种胸部损伤问题。

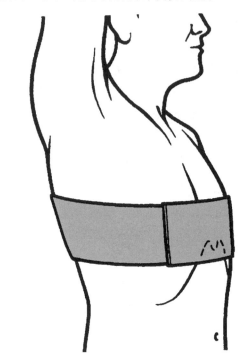

图 9.7　肋骨保护带的应用方法

愈合时间

3～6 周。

毛巾法

患者胸部可以包绕一个标准大小的毛巾（纵向折成宽度的 1/3），并且用安全大别针固定。当患者想要咳嗽时，可以自己拉紧毛巾。

指骨骨折

指骨骨折需要尽可能完美复位，谨慎应用夹板固定。总之，稳定性骨折，则需要早期进行锻炼，通常于 2～3 周后。

如果为不稳定性骨折，应该考虑及早手术干预。

通常骨折明显成角，但是最为重要的是检查有无旋转错位，尤其是扭转骨折。一个简便方法是让患者握拳，检查患者指甲朝向。此外，

可以依次弯曲每个手指，查看指尖是否指向舟状骨结节（可以触及鱼际隆起的基部，并且距离远侧腕折线为 1.5cm）。

指骨

· 末节指骨：常发生粉碎性骨折；除非发生关节内骨折，一般治愈简单。

· 中间指指骨：常常错位，并且为不稳定性骨折——注意旋转骨折。

· 近端指骨：最为担忧，尤其是小指；关节内骨折通常需要内固定。

治疗非复杂性骨折

对于没有旋转错位的指骨骨折，用弹性束带或胶布将受伤手指与相邻健康手指捆绑在一起，如"buddy 捆绑"（图 9.8），维持 2 ~ 3 周，要求患者开始积极锻炼。

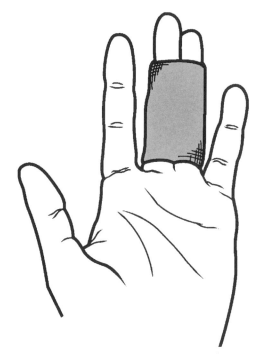

图9.8　"buddy 捆绑"治疗非移位性指骨骨折：将骨折手指与邻近正常手指捆绑在一起

如果出现疼痛和肿胀，用窄的平板（可塑性铝条也可以运用）放在背部或者前面固定手

表 9.1　**非复杂性骨折愈合时间（成人）**

骨折部位	（大概）平均愈合时间（周）
肋骨	3 ~ 6（愈合时间）
锁骨	4 ~ 8（悬吊 2 周）
肩胛骨	数周至数月
肱骨	
· 肱骨颈	3 ~ 6
· 肱骨干	8
· 肱骨髁	3 ~ 4
桡骨	
· 桡骨头	3
· 桡骨干	6
· Colles 骨折	4 ~ 6
桡骨和尺骨（骨干）	6 ~ 12
尺骨—骨干	8
舟状骨	8 ~ 12
掌骨	
· 柯莱斯骨折	6 ~ 8
· 其他	3 ~ 4
手指指骨	
· 近端指骨	3
· 中段指骨	2 ~ 3
· 远端指骨	2 ~ 3
骨盆	卧床休息 2 ~ 6
股骨	
· 股骨颈	根据手术而定
· 股骨干	12 ~ 16
· 股骨远端	8 ~ 12
髌骨	3 ~ 4
胫骨	12 ~ 16
腓骨	6
胫骨和腓骨	12 ~ 16
Potts 骨折	6 ~ 8
外踝撕脱	3
跟骨	
· 微小骨折	4 ~ 6
· 压缩性骨折	14 ~ 16
距骨	12
跗骨（压力）	8
跖骨	4
脚趾指骨	0 ~ 3
脊椎	
· 棘突	3
· 横突	3
· 稳定型椎体	3
· 不稳定型椎体	9 ~ 14
· 骶骨/尾骨	3

指（图 9.9）。另一种方法是患者手持乒乓球或胶带卷成的圆球，以此姿势捆扎手部，以便维持所有指间关节的正常弯曲。

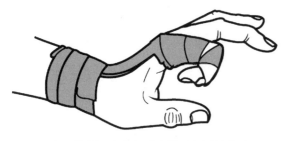

图9.9　应用背侧石膏夹板固定指骨骨折的方法

悬吊治疗骨折（表9.2）

表9.2　急救有三种常用悬吊方法

悬吊	主要适应证
领子和袖口悬吊	肱骨骨折
手臂悬吊	前臂骨折
St John 悬吊	锁骨骨折
	肩锁关节脱位
	肩锁关节半脱位
	手部感染或骨折

领子和袖口悬吊

适用于肱骨骨折，包括没有位移的髁上骨折。因为其可使近端和远端骨折部位的重力重新分布。

方法

1. 使用细窄绷带，打一个双套结（图9.10a）。双套结是由两个环路组成——其中一个环朝着身体卷成，另外一个则与其方向相反，并且使得绷带一端较另一端稍长。然后将手指放于环下，并合到一起。

2. 将环套于受伤手臂的腕部，并将双套结的打结处转到腕部拇指一侧。

3. 缓慢弯曲肘部，抬高受伤的手臂，这样可以使得手指朝向对侧肩部（图9.10b）。

4. 将绷带长端绕过颈部，然后将绷带两端系到一起（图9.10c）。

手臂悬吊

这种方法应用广泛，主要用于前臂和腕部损伤。

方法

1. 三角绷带展开放于患者胸前，三角形顶点伸展后超出患侧肘部。前臂屈曲，放在绷带上方（图9.11a）。

2. 将绷带上端越过健侧肩部，绕到颈部后方。确保受伤的手臂略微高于水平位置。

3. 在患侧锁骨上方将绷带两端系到一起（图9.11b）。

4. 将受伤肘部附近绷带的顶角折回，用安全针固定。

St John 悬吊

适用于锁骨骨折、肩锁关节脱位、手部感染或骨折，可以支撑肘部，使手抬高并放于健侧肩部，尽量舒适。

方法

1. 三角形绷带展开放于患者手臂和手部上方，三角形绷带的顶点放于肘部，上端放于肩上。

2. 将绷带卷到整个前臂下方，做成槽状支撑手臂（图9.12a）。

3. 将绷带下端绕过患者后背，转到远端肩部的前面。

4. 绷带两端打结处尽可能靠近手指（图9.12b）。

5. 将三角顶点紧紧卷到前臂和绷带之间。

6. 悬吊牢固、舒适，并且手臂抬高处于正确高度后，用安全别针固定折角。

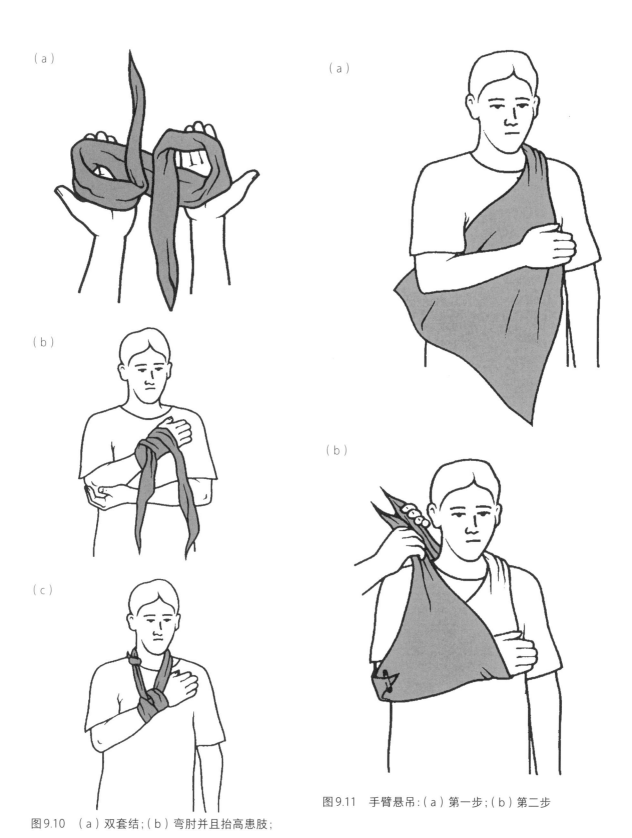

（a）

（b）

（c）

图9.10　（a）双套结；（b）弯肘并且抬高患肢；
（c）悬吊领子和袖口部位

（a）

（b）

图9.11　手臂悬吊：（a）第一步；（b）第二步

（a）

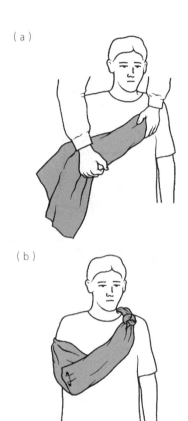

（b）

图9.12　St John悬吊：（a）第一步；（b）第二步

临时悬吊

一个有效悬吊方法是用大型上衣或者风衣制作而成。

方法

1. 衣服袖子绕过颈部，并将两端打结。

2. 将患肢伸入袖子，使用到找到可用的绷带制成的悬吊前。

骨折的重要原则

1. 对于像手臂或者锁骨的青枝骨折，它常没有必要做普通的 X 射线片。

2. 8 岁以下儿童通常愈合时间减半。

3. 1 周内行 X 射线片检查（针对多数骨折）。

4. 影像学愈合时间晚于临床愈合。

其他创伤

肌腱断裂的一期修复

修复断裂肌腱（要在 72 小时以内）需要立即进行一期缝合，最好由有经验的外科医生进行缝合。部分断裂通常不需要手术治疗，而如果肌腱断裂大于 40% 将会非常严重，建议进行一期缝合。

肌腱完全断裂的治疗方法

1. 清理伤口。

2. 将 3/0 尼龙线穿入针，在靠近边缘的切口面穿过肌腱，露 5mm 在外，然后 8 字形缝合（图 9.13a，图 9.13b，图 9.13c）。

3. 两端拉出，收紧松弛的缝线，但是不能让肌腱成团折叠（图 9.13d）。

4. 肌腱另外一端重复以上过程（图 9.13e）。

5. 将两端系到一起，使得肌腱切割部位紧密对合（图 9.13f）。

6. 肌腱之间深埋线结，简短缝线（图 9.13g）。

术后

修复的肌腱要用适当夹板固定在放松位置，维持 3 ~ 4 周。

烧伤和烫伤

烧伤可由火焰 / 火、热的液体、铁和加热器等热的物体、紫外线、电和某些化学物质引起。烫伤可由热液体、热食物或蒸汽引起。

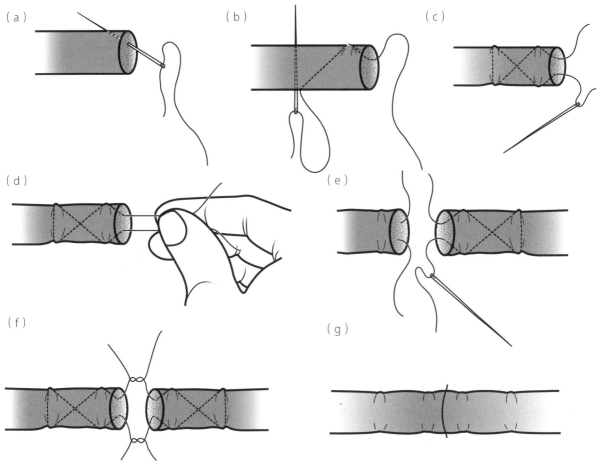

图9.13　肌腱断裂的一期缝合：（a~c）8字缝合；（d）牵拉缝线两端；（e）肌腱另外一端做类似缝合；（f）打结缝线，包埋线结；（g）缝合完成

包括安全原则在内的急救

　　烧伤（尤其是烧伤部位较小时）的立即处理措施是用自来水管等流动的冷水冲洗烧伤部位最少20分钟。不要撕掉烧焦的衣物，但是要剪掉潮湿的衣服。

　　·确保烧伤患者的安全，避免受到进一步损伤或危险。

　　·立即用冷水（15℃左右，最好是流动的水）冷却烧伤部位或烫伤部位至少20分钟。

安全第一原则

　　·如果可以，阻止燃烧过程并且去除热源。

　　·火焰：用毯子将火盖熄（最好应用灭火毯）。

　　——将明火远离头部或用水浇灭。

　　——如果衣服仍然燃烧，可在地上打滚。

　　——如果燃烧部位的衣物没有粘连皮肤，则将衣物去除。

　　·烫伤：去除被热水或热油烫过的衣物。

　　——如果皮肤没有起泡或者粘连衣物，则可将衣物去除。

　　——用冷水冷却至少30分钟。

　　·化学烧伤：去除被化学物质腐蚀的衣物。

　　——清洗或者冲洗烧伤部位至少30分钟。

　　——不要试着去中和化学物质。

　　·电击伤：将伤者脱离电源。

　　——如果不能切断电源，应使用木棍或

椅子挪开伤者（如果伤者与高压电路相连，切勿与其靠近接触）。

有用原则

· 最好使用锋利剪刀剪掉衣物，尤其是四肢的衣物。

· 去除可能导致压迫伤处的物件，如手镯、手表和戒指。

· 使用塑料保鲜膜盖住烧伤部位（不用保鲜膜的前 6cm），条形包裹而非环形包裹。

· 手部烧伤可将手放于塑料袋中。

· 小范围烧伤给予基础的镇痛药物，如对乙酰氨基酚。

· 烧伤后 3 小时内，流动的冷水冲洗伤处非常有效。

· 伤处冷却，患者保温。

不能做的事

· 刺破水疱（需要医务人员进行）。

· 应用乳剂、油膏、脂膏、润肤霜。

· 应用粘连型或柔软棉质敷料。

· 给儿童烧伤部位涂抹黄油、石油或冰水。

烧伤类型

有三种不同程度的烧伤类型。

· 浅层烧伤——仅仅累及皮肤表层。皮肤外观红润，并且疼痛。

· 部分皮层烧伤——引起较深部位损伤。烧伤部位外观红润、有水疱、脱皮、肿胀，并有黄色液体渗出，疼痛明显。

· 全层烧伤——损伤整个皮层。烧伤部位颜色呈现蜡白或焦黑，痛觉可能很轻或者消失。

谨记

阻止燃烧的时候，你要考虑自身安全。

· 如果火烧——停下→倒下→翻滚。

· 如果化学烧伤——除掉相关物质，使用大量清水冲洗。

· 如果发生电击——关闭电源。

以下烧伤需要转到专科医院

· 烧伤面积大于 9%，尤其是儿童。

· 婴儿烧伤面积大于 5%。

· 所有深度烧伤。

· 重要或者关键部位烧伤（如面部、手、会阴／生殖器、脚）。

· 烧伤伴发潜在问题（如电击伤、化学烧伤、周围损伤）。

· 怀疑吸入性损伤。

· 怀疑儿童或易受攻击群体发生非意外伤。

· 老年人、12 岁以下儿童和孕妇烧伤。

需要充分缓解疼痛。运输过程中，继续使用细水喷雾冷却烧伤部位。

严重烧伤

严重烧伤是指成人烧伤面积大于体表面积 20%，儿童大于 10%。作为指导原则，单上肢面积占体表 9%，单下肢面积占体表 18%，成人面部占 7%，儿童面部占 16%。儿童烧伤面积见图 9.14，其中包括用于估算烧伤程度的 Lund-Browder 表。

严重烧伤是一种医疗紧急情况，需要紧急处理治疗呼叫 120 或 999。

第一时间送到医院指南（烧伤科）

· 全层烧伤——成人烧伤面积超过体表面积 10% 和儿童超过 5%。

· 深部和关键部位的部分皮层烧伤——手、脚、面部、关节、会阴和（或）生殖器。

· 环形烧伤——围绕四肢或者躯干一圈。

· 呼吸道烧伤／吸入性损伤（数小时后才出现症状）。

· 电击伤。

· 化学物质灼伤。

常用的比较合适的烧伤敷料

· 稀织可留置的有弹性的黏附材料（例如，Acticoat^AM，Fixomull^®，Mefix^®）。需要每天进行

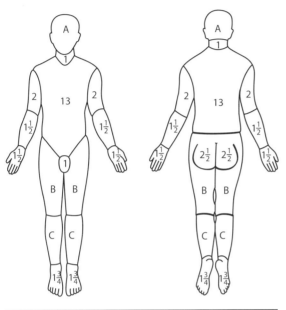

部位	年龄	1	5	10	15	成年人
A=$\frac{1}{2}$头		$9\frac{1}{2}$	$8\frac{1}{2}$	$6\frac{1}{2}$	$5\frac{1}{2}$	$4\frac{1}{2}$	$3\frac{1}{2}$
B=$\frac{1}{2}$一侧大腿		$2\frac{3}{4}$	$3\frac{1}{4}$	4	$4\frac{1}{4}$	$4\frac{1}{2}$	$4\frac{3}{4}$
C=$\frac{1}{2}$一侧小腿		$2\frac{1}{2}$	$2\frac{1}{2}$	$2\frac{3}{4}$	$3\frac{1}{4}$	$3\frac{1}{4}$	$3\frac{1}{2}$

图 9.14　Lund—Browder 表：估计儿童的烧伤程度

1 次或者 2 次清理浆液性渗出液，然后重新更换外层绷带，持续 7 天。

·半渗透性的透明敷料（例如，OpSite® 和 Tegaderm^{AM} 胶膜）。

·凝胶（例如，Comfeel® 和 dodem®）。

·石蜡浸润的纱布（例如，Jelonet^{TM} 和 Unitulle）。

治疗

1.烧伤部位非常表浅——皮肤完整：可以仅仅应用温和抗菌剂，如果起疱，则要检查。

2.烧伤部位表浅——皮肤起疱：应用吸水敷料（例如，石蜡纱布）包扎，促进上皮再生（例如，水状胶质单、水凝胶布单）。每天更换 1 次或 2 次可以留置的弹力胶材料（例如，Fixomull®、Mefix®、OpSite®）清理浆液性渗出液，然后重新更换外层绷带，持续 7 天。

爱银康（Acticoat^{TM}）

一种银浸润的敷料受到多个烧伤医院的青睐。这种敷料更合适较深的表层伤口，主要的适应证包括急性烧伤、局部增厚感染或者受污染的伤口。

急救之后针对急性烧伤的方法

·清洁烧伤区域之后使用爱银康敷料，黑色的那面对着伤口。

·再盖上两层的 Jelonet^{TM} 敷料，接着盖上干燥的纱布或垫料。

·缠上松弛的绷带或松弛的弹力网以保证伤口安全。

如果伤口干燥，可以在使用爱银康之前在伤口上使用凝胶（例如，Intrastle® 凝胶）。

注意： 伤口必须保持潮湿，否则容易出现皮损和延迟愈合。

患者敷料保留指南

·第一个 24 小时：保持干燥。如果敷料出现任何液体渗出，将其用干净纸巾拍干。

·第 2 天起：每天清洗敷料 2 次。使用温和的肥皂和清水进行，漂净后拍干，不要浸泡，漂净即可。不要拿掉敷料，因为这样可能引起疼痛，损伤伤口。如果伤口红热或肿胀，或者疼痛加剧，要及时去诊所。

·第 7 天起：拆除敷料，去诊所前 2 小时，用橄榄油浸泡敷料，然后用食品保鲜膜包裹覆盖。

注意： 敷料必须用油浸泡（例如，橄榄油、婴儿油、柑橘油或花生油）。清除"突出的水泡"，仅仅去掉影响皮肤循环的水疱即可。

·深度烧伤：如果渗出量大，则要应用如下方法进行处理。

——Solosite® 凝胶，Solugel® 或类似凝胶。

——非黏性中性敷料（例如，Melolin）。

——脱脂纱布或脱脂棉（较大范围烧伤）。

每 2 ～ 4 天更换 1 次敷料。可能需要外科手术治疗，包括皮肤移植。

暴露（伤口开放法）

· 伤口保持开放状态，不用敷料（适合面部、会阴或单纯表面烧伤）。

· 每 24 小时重新涂抹 1 次抗菌乳膏。

敷料（伤口封闭法）

· 适合环形伤口。

· 用非黏着性薄纱覆盖乳膏涂抹部位（例如，石蜡纱布）。

· 用吸水纱布包扎。

· 必要时应用石膏夹板。

手部烧伤

对于手的表浅水疱性烧伤或者身体其他部位类似烧伤，需要应用如上所述的留置弹性黏着敷料条，可与手指贴合很好，应用外绷带包扎。7 天后回诊所前将敷料浸泡于油中 2 小时。

迅速测验手部有无神经损伤

手臂或手发生烧伤之后，可能出现神经损伤，检查手烧伤时，需要掌握三个主要神经（正中神经、尺神经和桡神经）的简单测验方法。

迅速检查手的神经损伤

嘱咐患者做以下手形。

· 四指并拢（图 9.15a）——如果可以做到，则尺神经完好无损。

· 五指并拢并且靠近拇指（图 9.15b）——如果可以做到，则正中神经完好无损。

· 拇指"触发试验"——即向后拉伸——如果正常，则桡神经完好无损（图 9.15c）。

手臂神经损伤总结

· 尺神经——小指不能外展。

· 正中神经——拇指不能外展。

· 桡神经损伤——拇指不能伸展。

Froment 征

患者用拇指和示指用力捏紧一张纸，此时检查者努力将纸拉出。Froment 征阳性，则会出现拇指指间关节明显屈曲而难以夹紧纸片。这是因为尺神经深支损伤，导致拇内收肌活动丧失，拇长屈肌收缩代偿过度。

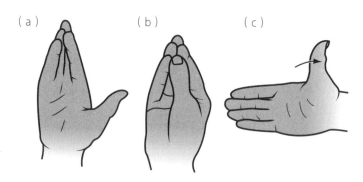

图9.15 快速检查手部的神经损伤：（a）尺神经；（b）正中神经；（c）桡神经

参考文献

1. Fong J, Wood F, Fowler B. A silver coated dressing reduces the incidence of early burn wound cellulitis and associated costs of inpatient treatment. Burns, 2005; 31: 562－7.

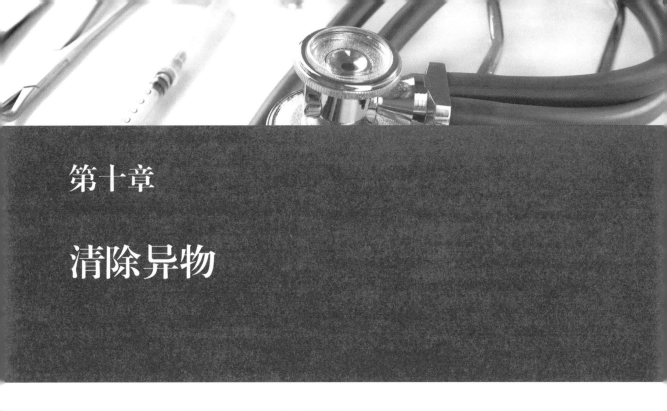

第十章

清除异物

重要提示

未诊断出异物的存在是全科医生常发生的医疗事故。定位并且清除异物特别重要，尤其是儿童身上的木片、交通事故和酒吧打架之后身体中存在的玻璃碎片及儿童脚里的针等金属物。

清理蛆虫

常见绿头苍蝇的蛆虫可出现在身体最意想不到的部位，并且极难清除。

这种不寻常的问题可能发生在不注意卫生的人群中，如酗酒人员和流动散工，以及伤口暴露的患者。常见的易于滋生蛆虫部位是眼睛、耳朵、昏迷患者的创伤性伤口及侵蚀性溃疡。

眼睛

如果患者不注意个人卫生，而症状表现为眼睛发红和明显肿胀，则要怀疑是否出现蛆虫寄生（图 10.1）。蛆虫受到外界干扰之时，将会爬行到结膜里，并且难以察觉和清除。

方法

1. 灌注局麻药（如丁卡因）。

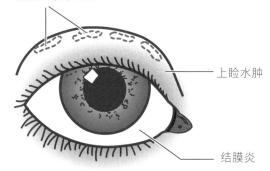

图 10.1　眼内蛆虫

2. 灌注两滴毒扁豆碱或毛果芸香碱，用以麻痹蛆虫。

3. 使用小钳取出蛆虫或者冲洗眼部。

伤口

大量蛆虫扭动是个难题，必须使其不能活动。过去的"绝招"是使用氯仿，其实乙醚也同样有效。

方法

1. 使用麻药灌注感染伤口，直到蛆虫停止活动。

2. 仔细清除所有蛆虫。

使用葡萄糖

蛆虫寄生部位应用10%葡萄糖。如果无效，则使用50%葡萄糖。

清理水蛭

水蛭种类很多，但是最麻烦的是黑色小水蛭，这种水蛭在澳大利亚新南威尔士州、维多利亚州和塔斯马尼亚州的潮湿森林中常见。主要问题是，清除紧贴眼睛或男性尿道口等棘手解剖部位的水蛭具有困难。

不应尝试用手取出水蛭，有些方法可以诱导水蛭迅速"跳出"。

· 应用高热物体。
· 应用食盐。
· 应用清洁剂。
· 应用牙膏。
· 用小刀将水蛭切半。

方法

小心将高热物体靠近水蛭尾端。这个物体可以是熄灭火柴的热尖端（图10.2）或回形针的加热端，水蛭立马跳出！

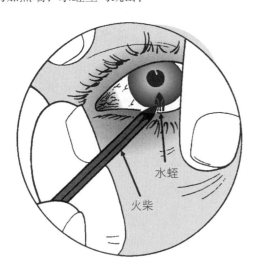

图10.2 去除眼内水蛭

清理蜱

蜱类的某些物种，特别是瘫蜱（全环硬

蜱），对于人类非常危险，尤其是儿童。如其附着在头部和颈部，将会是个严重问题。由于不能区分有害性蜱和无害性蜱，因此必须及早去除，严重的可能会导致患者需要辅助呼吸机。应该将蜱完全去除，绝对不能将蜱的口器留在患者体内。不要试图抓蜱，也不要试图拖拽，这根本不能将蜱取出，而且还会因此使蜱将毒素注入体内。

作为诊室方法，许多医生使用精细钳（fine forceps）或镊子抓住蜱的头部，尽可能贴近皮肤，迅速旋转将蜱侧身拉出。现成的具有专利的蜱去除设备可能有效，这种方法虽然可行，但是没有下述方法有效。

灌木急救除蜱方法

1. 用汽油、煤油或Rid®驱虫剂将蜱虫浸润3小时。

2. 用结实的线在蜱头部绕圈，尽可能贴近皮肤，迅速拉动。

替代方法

· 每12小时涂抹1次茶树油——留置24小时，然后清除。

· 使用棉签把5%醋酸用力涂抹到蜱上，等待30分钟，然后棉签尾端逆时针转动，直到去掉蜱。

极度冷冻

使用液氮冷冻蜱，然后将蜱完全去除。

利多卡因麻醉法

将1%利多卡因浸润在蜱的头部下方和周围。然后蜱应较易去除，因为口器固定不动并且外翻。如果仍然未能去除，则需要换用诊室方法。

缝合材料打圈法

1. 选取3/0尼龙线或丝线或牙线等长线。

2. 在蜱上打圈并系一简单的线结。

3. 将尼龙线与皮肤持平，缓慢拉紧蜱颈上的线结。

4. 迅速旋转将蜱拉出。

诊室方法

1. 蜱嵌入部位的周围皮肤浸润少量局麻药。

2. 用 11 号或 15 号手术刀片做一很小切除，包括蜱的口器，确保将蜱完整去除（图 10.3）。

3. 小缺口可用急救绷带（或无菌胶条）进行封闭。

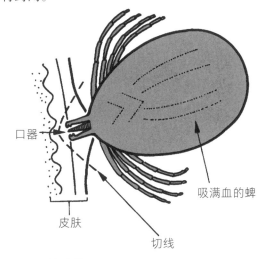

图 10.3　清理蜱

钻取组织法

一个非常实用的方法是注射局部麻醉剂，然后钻取组织，以便清理整个蜱。如果钻孔大小与蜱虫大小不符，可以将蜱头部以下部分切下，然后钻取口器部分，使用滑轮缝合（图 1.14）闭合伤口。

清除手指上的戒指

时常有人需要从肿胀的手指上拿掉戒指。按照以下方法可以避免破坏珍贵的珠宝。

方法

1. 使用针、曲别针或发夹，戒指下方穿过牙线（最好）、绳或线（或 Mersilk 线，图 10.4a）。戒指应该位于指骨最狭窄处。

2. 戒指远端的手指上涂抹大量凡士林膏或湿肥皂，在靠近戒指处向手指远端绕线 6 圈（图 10.4b）。

3. 手紧握绳子一端（B），戒指上方拉绳子近端（A），与远端线圈最初缠绕方向相同（图 10.4c），稳稳拉开线圈。此时应用戒指周围的绳子压力，迫使其向手指远端移动。远端绳子通过压力，也有助于减轻水肿。

多数情况下，戒指将会略带不适或没有任何不适地滑落，而且不会损伤戒指或手指。

有时可能需要指神经阻滞。

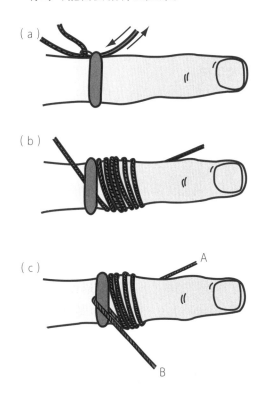

图 10.4　去除指环:（a）通过发夹或针在指环下穿线;（b）使用大量凡士林后，靠近戒指处向手指远端紧密绕线;（c）牢固拿住 B 端，解开 A 端线圈

清除皮下碎片

清除皮下碎片是个难以处理的常见问题。有种方法可以代替使用尾镊或做较宽的切口，这种方法应用一次性皮下注射针扎住碎屑（图 10.5），然后用作杠杆将碎屑挑出皮肤。

花刺或木刺等反应性物体需要尽快清除。

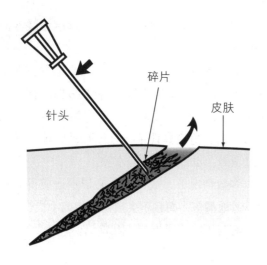

图10.5　清除皮下碎片

浅表水平碎片

这些碎片通常可以摸到。应用消毒剂清毒并用局麻药浸润，使用 15 号手术刀片在碎片上方切开皮肤，完全暴露碎片，用手术刀片或尾铗清理碎片。

或者，应用无菌 19 号针头在皮肤上做轻快滑动数次，去除碎片上方皮肤，然后借助精细钳将碎片挑出。

垂直碎片

这种碎片更难取出，但是通过在碎屑上方做一表浅环形切口，碎片深部周围环绕切开，这样可以取出碎片。用小钳可将含有碎片的游离组织一并取出（图 10.6）。

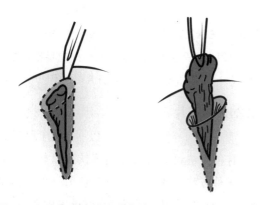

图10.6　垂直碎片的清除方法

清除皮肤上仙人掌、仙人球和类似植物的刺

皮肤上轻轻贴附黏着性敷料，如 Fixomull® 或者 Mefia® 胶布。然后顺着毛刺扎入方向从皮肤上拽下敷料，即可去除毛刺，若不顺着这个方向，毛刺将会在皮肤层面断裂，部分留在皮肤。

检测皮肤下细小的碎片——软肥皂法

所要解决的问题

找出难以察觉的皮肤上的细微异物，如仙人掌刺和玻璃碎片。

方法

1. 将软肥皂轻轻涂抹于皮肤。肥皂使得异物易于察觉。

2. 使用取裂片的镊子（或其他类型的镊子）清除异物。或者在皮肤上涂抹脱毛蜡帮助清除异物。

检测皮肤碎片

有经验的医师通过高分辨率超声检测，可以帮助异物的诊断和清除。表 10.1 显示的是 X 射线和超声的效果对比。

CT 扫描也非常有效。

表 10.1　X 射线和超声的效果对比

材料	X 射线	超声
木材	差	好
玻璃	好	好
金属	好	好
塑料	一般	好
植物（如刺）	差	好

清除埋入的细杆

通过触诊和外在瘢痕，可以发现皮下组织 4cm 长的细杆（如果不能触诊，需要使用超声诊断）。细杆周围使用局麻药浸润麻醉，用手指触诊确定细杆一端，然后处理和压迫，以便另外一端"撑起"皮肤。从细杆外端做一切口，然后沿着细杆周围钝性分离，直到暴露充分后清除细杆。

检测金属碎片

检测皮下金属碎片的一个简便方法是使用磁铁在皮肤上方走行（磁铁越大越好）。如果金属"撑起"皮肤，则该处可以作为切口部位。

清除鱼钩

这里介绍六种清除鱼钩的方法，有些方法去除方向与鱼钩进入方向相同，顺着倒钩，而有些方法与鱼钩进入方向相反，背对倒钩。建议方法 4 和方法 5 作为首选处理方法。

方法 1

1. 鱼钩前方及其下方注射局麻药 1~2ml。

2. 用剪钳或老虎钳在鱼钩针眼下方切断钩柄（图 10.7a），另外，在此点反复折弯，会导致钩柄断裂。

3. 用持针器夹住钩柄，经皮压迫倒钩部位，然后拔出鱼钩。

方法 2

1. 沿着如图（图 10.7b）方向迅速拉动，多数情况下倒钩会沿着原来路径露出皮肤。

2. 然后可以轻易剪断倒钩，即可取出鱼钩剩余部分。

无须手术器械，简单一把钳子或剪钳即可，但是倒钩剪断时，所有在场人员应该闭上眼睛。

方法 3

1. 鱼钩周围注射局麻药 1~2ml。

2. 用结实的动脉钳夹住鱼钩的倒钩部位。

3. 用 D11 手术刀沿着鱼钩位置切开组织，游离倒钩（图 10.7c）。

4. 用动脉钳拉出鱼钩。

方法 4

很多渔民使用这种方法，用绳子或钓鱼线绕圈，用力回拉线圈，完整取出鱼钩。无须麻醉和器械——仅仅需要钢铁般的意志，尤其是初次尝试的人员。

1. 选取 10~12cm 长的线，并且打成环状。一端钩住鱼钩，另外一端钩住手指。

2. 另一只手下压钩柄，沿着倒钩拉出方向。

3. 此时敏捷迅速拖拽绳线（有人发现使用直尺钩住线圈的拉钩效果比较理想）。

4. 延拖拽方向，将鱼钩拽出（图 10.7d）。

注意： 必须大胆、果断、自信，并且迅速，因为犹豫不决地试图拉出没有效果。

对于难以处理的情况，使用局部麻醉药浸润可能更为合适。相比短小线圈，将长的钓鱼线在鱼钩上打上双圈然后用手拖拽将会有效。

方法 5

这种方法沿着鱼钩进入皮肤方向的路径将其拔出。有人认为这种方法最好。

1. 在鱼钩针眼处穿线绕圈。

2. 在鱼钩的前弯曲处绕圈。

3. 用非惯用手紧紧拉直针眼处线，保持鱼钩绷紧。

4. 然后用惯用手迅速外拉鱼钩弯曲处线，以便鱼钩拉出（图 10.7e）。

注意： 不要使鱼钩失控飞出。

方法 6：爱尔兰法（卡斯尔顿贝尔法）

原则

用针斜面盖住鱼钩的倒钩，针必须足够大（例如，17G 或 19G），并比倒钩尖端大，去除鱼钩时没有阻力。

方法

用胰岛素型注射器向实际穿刺伤口中注入局部麻醉药 0.5~1ml，等待 10 分钟。

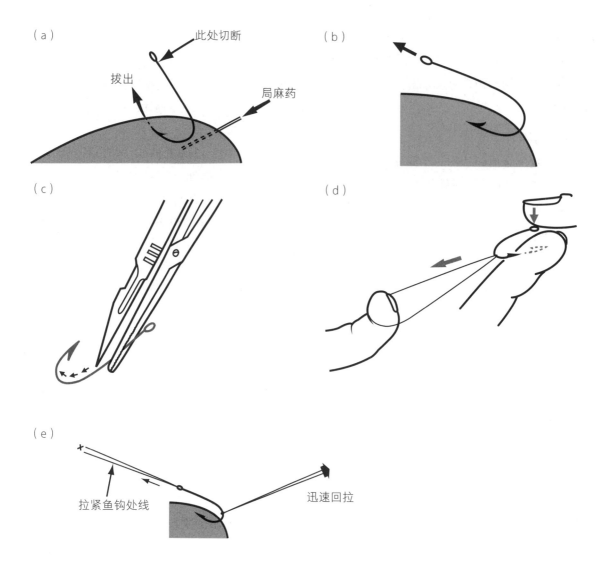

图10.7　5种去除鱼钩方法：（a）切断钩柄；（b）切断倒钩；（c）切开皮肤；（d）完整去除；（e）使用双线法

用19号针从鱼钩进入的伤口处沿着鱼钩穿入，直到倒钩阻碍针头前进（确保针斜面朝着鱼钩）。鱼钩的锐利尖端位于针孔之中（图10.8a）。

反向拔出鱼钩和针，回抽比较容易，因为针孔盖住了倒钩，所以鱼钩拔出没有阻力（图10.8b）。

温馨提示

有些倒钩拔出过程会向一侧稍微偏斜（向左或向右）。如果患者可以拿到鱼钩样品，将对此有所帮助。

先在熟的香肠上练习可有助于使你相信这项操作很简单，以顺利完成。

枪穿透伤

主治医生针对不同类型的枪伤，治疗决策不同。以下方法可以作为指南，包括各种类型子弹对身体造成的特殊危险。

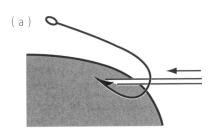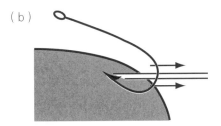

图10.8　（a）针斜面抵住倒钩;（b）用针去除鱼钩

枪伤

气枪

原则是清除皮下弹丸,但是深部弹丸不予处理,除非位于重要结构内部及其周围（如手腕）。一个特殊常见的问题是眼眶内的弹丸,这种情况通常损伤很小,并且可以留置不管,但是转诊给眼科医生治疗更合适。

0.22 步枪（豌豆步枪）

治疗原则相同,但是必须应用 X 射线片准确定位子弹位置。特别注意腹部损伤,应该仔细观察,因为内脏穿孔的首发症状和体征可能很不明显。

0.410 猎枪

这种猎枪的子弹通常只有近距离穿透才有危险。同样,原则上不要清除深部子弹——或许只有浅表子弹才能触及。

12 号猎枪

这种强力的猎枪数米范围内能够产生广泛的损伤,并且难以处理,可以不予处理。

压力枪损伤

压力枪内注入油脂、石油、油漆等类似物质（图 10.9）将会引起严重损伤,需要减压处理,并且清除这些物质。

油脂枪和喷漆枪

将油漆或油脂高压注入手内,如果想要避免截肢,需要紧急手术。这种损伤可能看似轻微的损伤,不久后手不会出现不适感。然而,随后可能出现局部缺血、化学刺激和感染,伴随手指坏疽,最坏的情况是由于硬化而致爪形手,需要立即进行减压治疗,仔细清除所有异物和坏死组织。

注入油类

如果喷枪内注入油,意外喷入手内也可引起局部组织坏死等严重问题。如果注入手指中,可能需要截肢。这类注射常见于家禽养殖场中,此处需要对很多家禽害虫进行注射处理。

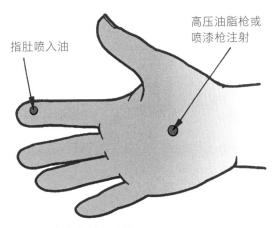

图10.9　意外注射入手部

耳鼻喉

清除各种异物

从儿童鼻子中取出异物是一项相对紧急的操作，因为会有吸入、窒息的风险，这种原理同样也适用于耳朵。

应该在良好照明下使用鼻窥器检查鼻腔。用拇指指肚上压鼻尖，不要试图使用普通镊子取出鼻中异物。

异物清除方法总结

1. 最好在异物后方穿过一器具，然后向前拉出，器具举例如下。
   · 咽鼓管导管（图 10.10a）。
   · 探针用来滚出异物，如弯形刮匙。
   · 弯曲发夹。
   · 弯曲回形针。

2. 如果是软的异物（例如，纸、泡沫橡胶、棉毛），钩出最为有效，这种方法对鼻内异物更合适。器具举例如下。
   · 异物取出器（图 10.10b）。
   · 鳄鱼钳（图 10.10c）。

3. 应用抽吸装置，使用器具如下。
   · 橡胶导管。
   · 小吸管。

4. 刺激鼻中异物（例如，白胡椒粉撒入鼻中诱发喷嚏）。

5. 吹气法。

软性异物

钩取法最适合软的异物，如纸、泡沫橡胶和棉毛。

方法

在良好照明下，注意不要将物体推得更深，用鳄鱼钳或异物取出器抓住异物，然后轻轻取出。

(a)

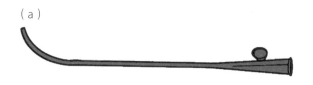

(b)

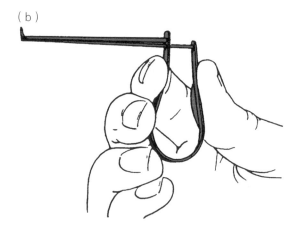

(c)

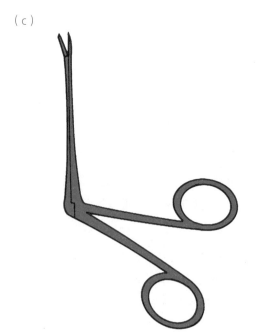

图10.10　取异物的器械:(a)咽鼓管导管;(b)异物取出器;(c)鳄鱼钳

探针法

图 10.11 示的这种方法使用头镜或头灯和薄探针以帮助清晰看见异物。

方法

1.探针导入异物下方，仅仅越过一点（图 10.11a）。

2.将其作为杠杆，应用探针尖端从阻塞的通道中使得异物滚出（图 10.11b，图 10.11c）。

3.这种方法似乎对于软硬异物都适用。

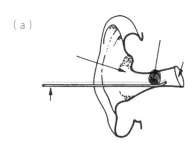

（a）

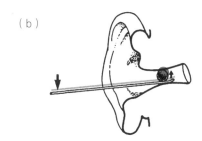

（b）

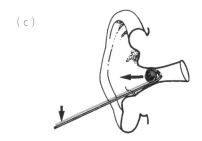

（c）

图 10.11　取出耳内异物：（a）探针放在异物下方；（b）通过下压探针外端，抬高探针尖端；（c）持续应用杠杆方法使异物滚出

弯曲发夹法

这种方法需要使用老式发夹（边缘有褶），将其弯曲大约 30°。

方法

1.将发夹背端伸到异物后方。

2.下压发夹钩到异物。

3.轻轻拉出异物（图 10.12）。

4.这种方法无痛并且高效，其他异物取出方法可能会把异物推得更深。

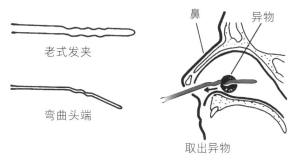

图 10.12　使用发夹取出异物

弯曲回形针法

可用回形针做成简单有效的一次性器具。

方法

1.如图 10.13 所示，打开回形针，两端两个弯曲处仍然不变。

2.改变回形针弯曲角度。尖头应该弯曲靠近直端，避免引起创伤。如果想要增加弯曲程度，可以使用小动脉钳，应该使用较大的环作为手柄以更有效地取出异物。

3.成角端轻轻越过鼻中或者耳道的异物，作为"舀勺"取出异物。

注意：记住只有耳道或鼻腔的异物容易看见之时，才可应用这种方法取出异物。回形针法不适合取出深部异物，患者的配合也很重要。

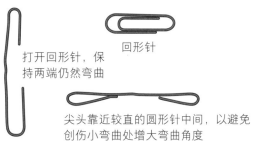

图 10.13　使用弯曲回形针取出异物

橡胶导管吸引法

以下是从儿童耳朵或鼻腔取出异物的相对简单无痛的方法。

仅仅需要直的橡胶导管（大型），可能还需抽气泵，这项操作可能导致受惊儿童感到极小不适，避免全身麻醉，相比机械取出圆珠等异物而言，此法创伤较小。

方法

1. 垂直切割导管一端（图 10.14a）。

2. 切缘涂抹凡士林。

3. 此端靠近异物，然后抽气吸引。

用嘴抽气可以用于近期进入或"干净"的异物，但是如果可以，最好使用温和的抽气泵（图 10.14b）。

最好靠近异物之后再开始导管抽气，因为抽气的嘶嘶声可能吓到孩子。

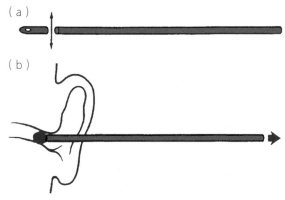

图10.14　使用橡胶导管取出异物：（a）末端附近切断导管；（b）抽吸（用嘴或泵）

鼓气耳镜配合真空技术法

如果儿童鼻腔或耳朵内的异物不用全身麻醉难以取出，这种方法对付这种情况比较有效。该法类似于橡胶导管吸引法，导管一段被切除，通过用嘴抽吸来取出异物。

方法

· 去除装置一端之后，连接鼓气耳镜。

· 挤压球囊，产生真空效应。

· 将橡胶管末端对准异物（图 10.15）。

· 松开挤压球囊的手，以便产生吸引力。

· 取出异物。

这种方法对于取出圆珠等光滑圆形异物非常有效。

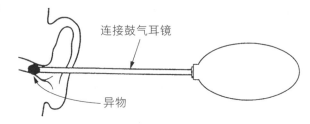

图10.15　橡胶导管对准异物

组织黏胶和塑料棉签法

方法

这是一种简便方法，运用探针迅速粘住异物。如果异物处干燥，而且是光滑平整时，效果最好。

1. 在中空塑料棉棒或修指甲用的签的一端涂抹少量的氰基丙烯酸酯或组织黏胶。

2. 将其放入耳道（或鼻腔），用胶粘住异物（前提可以准确触及并且适合），约 1 分钟。

3. 轻轻牵拉清除异物，可能还需手指的外部压力加以帮助。

注意：避免接触皮肤或黏膜。

如果意外沾到皮肤，可用丙酮溶解清除。

一线吹法

按压通畅的那侧鼻孔，嘱咐孩子坐着配合，吹出鼻腔异物。

"吻和吹"法

这种方法也称为"妈妈的吻"法，适用于可以配合的儿童，珠子或硬豌豆等坚硬圆形异物堵塞到前鼻孔时适用。

方法

1. 用手指轻轻堵住通畅的鼻孔。将嘴放在孩子的嘴上，向孩子嘴中吹气，直到感觉轻微受阻（这表明声门关闭）。

2.迅速吹气，致使异物"蹦出"。

为了让孩子的配合，可以要求孩子给医生一个"吻"（或任何计策使得能把嘴放在孩子张开的嘴上）。更好的办法是向孩子父母解释这种方法，鼓励父母来做（最好是母亲做）。

任何应用这种方法的情况（摘自新英格兰医学杂志的一篇报道），两次尝试之后异物会蹦出，因此可以避免全身麻醉和气管插管。

· 如果难以取出，可向鼻中灌注鼻充血减轻剂，20分钟后重新再试。

注意事项

· 如果异物为圆盘（纽扣）或者电池，应征求专家指导。

· 要留心异物误吸的风险。

耳朵异物的一般原则

耳朵异物的主要危险在于清除草率。

冲洗法对于小的异物安全有效。

豌豆等植物性异物遇水膨胀，最好不要冲洗。

昆虫常常在鼻道，尤其是较热区域，在可以看见的情况下将其冲出或者用镊子取出。

蛆虫会引起耳朵疼痛，并且清除困难——甘汞粉末吹气法通常治疗有效。

耳中昆虫

活虫应该引诱出来，或者先用温水（首选）、生理盐水或橄榄油灌注将其杀死，必要时要用温水冲洗耳朵。最清洁的方法是用注射器向耳道中轻轻滴入 4~5ml 温水或生理盐水，然后在昆虫爬到出口时用镊子将其夹出。已经引起耳道化脓的死苍蝇最好通过吸引取出。蛆虫最好用毒扁豆碱滴液杀死，其他滴液也能有效，然后可以冲洗耳朵。

注意：通过注射器钝的一头或者通过蝴蝶针（或者其他类型塑料管）注射 1% 利多卡因 2ml 也同样有效。

注意：Waxso® 滴液的成分可能会造成问题。橄榄油难以冲洗，所以优先选择清水或生理盐水。

耳中飞蛾

患者感到非常难受，会在夜晚紧急就诊。

家中急救方法

指导患者向耳朵内滴入温水、橄榄油或类似制剂，用以麻痹飞蛾（图 10.16a）。

注意：理想情况下，应该将橄榄油缓慢加温，如将油瓶在水龙头的热水下冲洗一小段时间。

诊室方法

用温水即可冲出耳中飞蛾（图 10.16b）。

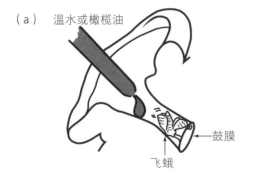

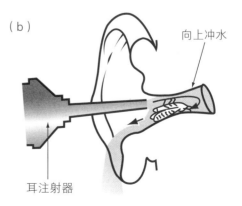

图10.16　耳内昆虫：（a）急救；（b）诊室方法

耳中棉絮

一个常见问题是自己清理耳朵时从棉棒上脱落棉絮，可见于耳道深处。

方法

选取一个牙髓针，将其尾端卷成小钩。直视下插入耳朵时，可以轻易钩住细小棉絮，然后即可取出异物（图 10.17）。

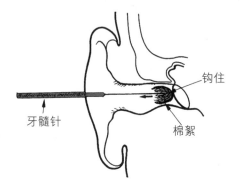

图 10.17　取出耳内棉絮

喉咙鱼刺

如果可以定位疼痛位置，并且患者吞咽［水和（或）面包］不会造成严重疼痛，不管是否进餐结束，都需要了解鱼刺类型（鳕鱼鱼刺非常危险）。喉咙喷洒局麻药后，使用额镜和牙镜寻找鱼刺。

鱼刺通常卡于扁桃体或舌根处，此处口腔检查可见。如果未能看到，则需要使用鼻咽镜进行深入检查。

如果没有助手帮忙移除鱼刺，可以应用喉镜定位鱼刺，然后使用口腔科用钳或插管钳取出鱼刺。

如果出现严重疼痛和肌肉痉挛，或 X 射线片检查显阳性，则需给予肌内注射抗生素，并且转到耳鼻喉科治疗。

生殖器和肛门

解除阴茎上的拉链

患者意外将阴茎前部皮肤拉入拉链，他会试图解脱，但是这种努力不仅非常疼痛，而且会将皮肤拉得更紧。应该首先用矿物油润滑拉链，然后尝试解开拉链。

以下的方法简便有效，可以松开皮肤，但会破坏拉链。

简便"首试"方法

两手分别抓住拉链上方的两侧，然后迅速用力向外向下拉开。通常会导致拉链脱落并且松开阴茎前面皮肤，这种方法往往十分疼痛。

器具法

方法 1

1. 从裤子上剪下拉链。

2. 在卡压皮肤下方浸润局麻药，或者在阴茎根部皮肤（环形阻滞）浸润局麻药。

3. 用钳子等类似物夹紧拉链。用力按压直到拉链破碎松开皮肤（图 10.18a）。

方法 2

使用锋利刀片等适当器具，从拉链下方尽量靠近拉链处切断（图 10.18b），然后皮肤就会与拉链分离。

方法 3

局麻药浸润之后，选取一个对角型剪线钳，然后在拉链上方剪断拉链滑块正中部分（图 10.19），然后滑块碎成两半，拉链咬齿即轻易分离。

（a）

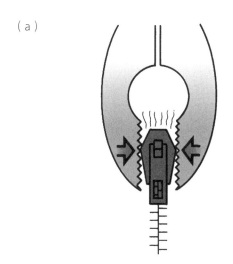

（b）

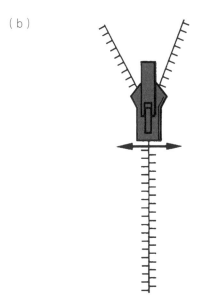

图 10.18　去除阴茎上的拉链

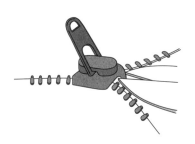

图 10.19　剪断拉链滑块中间部分去除阴茎上的拉链

去除紧塞入阴道的卫生棉

与此操作相关的问题是手术过程会有难闻的气味，让患者和医生极度尴尬。

处理

在良好的视野下，用海绵钳夹出卫生棉，将其迅速浸于水中。应该将一碗水（可用一个旧的冰激凌容器）尽可能靠近阴道口放置，让卫生棉可迅速浸入水中使得恶臭气味变淡。

方法

1. 检查：通常使用 Sims speculum，采用 Sims 卧位（半坐卧位，可以采用其他姿势）。

2. 取出：用海绵钳（背面，图 10.20a）夹取卫生棉。

3. 处置：把卫生棉迅速放入水中，但不松开海绵钳（10.20b）。然后卫生棉和水快速从厕所冲走（除非化粪池系统存在排水问题）。

也可优先选用其他处理方法，如将夹持钳和卫生棉从水中拿出，然后将卫生棉放入自制的密闭塑料袋中。

注意：水管工协会警告不要将卫生棉经马桶冲入下水道，可能会堵塞马桶。

手套取出法

戴上手套后，用手取出卫生棉，然后翻转手套将卫生棉套入内部，这也是一个可取的处理方法。

粪便嵌顿

粪便嵌顿（fecal impaction）是个复杂的问题，表现为直肠检查中粪便硬度加重，并且与便秘或假性腹泻有关。常常出现于儿童或老人。出诊时（如果医生没戴手套），直肠检查的一个较好方法是手指周围涂抹湿肥皂，使其在指甲下结块（以免刮破），然后用保鲜膜包裹，最后涂抹凡士林。

使用有效的老式灌肠法（水要热、水位高而

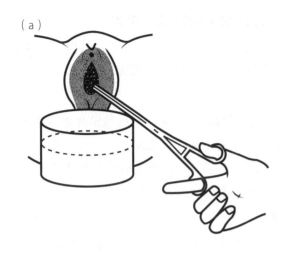 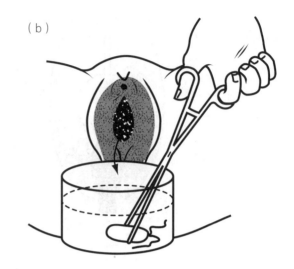

图10.20　取出卫生棉

且需要大量水）之前，可以使用5mlMicrolaxml灌肠剂。医生可以携带，插入非常简单，而且最为有效。

手动解除粪便嵌顿

极少数情况下必须借助手动解除粪便嵌顿，这种方法引起的不适人感最强烈。然而，如果使用芳香消毒剂，将粪便挤出或收到喷有消毒剂的盘状器皿或最好是装水的容器中，则这项操作可能无气味。大的塑料覆盖物有助于限制气味散发。

通过上述操作并且充分用药（如静脉注射地西泮，如果存在硬粪石需要静脉注射吗啡），可以减少不适和尴尬。

去除阴道或直肠内的振动器

手动去除阴道内的振动器或类似物通常没有问题，但是若不进行麻醉，从直肠中（如果异物位于高位）去除可能比较困难。

参考文献

1. Chan C, Salem G. Splinter removal. American Fam Physician, 2003; 67: 2557－62.
2. Cook SC, Burton DM & Glasziou P. Efficacy and safety of the 'mother's kiss' technique: a systematic review of the case reports and case series. CMAJ 2012. DOI:10.1503/cmaj.111864
3. Purohit N, Ray S, Wilson T & Chawla OP. The 'parent's kiss': An Effective Way to Remove Paediatric Nasal Foreign Bodies. Ann R Coll Surg Engl. 2008 July; 90(5): 420－422.
4. Porter R S, Kaplan JL. The *MERCK Manual of Diagnosis and Therapy* (19th edn). New Jersey: Merck Research Laboratories, 2011: 3239.

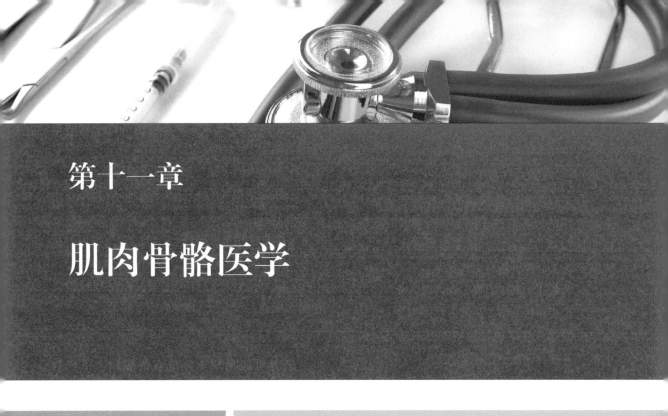

第十一章

肌肉骨骼医学

颞下颌关节

颞下颌功能障碍

　　有些患者的颞下颌关节（TMJ）会疼痛并发出"咔嚓"声，对全科医生来说，这较为常见。如果不存在明显牙齿咬合不正和类风湿性关节炎等器质性病变，简单锻炼可以在大约2周内缓解颞下颌问题。下面介绍三种替代夹板疗法的治疗方法。

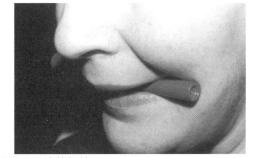

图 11.1　咬笔锻炼

方法 1

　　1. 选取一根圆柱形（或类似形状）的软木棒或塑料棒，长约 15cm，直径约 1.5cm。比较理想的是大木工铅笔或软木板。

　　2. 嘱患者将其放于口腔后部，用臼齿咬住并用下颌骨向前推动。

　　3. 嘱患者进行咀嚼运动，有节奏性咬合物体（图 11.1），时间为 2~3 分钟，每天至少 3 次。

方法 2

　　1. 嘱患者有节奏地前后运动下颌，嘴巴略微张开，类似顽皮的学生露出下唇（图 11.2）。

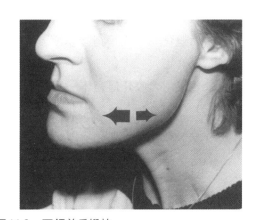

图 11.2　下颌前后锻炼

2. 这项锻炼最初会感到疼，但是应该会很快缓解无并发症的 TMJ 综合征。

方法 3："六乘六"法

这是口腔科医生推荐的一种特定方法（与上面介绍的锻炼方法不同），"六乘六"锻炼应该每次锻炼进行 6 次，每天锻炼 6 次。每次锻炼需要花 1 分钟。指导患者如下。

1. 舌前 1/3 顶住上颚，深呼吸 6 次。

2. 舌头顶住上颚，张嘴 6 次，颌骨不发声。

3. 双手托住下巴，保持下巴不动，向两侧上推、下推，记住下巴不要移动。

4. 双手放在颈后，收下巴。

5. 推动上唇，以便将头一直后推。

6. 后拉肩部，仿佛触碰到肩胛骨一样。

每项锻炼重复 6 次，每天 6 次。

注意：患者应该使用一些提示，以便提醒他们做锻炼。

这些锻炼应该是无痛的。如果患者感到疼痛，不要强行要求患者达到指导限度。

方法 4：对抗下颌张开

对于这种等长收缩法，患者需要抓住下颌，主要是下颌角，并用力抵抗下颌张开。每天多次重复这种简单的锻炼。

颞下颌关节休息法

这种方法用于急性疼痛性颞下颌关节病。

· 进食时避免张嘴大于拇指厚度，并将食物全部切成小片。

· 不要使用门牙咬任何物体——进食小块食物。

· 避免进食需要过长时间咀嚼的食物，例如硬面包、烹老的肉、生蔬菜。

· 避免咀嚼口香糖。

· 尽量以铰链或弧形方式张嘴，不要向前伸出下颌。

· 避免伸出下颌，如说话及使用唇膏时。

· 避免牙齿咬合——保持上下唇相贴，上下牙齿分离。

· 尽量使用鼻腔呼吸。

· 不要垫着下颌睡觉，睡觉时尽量仰卧。

· 以悠闲轻松的方式生活，以便放松颌骨和面部肌肉。

下巴脱臼

患者可能出现单侧或双侧脱臼，下巴被"锁住"，患者不能发声。

方法

1. 患者坐直，头靠着墙壁。

2. 手帕包着双手拇指，将拇指放于最后方的下臼齿上，手指从外侧紧紧抓住下颌骨。

3. 拇指用力向下推，同时下巴上的其他手指向上推（图 11.3）。

这个动作可以缓解脱位，手指向上旋转颌骨，拇指向下推这样有利于复位。

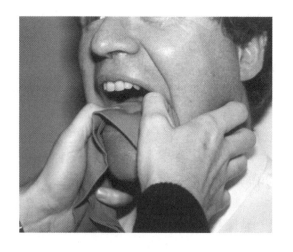

图 11.3　下巴脱臼复位法

脊椎

记录脊椎运动

方法 1

　　记录颈椎移动范围时，简单的图表可以省去大量文字笔记。它们对于受"鞭打"从而颈部扭伤的患者具有特殊价值，这些患者需要反复评估和准确记录。连续记录之后，这些图表能够极好地指导治疗，并且有助于汇编法医报告。

　　颈椎运动的坐标方格（图 11.4a）提供了一个二维场，记录站在患者身后和上方（从患者头部往下看）观察到的颈部移动。坐标方格上不仅记录移动范围，而且也能记录疼痛。

　　表 11.1 列出的是图 11.4b 中记录的颈椎移动。

表 11.1　颈部扭伤患者：颈部移动记录

操作	移动
弯曲	充分弯曲，无痛
伸展	50%（占正常伸展百分比）伸展范围出现疼痛
左旋	40%，旋转到最后出现疼痛
右旋	60%
左侧屈	40%
右侧屈	70%

方法 2

　　可以使用特殊的移动方向图表，记录所有脊椎水平的移动。图 11.4c 阐释了限制性疼痛运动（受阻，用 Ⅱ 表示），如弯曲、左侧屈和左旋，以及无痛的伸展、右侧屈和右旋（自由移动）。

脊椎活动和推拿

　　脊椎活动和推拿是一种作为物理疗法，它有助于很多脊椎疾病恢复，这些疾病中脊椎功能不足可以引起疼痛并且出现僵硬。

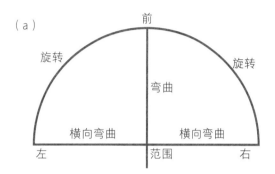

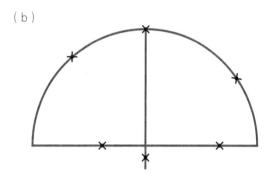

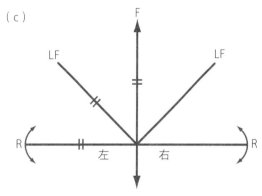

图 11.4　颈部旋转运动坐标方格（患者的上面观）

Part 11.4(c) 经允许后转自 C. Kenna & J. Murtagh, *Back Pain and Spinal Manipulation*, Butterworths, Sydney, 1989.

　　这些疗法可以改善关节活动范围，减少僵硬并且减缓疼痛。脊椎活动比较安全，但是脊椎推拿可能引发严重后遗症，尤其是不恰当地运用于颈椎。对于颈椎，活动治疗是相对简单并且最为有效的方法，同推拿疗法的效果相似（基于证据）。推拿应该由专家进行，如果可以最好避免推拿。

重要概念

·脊椎活动是一项关节运动范围内轻柔、具有诱导性的重复并且有节奏的运动（图11.5）。

·脊椎推拿是在最大范围的区域内进行高速推动（图11.5）。

·如果病情可疑，优先应用脊椎活动治疗。

·应保持沿着无痛方向活动或推拿。

·通常推拿更加有效，见效更快，但是需要准确诊断和较高的技能，而且它可能加重某些脊椎疾病的病情。

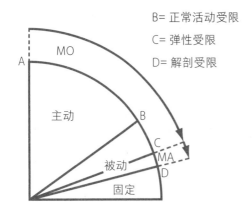

B= 正常活动受限
C= 弹性受限
D= 解剖受限

图11.5　图解关节活动（旋转）：活动（mobilisation，MO），A-C；推拿（manipulation，MA），C-D

脊椎推拿的重要禁忌证

·脊椎疾病（如骨质疏松症、肿瘤和类风湿性关节炎）。

·神经系统改变。

·经证实，存在神经根压迫（如腿部坐骨神经疼痛，疼痛延伸至前臂或者膝盖以下）。

·创伤之后脊椎不稳定。

·脑血管疾病（颈部）。

·抗凝治疗。

·大于65岁。

黄金法则：反向运动，无痛，这通常意味着推拿使得痛侧不紧密连接或开放。

向前滑动 —— 脊椎活动的一个示例

向前滑动这项技术也称为前后运动，可以直接用于棘突中央（图11.6）或单独用于压痛点上方。这是一项简单的技术，用拇指（并排）或豌豆骨骨突（只是中央运动）向前滑动。这种方法适用于脊椎的任何部位，特别用于颈椎，而外侧压痛点部位更适用。

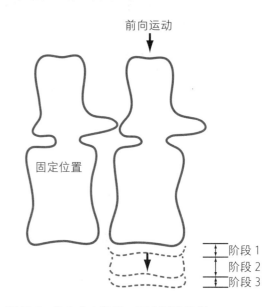

前向运动

固定位置

阶段1
阶段2
阶段3

图11.6　前向中央滑动：三个活动阶段

经允许后转自 C. Kenna & J. Murtagh, *Back Pain and Spinal Manipulation*, Butterworths, Sydney, 1989.

方法（使用拇指）

1. 患者俯卧，头偏向一侧，手臂放于两侧。

2. 治疗胸椎和腰椎时，操作者需要站在患者的一侧，将拇指放于压痛部位上方。治疗颈椎时，操作者需要站在患者头部后方。

3. 俯身于患者身体上方，手臂伸直，头和肩位于治疗部位的上方。

4. 上下轻摇患者上方身体，使其发生震荡运动，并将肩和手臂的压力传至手指。

5. 在不引起疼痛的情况下尽可能向前滑动。

6. 每半分钟进行一个控制的小幅度震动，每次维持30~60秒，每次治疗重复2~3次。

颈椎

颈椎源性临床问题

起源于颈椎的疼痛常常引发颈部疼痛，但并不只是发生在颈部。患者主诉可能为头或耳朵、面部、肩部、手臂、肩胛骨或前上胸的疼痛。

如果忽视颈源性疼痛，原因将被掩盖，并且易导致错误处理。

可能症状

- 颈痛。
- 颈部僵硬。
- 头痛。
- 偏头痛样头痛。
- 手臂疼痛（转移性或放射性）。
- 面部疼痛。
- 耳朵（或耳周）疼痛。
- 肩胛骨痛。
- 前胸痛。
- 斜颈。
- 头晕 / 眩晕。
- 视觉功能障碍。

图 11.7 显示了牵涉痛的典型转移方向。惊奇的是，头痛虽然常由颈部问题引起，但是临床医师却通常想不到。

手臂疼痛非常常见，并且常常累及肩部和上臂（图 11.7），这是牵涉痛区，并非是由神经根压迫引起。这种情况可能很难诊断，因为疼痛面来自第 5 颈神经节段（C_5），其中涉及肌肉骨骼、神经系统和内脏的结构。实际上，所有的肩部区域都受 C_5 神经支配，可见皮脂分布图（图 11.21）。

医生必须首先确定疼痛来自颈椎还是肩关节，或者同时来自两者，或来自其他结构。风湿性多肌痛常常会被漏诊，老年患者在图中所示区域出现疼痛，尤其是双侧疼痛时，应该考虑这种疾病。

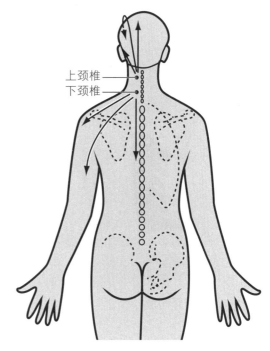

上颈椎
下颈椎

图 11.7　颈椎牵涉痛常见的放射方向

经允许后转自 C. Kenna & J. Murtagh, *Back Pain and Spinal Manipulation*, Butterworths, Sydney, 1989.

颈部疼痛定位

通过颈部触诊确定疼痛或压痛的准确层面可能很难。但是，如果颈部的表面解剖可以清晰界定，受累层面则可轻易确定。

方法

1. 患者俯卧于检查床上，双手放于额头（手掌向上），放松肩部。

2. 系统触诊颈椎棘突

- C_2（轴线）是枕骨下方可触及的第 1 个棘突。

- C_7 是颈基部最固定和最突出的棘突。

·C$_6$也很突出，并易触及，但是伸展颈部时手指可能触诊不到。

·C$_1$（寰椎）的棘突触及不到，但是其横突尖端位于下颌角和乳突之间。

·因为颈椎存在生理弯曲，C$_3$、C$_4$和C$_5$的棘突难以触及，但是可以估计颈椎所在平面（图11.8）。

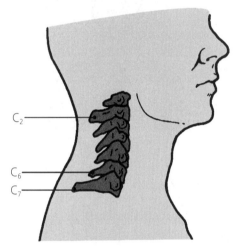

图11.8　颈椎棘突的相对大小

急性斜颈

急性斜颈的高效治疗方法之一是肌肉能量疗法，这种方法依赖的基本生理原则是肌肉收缩和拉伸可以导致协同肌和拮抗肌自动松弛。

注意：可以应用侧屈、旋转或两者结合，但是优先选择旋转治疗。收缩方向可远离痛侧（优选）或朝着痛侧，选择患者感到最舒服的一侧即可。

方法

1.向患者说明这种方法，并且保证不会疼痛。

2.轻轻向着痛侧旋转患者头部，直到感到疼痛（运动障碍）。

3.将你的手放于头部痛侧的对侧。另一只手（可自由活动）可用于稳定疼痛层面——通常为C$_3$~C$_4$。

4.嘱咐患者尽可能旋转头部，用力抵抗你的手。患者颈部远离痛侧旋转时会产生较强的等长收缩。反作用力（朝着痛侧）应该牢固并且适度（不要太强），并且不要超过患者的阻力。为了加强收缩效果（虽然没有必要），可以要求患者吸气然后屏住呼吸，让其沿着肌肉收缩方向向上看（图11.9a）。

5.5~10秒之后（平均7秒），让患者放松，然后朝着患者痛侧被动缓慢拉伸颈部。在这期间嘱咐患者缓慢呼气，并看向痛侧（图11.9b）。

6.患者能够向患侧更进一步转动头部。

7.不断增加运动障碍，重复这个过程3~5次，直到来回运动可以恢复到全部范围。

8.嘱患者第2天再次治疗，即使颈部可能几乎正常。

9.可以教患者在家中使用这个方法进行自我治疗。

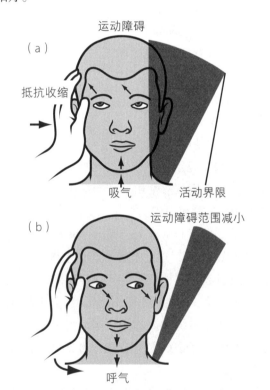

图11.9　急性斜颈：（a）左侧等长收缩障碍阶段；（b）患侧（左侧）放松阶段

经允许后转自 C. Kenna & J. Murtagh, *Back Pain and Spinal Manipulation*, Butterworths, Sydney, 1989.

颈椎的简单牵引技术

这种方法显示，颈部纵向牵引（尤其是上颈椎）是一种肌肉能量疗法。协调呼吸最能有效促进这种方法。此法安全，温和，并且尤其有助于疼痛性颈部功能异常的老年人。

方法

1. 患者坐在椅子上（坐姿优于仰卧），头部位置正中。

2. 站在患者后方，手掌放于患者面部两侧（将压力平均分散于面部，而非集中于一点或两点）。

3. 要求患者吸气的同时并向上看，但不要伸颈。

4. 在吸气过程中，用固定姿势扶住患者颈部，轻微牵引（图 11.10a），该过程中颈部肌肉将会收缩。

5. 要求患者呼气并向下看，操作者缓慢但是用力向上拉伸（图 11.10b），维持牵拉约 7 秒。

6. 重复此项操作大约 4 次，每次都在呼气过程中进行牵拉。

颈部转动和拉伸

适应证

颈部功能异常，包括压痛和僵硬，通常发生在受伤之后。

方法

目的是所有方向都可产生平滑的圆圈运动，使得末端部分可以拉伸。

1. 要求患者"空中画圈"（图 11.11a）或"将头绕着光环转头"。只要能得到拉伸，就可不必进行大弧度转动。

2. 慢速至中速进行转动，这样转动可以刚好避开敏感或疼痛的区域。随着伸展运动的进行，这些部位疼痛减轻，从而可以进一步伸展。

3. 可以教给患者自己拉伸颈部（图 11.11b），

包括使用肌肉能量疗法，简单缓慢的侧方拉伸可以改善病情，不论一开始颈部有多僵硬。

4. 应该要求患者自己养成每日转动颈部的持久性习惯，以便达到灵活运动。

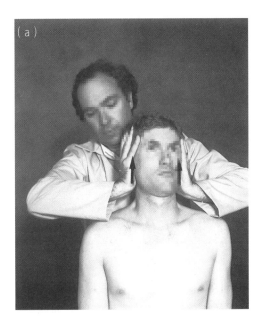

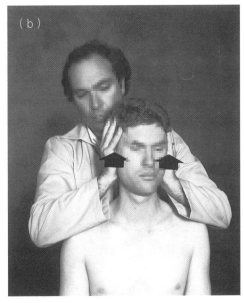

图 11.10　简单牵引法：(a) 患者吸气和上看过程中医生轻轻牵引；(b) 患者呼气和下看过程中医生用力牵引

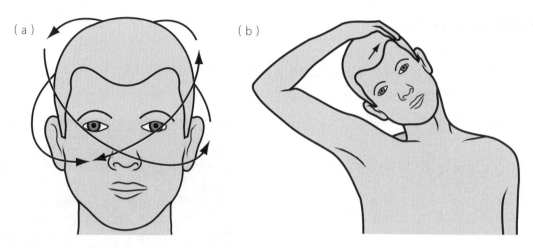

图 11.11 颈部功能障碍的锻炼:(a)颈部缓慢旋转;(b)牵拉颈部至横向弯曲

经允许后转自 C. Kenna & J. Murtagh, *Back Pain and Spinal Manipulation*, Butterworths, Sydney, 1989.

胸椎

肋椎前滑

这种单侧运动方法用于有压痛的胸椎肋横突关节。该关节距离中线 4~5cm,可以说是胸椎肌肉骨骼疼痛的常见原因之一。触诊可以确定压痛部位,该处是运动方法的治疗目标。

方法

1. 拇指指肚压在肋骨(图 11.12),以适当角度进行有节奏地敲打(每秒大约 2 次)。

2. 维持 30~60 秒,在不引起不适的情况下尽可能用力。

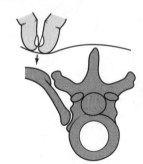

图 11.12 肋骨滑动运动

经允许后转自 C. Kenna & J. Murtagh, *Back Pain and Spinal Manipulation*, Butterworths, Sydney, 1989.

胸椎推拿

注意:患者有无"危险信号",如先前发生恶性肿瘤和脑血管疾病。这些患者避免使用以下两种方法进行推拿,并确保颈部没有伸展。直接推拿对 55 岁以上的老年女性可能非常危险,尤其是存在骨质疏松症等危险因素时。

中胸椎推拿

在胸椎功能障碍($T_3 \sim T_8$)的数十种推压治疗方法中,最为有效的是前后间接推拿,这种方法使用下方的手阻挡受累部位。

方法

1. 患者仰卧于矮床上,头部垫一枕头。

2. 患者双臂交叉,双手放于对侧肩部,最上面的手臂离你最远。

3. 将全身放松的患者转向你。

4. 将手做成杯形(图 11.13a),放于脊椎疼痛区域,手掌面向该区域。

5. 翻转患者背部,将其压在手上,保持患者感觉舒适(否则需要重新调整)。

6. 倾斜在患者身上，前臂直接放于患者前臂上方，用手握住患者上面的肘部。

7. 将手臂放于胸部上方。

8. 要求患者充分吸气和呼气。

9. 患者开始呼气之时，俯身并将下方的手向上收紧。

10. 呼气结束，用你的胸部和上方的手臂向下推（但不要太用力），使压力直接通过患者的胸部传到背后的手（图 11.13b）。

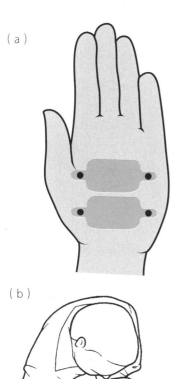

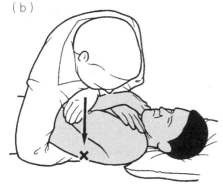

图 11.13　中胸椎推拿：（a）手成杯形姿势，图示为椎骨对应手上的位置——注意棘突如何对应长轴方向以及如何占据杯形手的空心位置；（b）推拿中胸椎——注意用力方向

经允许后转自 C. Kenna & J. Murtagh, *Back Pain and Spinal Manipulation*, Butterworths, Sydney, 1989.

胸腰椎拉伸和推拿

坐姿旋转

这种方法非常有效，患者坐在床上或椅子，盆骨固定，床上取坐姿更好，因为这样可使躯干弯曲程度更大。

主要适应证是胸腰椎交界处单侧疼痛。这种方法也可用于腰椎疼痛（单侧或者双侧）和下胸椎疼痛。一般规定和禁忌证同样适用，这种方法必须配合深呼吸。

方法

1. 患者横跨在沙发头上，坐稳并且坐直。或者患者可以横跨在椅子上，面对椅背，椅子放一枕头用以保护大腿。椅子必须是符合标准的开放式椅子，地上应铺有地毯。

2. 患者双臂交叉，放于胸前，双手放于对侧肩上。整个操作过程患者应该舒适，内侧大腿应该适当铺垫。

3. 直接站在患者后方，双腿分开，站稳。

4. 用手抓住患者肩部。

5. 要求患者深吸气，然后充分呼出，放松。

6. 当你觉得患者放松时，抓住其肩部，用力旋转患者上身，背离痛侧，达到旋转极限。旋转之前，患者必须充分拉伸达到极限，充分拉伸之后轻轻摇动躯干。

7. 如果末端范围再次出现剧烈疼痛，则要放弃治疗。

活动：包括在末端范围内对躯干进行缓慢的，重复的、摇动旋转，超过 30 秒。

推拿：包括控制很好的迅速旋转。

这种方法的变形

另一种更好的方法是抱住患者上身，手臂环绕患者上身，抓住患者一侧肘部附近的手臂进行旋转。进行推压的手可以放在背部与疼痛区域相应的特定部位。因此，这样可以实现一种"推－拉"动作，拥抱上身的手臂拉动旋转，另一只手推动上身，完成互补稳定的旋转动作。配合呼吸进行，使得旋转仅仅发生于放松的呼气阶段。

图 11.14a 显示了治疗胸腰椎交界处的右侧问题，而图 11.14b 显示了治疗下腰椎疼痛。两种旋转都是向左，因为向右旋转将会再次引起疼痛。

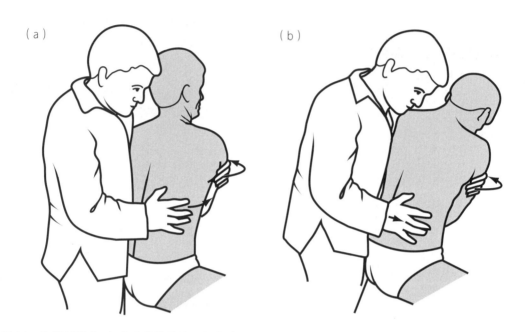

图 11.14　胸腰部推拿：（a）坐着旋转胸腰部位（右侧患病）；（b）坐着旋转腰椎（右侧患病）

经允许后转自 C. Kenna & J. Murtagh, *Back Pain and Spinal Manipulation*, Butterworths, Sydney, 1989.

腰椎

腰椎参考点

对于确定脊椎疼痛层面及对于硬膜外注射和腰椎穿刺等操作来说，了解腰椎骨性标志非常重要。

通过使用髂嵴作为主要参考点即可较容易确定这一解剖学知识。

方法

1. 检查时患者应该充分暴露，放松，俯卧，双手放于两侧。

2. 站在患者后下方，将你的手指放于髂嵴顶点，拇指放于背部中线的相同层面。这个层面对应第 4 腰椎和第 5 腰椎间隙（图 11.15），或者略微高于第 4 腰椎棘突。

3. 拇指将会感到 $L_4 \sim L_5$ 间隙或 L_4 棘突（腰椎 X 射线检查时，可明显看到髂嵴上限通常位于 $L_4 \sim L_5$ 间隙对侧）。

应该标记参考点，然后可以找到每个腰椎棘突的水平。

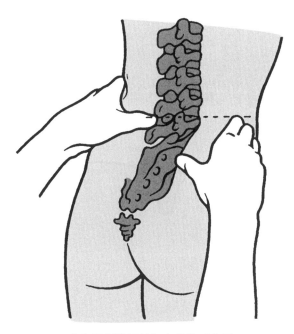

图 11.15 确定腰骶椎骨性标志的放手位置

经允许后转自 C. Kenna & J. Murtagh, *Back Pain and Spinal Manipulation*, Butterworths, Sydney, 1989.

非器质性背部疼痛试验

多种测验可以用于区别器质性背部疼痛和非器质性背部疼痛（如抑郁症引起的疼痛或已知装病者主诉疼痛）。

Magnuson 法

1. 要求患者指出疼痛部位。

2. 触诊 2 次压痛部位，间隔数分钟，然后比较这些部位的疼痛情况。

两次测验之间，用另一种检查从背部转移患者注意力。

"跪凳子"试验

1. 要求患者跪在矮凳子上，俯身并且试图接触地面。

2. 非器质性背部疼痛的患者通常拒绝接触地面，因为这会引起剧痛或可能在尝试过程中失衡。

患有严重椎间盘突出的患者通常都能某种程度上完成此项动作（图 11.16a，图 11.16b）。

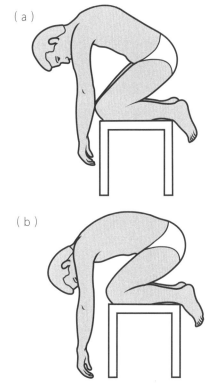

图 11.16 "跪凳子"试验:（a）跪凳子的异常姿势;（b）跪凳子的正常姿势

"轴向负荷"试验

1. 将手放于患者头上，使劲下压（图 11.17）。

2. 器质性背部疼痛患者（大多数）不会出现疼痛。

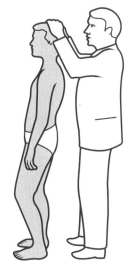

图 11.17 "轴向负荷"试验

axial loading 试验

1. 旋转患者臀部和肩部，检查患者是否疼痛，同时双脚不要离开地面（图 11.18）。

2. 器质性背部疾病患者通常没有疼痛。

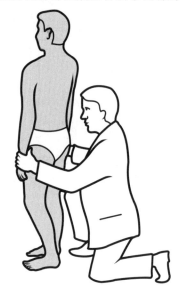

图 11.18　axial loading 试验

腰椎运动

腰椎主要有三种运动。由于存在最小旋转（主要发生于胸椎），所以旋转没有那么重要。应该测验的运动和正常范围如下。

- 伸展 20°～30°（图 11.19a）。
- 左侧屈曲 30° 和右侧屈曲 30°（图 11.19b）。
- 屈曲 75°～90°，平均为 80°（图 11.19a）。

可以通过在骶骨和 C_7 棘突的大突起之间绘制一条线测量运动角度。

腿部神经根和椎间盘脱垂水平

腰骶椎出现椎间盘病变导致的腿部疼痛通常是由于 L_5 或 S_1 神经根受到压迫。不像颈椎椎间盘病变，这种病变由于 $L_4～L_5$ 或 $L_5～S_1$ 椎间盘脱垂，可以累及多条神经根，但是这并不常见。有用的指导可见表 11.2 和图 11.20。表 11.2 和图 11.20 具有一定的了解和参考价值，尤其是下肢（图 11.21）。

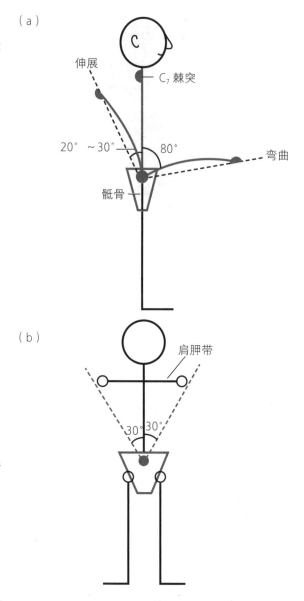

图 11.19　（a）示腰椎弯曲和伸展程度；（b）示腰椎横向弯曲范围

经允许后转自 C. Kenna & J. Murtagh, *Back Pain and Spinal Manipulation*, Butterworths, Sydney, 1989.

表 11.2　典型腰骶椎间盘突出引起的不同临床疾病

疾病	通常诱发疾病的椎间盘突出部位
L_3 神经根病变	$L_2 \sim L_3$
L_4 神经根病变	$L_3 \sim L_4$
L_5 神经根病变	$L_4 \sim L_5$
S_1 神经根病变	$L_5 \sim S_1$
严重下背疼痛，无腿痛	$L_4 \sim L_5$
严重坐骨神经痛，下背疼痛极轻	$L_5 \sim S_1$
下背疼痛伴脊椎偏移	$L_4 \sim L_5$

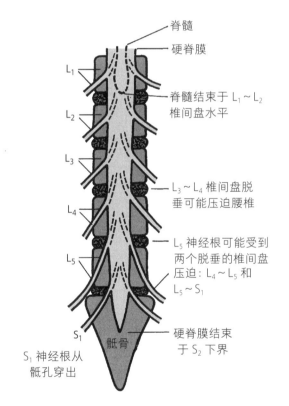

图 11.20　腰骶椎的后切面观：神经根和椎间盘的关系

经允许后转自 C. Kenna & J. Murtagh, *Back Pain and Spinal Manipulation*, Butterworths, Sydney, 1989.

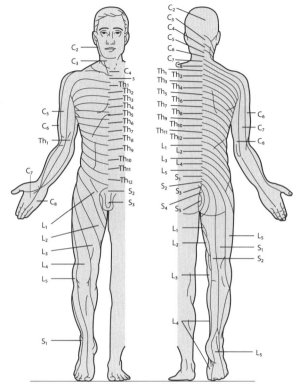

图 11.21　皮图（Dermatome chart）

转自 J. Murtagh, *GP Companion Handbook* (5th Edn), McGraw-Hill, Sydney, 2010.

Slump 试验

对于腰骶疼痛，Slump 试验是一项极好的激发试验，并且比直腿抬高试验更加敏感。这是一种椎间盘病变和硬脑膜血栓的筛选试验。下背疼痛并放射至腿部的患者应该应用此项试验，尤其是后腿疼痛的患者。

阳性结果是引发患者再次疼痛，这可能在试验初期出现（此时停止试验）。

方法

1. 患者身体放松，坐在检查床上。

2. 患者前倾（身体不用过度弯曲），下巴放在胸前。

3. 伸直未受累的腿。

4. 只伸直受累的腿（图 11.22）。

5. 双腿都伸直。

6. 受累腿侧的脚背屈。

注意：注意区分腿筋疼痛。向下弯曲颈部可以缓解脊椎源性疼痛，而不能缓解腿筋疼痛。

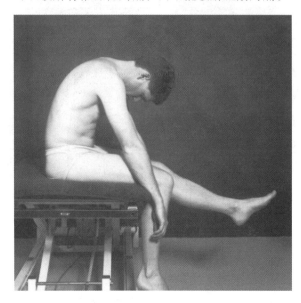

图11.22　Slump 试验：其中一个阶段

Slump 试验意义

· 如果出现背疼或腿疼，则为阳性。

· 阳性表明椎间盘内破裂。

· 如果阴性，可能没有严重间盘病变。

· 如果阳性，应该谨慎进行治疗，注意手法。

腰椎旋转运动

对于脊椎引起的急性下背疼痛，尤其是推拿禁忌或者效果不明确时，这种方法非常有用。患者往往更喜欢比较温和的脊椎推拿。这种方法存在几种等级。

方法

1. 患者躺在无痛侧，头部垫着枕头。

2. 抓住肘部手臂向前推拉下方肩部，缓慢旋转脊椎。手臂上部放于胸的侧壁。

3. 髋部屈腿（30°~90°），膝盖弯曲成直角。患者手掌放于头下。

4. 站在患者后方，骨盆对侧。

5. 双手放在患者骨盆，然后进行温和小幅振荡（图 11.23）。

6. 这是一种轻柔的"推拉"法，重点是推。

7. 振荡耗时 30~60 秒，在任何治疗中都可以重复 2~3 次。

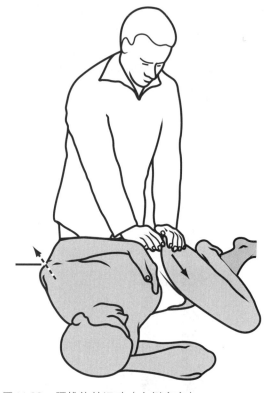

图11.23　腰椎旋转运动（左侧疼痛）

经允许后 C. Kenna & J. Murtagh, *Back Pain and Spinal Manipulation*, Butterworths, Sydney, 1989.

腰椎拉伸和推拿技术 1

这是一种传统方法，用于推压推拿方法，但是稳定拉伸更加简便，也更加安全。

方法

1. 患者侧卧于无痛侧，合理压着下方肩部。身体应该与伸直的下侧小腿成直线。最上面的腿（痛侧）自由落在检查床上或者弯曲并且脚伸进下方腿的腘窝。下方的手臂应该舒适地放在身体前方，或者下方手臂的手应该放在头下。

2. 站在患者身后，大约腰部位置。

3. 要求患者深吸气并呼出。

4. 患者呼气和放松后，用一只手向前推臀部粗隆部位，另一只手轻轻向下推动肩前部位（图11.24）。最好双手接触皮肤（避免仅仅抓着衣服）。

5. 平稳旋转直到肩部和臀部完全伸展。不用太用力下压肩部——注意伸展过程中平稳用力。

6. 范围内维持压力7秒。

7. 重复2次。

推拿：如果需要，可以使用这种姿势沿着股骨转子用力迅速旋转推压髋部。

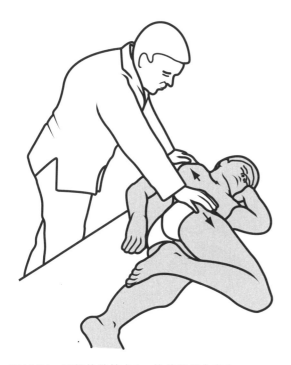

图11.24　腰椎拉伸技术1：拉伸的用力方向

经允许后转自 C. Kenna & J. Murtagh, *Back Pain and Spinal Manipulation*, Butterworths, Sydney, 1989.

腰椎拉伸和推拿技术 2

这是腰椎较为理想的拉伸或推拿方法，并且是腰椎问题的首选方法。这种方法就是活动下方腰骶节段，这些节段与大多数下背部问题有关。

拉伸

方法

1. 患者平躺于无痛侧，身体放松，头部枕着枕头，面朝治疗医师，最上方的腿髋部和膝盖均弯曲成45°，脚伸进下方腿的腘窝。

2. 医生站在患者腰部附近。

3. 要求患者转动头部，并且向上看天花板。

4. 抓住患者最下方的手臂肘部或肘部上方，小心旋转身体，轻轻向外拉动手臂。

5. 缓慢平稳转动身体，直到感觉到上方腰椎拉紧。

6. 固定身体，要求患者将该侧手放于头下。

7. 将前臂肌肉侧通过腋窝放在患者肩部和胸前，另一只手臂的前臂放在患者坐骨，仅低于髂嵴。

8. 确保能保持平衡。

9. 分散用力数秒钟，用前臂轻轻来回摇动患者身体，进行最大旋转拉伸。这种拉伸通常足以达到预期的治疗效果（图11.25）。

推拿

如果需要，尤其对于腰骶水平不灵活患者，这种姿势可以迅速推压——但是仅仅适用于完全拉伸的姿势。

方法

1. 前臂用力推拿松弛的部位，要求患者深吸气并呼气。

2. 呼气结束时，双臂迅速增加旋转压力，尤其要将压力传到骨盆。

注意：不要将近端手臂的肘部戳到患者身体，因为这样可能会疼痛。同样，需要找到远端前臂的正确位置，应该让患者感到舒适，避免使用肘部推压，因为臀部对于尖形压力非常敏感。

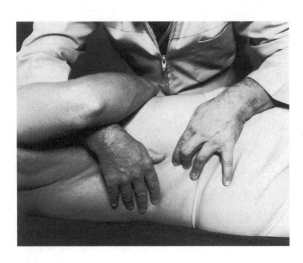

图 11.25a 腰椎拉伸技术 2

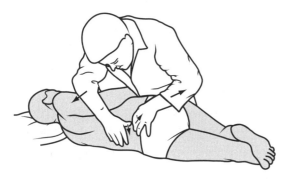

图 11.25b 腰椎拉伸技术 2：左侧患病时拉伸的用力方向

经允许后转自 C. Kenna & J. Murtagh, *Back Pain and Spinal Manipulation*, Butterworths, Sydney, 1989.

下背锻炼

强烈建议腰骶椎疼痛的患者进行瑜伽样锻炼，且通常是在肌肉痉挛恢复之后进行。

指南

最好在检查床或非常结实的床上进行，但是也可在地板上进行。患者随时都可重复锻炼，但是每天至少重复 2 次，每次 3 ~ 5 分钟。

方法

1. 仰卧。

2. 屈痛侧腿，然后伸展，同时头部转向对侧。

3. 如果可能，将手抓住床沿（该手是弯曲腿同侧的手）。

4. 用另一只手在膝盖部位抓住弯曲的腿，尽可能增加伸展度（图 11.26）。

5. 放松，回到休息位置。

6. 在对侧腿重复相同的操作，尤其是对侧的腿也存在疼痛的情况。

7. 重复数次，主要伸展疼痛关节。

注意：如果在锻炼的时候，将患者的肩部按到地板或床上，拉伸效果更好。

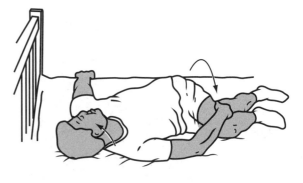

图 11.26 下背疼痛的理想锻炼方式（左侧患病）

肩

肩关节脱位

脱位类型

· 前脱位（向前和向后）——占 95%。

· 后脱位（向后）——难以诊断。

· 反复前脱位。

肩关节前脱位

处理

应该行 X 射线片检查脱臼位置，并且排除相关骨折。可以选择全身麻醉（更加简单舒适）或者静脉注射哌替啶（加或者不加安定），然后进行复位。下述方法可以用于前脱位。

Kocher 方法（图 11.27）

1. 应该弯曲患者肘部成 90°，并且紧贴身体。

2. 牵引过程缓慢向外旋转手臂。

3. 通过移动肘部，内收肱骨。

4. 向内旋转手臂。

Hippocratic 法

用手拉着患者伸出的手，脱鞋之后用穿袜子的脚蹬着腋窝内壁产生反作用力。通过杠杆作用将肱骨头拉回，如果出现相关的大结节撕脱骨折，这是一种有效的方法。

Milch 法（不需要麻醉或镇静）

1. 患者 30° 角仰卧，指导患者缓慢弯曲肘部至 90°（图 11.28a）。

2. 要求患者在肘部弯曲的情况下缓慢抬高手臂，使得手掌可以放在头后（需要对患者进行体贴地安慰和鼓励）。

3. 在该位置沿着肱骨线（产生反作用力）牵引能够复位（图 11.28b）。

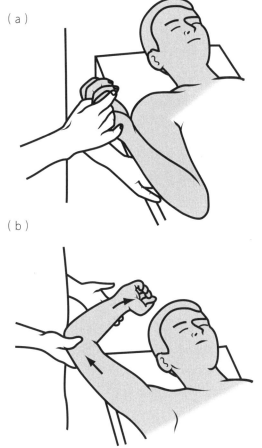

图 11.28　Milch 法复位肩关节脱臼：（a）弯曲肘部至 90°；（b）患者手掌放在头后

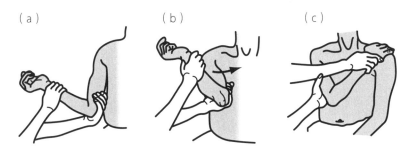

图 11.27　Kocher 法治疗肩关节脱臼：（a）外旋牵引；（b）内收；（c）内旋

Milch 法的变形

这种方法需要治疗医师更多干预，治疗医师需要支撑患者手臂，拇指紧紧压着肱骨头，另一只手需要内收手臂，举过头顶，这时候拇指可将肱骨头推进正常部位。

肩胛骨压迫法

1. 患者俯卧，脱臼的手臂自由放于桌上。

2. 助手稳定牵引患者手臂。

3. 手用力压迫肩胛骨下界，压力方向为盂肱关节。

自由悬垂法

自由悬挂法相对无痛，而且简便。这种方法比传统方法温和，不必用力旋转或直接压迫盂肱关节。用或不用静脉注射镇痛药物或肌松药皆可，对于反复脱位或老年患者通常不用药物。

准备

1. 将蝴蝶针插入患者正常手臂的手背上静脉。

2. 准备两种溶液：（a）用等渗盐水将 10mg 地西泮稀释成 5ml；（b）用等渗盐水将 50mg 哌替啶稀释成 5ml。

3. 患者在椅子上直角坐立，臀部仅有一半在座位上。椅背上放一枕头用腋窝夹住，脱臼的手臂自由搭落在椅背上，有静脉针头的手放在对侧膝盖（便于医生操作）。

4. 坐在非常低的椅子上，对着椅背。

方法

1. 双手同时作用于患者脱臼的手臂，一只手抓住患者手腕，平稳向下用力。

2. 另一只手放在手臂腋窝部，手掌握住肱骨干上端，直接向外用力（图 11.29）。

3. 适当松弛肌肉，肱骨头向上滑过关节盂边缘。

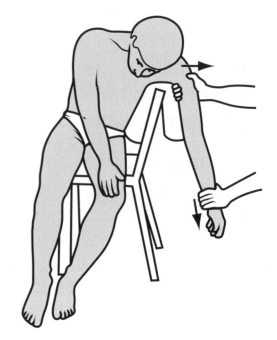

图11.29　肩关节脱臼复位：自由悬垂法

镇痛和肌松（如有必要）

镇痛过程中应该保持平稳牵引，2.5ml 地西泮（25mg）静脉注射，时间超过 60 秒（可重复给予），然后 1ml 地西泮（2mg）静脉注射 1 分钟，直到患者手臂复位。

注意：仔细监测患者的生命体征。

无麻药法

这种方法由 Zagorski 介绍，目的是无须任何镇静药或麻醉药的情况下复位肩关节前脱位。偏远地区非常适用，并且对反复脱位较为理想。必须排除骨折才能使用。

方法（如左臂脱位）

1. 向患者解释此项操作，强调过程温和轻柔。

2. 患者端坐在有直背的椅子（无扶手）上。

3. 助手站在患者身后，双手扶在患者肩部，预防肩带倾斜。或者助手可以用毛巾穿过患侧腋下，预防患者倾向患侧。

4. 医生面对患者单膝跪地，左侧膝盖靠近患者膝盖。

5. 患者将其左手放在医生的左肩上。

6. 医生将其左手放在患者肘部远端的前臂上（图 11.30）。

7. 非常轻柔地向下牵引，并逐渐增加力度，同时鼓励患者放松，可以通过交谈分散患者注意力（疼痛应该会减轻）。

8. 保持向下牵引时，医生的右手能感觉到患者肩部松弛和肱骨头位置（通常 1 ~ 2 分钟后可以复位）。

9. 如果仍然没有复位，通过向外倾斜远离患臂即可非常轻柔向外牵拉。轻响后预示着复位成功。有时感觉没有发生任何事情，此时应该停止牵引，然后重新评估肩膀脱位情况，如果仍然脱位，再次进行牵引。通常松开牵引将会导致关节重新定位。

原则

1. 患者必须放松并且分散注意力。

2. 患者不可以倾向一侧。

3. 轻柔稳定牵引，以免引起痉挛和疼痛。

肩关节反复脱位

对于这种情况，有种不用力的有效复位方法。

方法

1. 患者舒适地坐在椅子上，双腿交叉。

2. 然后患者十指交叉，抬高上方的腿的膝盖，双手撑住膝盖（图 11.31）。

3. 缓缓降低膝盖，使得全部重量都落在双手上。同时患者必须专心放松肩胛带的肌肉。

反复脱位需要手术根治。关节炎将会随着脱臼次数的增加而有所进展。

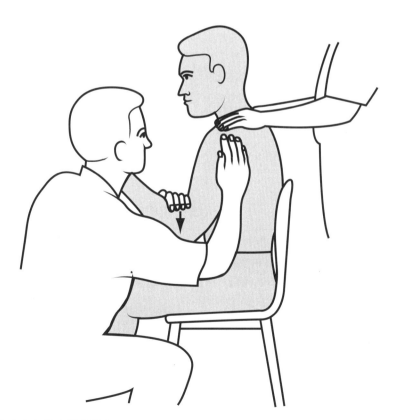

图 11.30　患者坐立复位肩关节脱臼

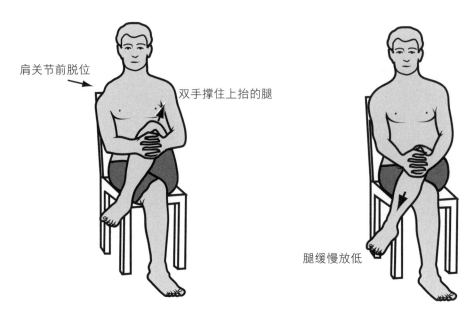

图 11.31　肩关节反复脱位的简便方法

肘

牵拉肘

　　这通常发生于 8 岁以下儿童，常见于 2 ~ 3 岁，成人突然牵拉孩子伸展内旋的手臂时容易发生这一个问题通过环状桡尺韧带可将桡骨小头拉向远端（图 11.32a）。

症状和体征

　　·患儿啼哭，不活动手臂。

　　·手臂偏向一侧，或放在的膝盖上。

　　·肘部轻微弯曲。

　　·前臂旋前或悬在中间位置（图 11.32b）。

　　注意：如果症状不典型，包括明显的疼痛或者肿胀，或者无明显疼痛减轻，应确保没有忽视骨折。

　　有证据表明下面的方法是有效的。

旋后的治疗方法

　　1. 让孩子坐在父母的膝盖上，增加孩子安全感。让孩子面对医生要求孩子的父母抓着孩子未被牵拉的手臂。

　　2. 抓住孩子的腕部或手（受累侧），像要摇晃腕部或手。

　　3. 将一只手放在孩子肘部给予支撑，拇指按压在桡骨头。

　　4. 缓慢牵拉，用力平稳地扭转前臂，直到完全旋后（图 11.32c），同时完全弯曲前臂。出现爆破声表明桡骨头重新复位。

过度内旋的治疗方法

　　前三步遵循上面的前三步。然后充分地内旋前臂，然后弯曲前臂（肘部）。

联合策略

　　替代传统方法的一个更好方法是，通过较小弧线非常缓慢地交替进行内旋外旋。

　　如果孩子不配合，可以使用"高吊带"，数天之内可能会复位。

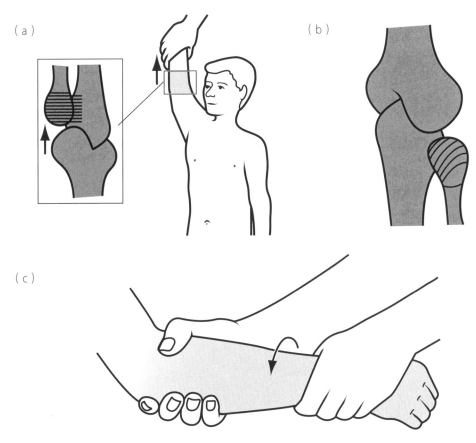

图11.32　牵拉肘：(a) 损伤机制；(b) 桡骨头处环状韧带错位；(c) 复位方法

肘关节脱位

　　肘关节脱位是由于跌倒时手伸直，迫使前臂向后，导致向后侧方移位（图 11.33）。必须仔细评估手部知觉和外周脉搏，复位前后都要检查尺神经功能。

常用疗法

　　麻醉下患者充分放松时尝试复位。牵引弯曲的肘部，可使肘部伸展 20°～30°，用手从一侧推动肘部纠正侧向移位，然后用拇指向前推动鹰嘴纠正向后移位。

复位的简便方法

　　这种方法可以在不必麻醉或没有助手的情况下应用，它可以治疗简单的肘关节后脱位。操作必须轻柔，不能突然移动。

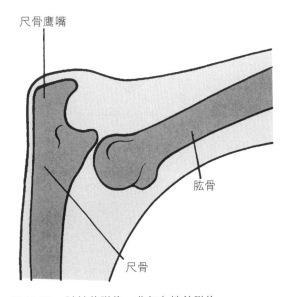

尺骨鹰嘴

肱骨

尺骨

图11.33　肘关节脱位：非复杂性前脱位

方法

1. 患者俯卧在担架或检查床上，前臂自然悬垂。

2. 抓住患者手腕，沿着前臂方向缓慢牵引（图 11.34）。

3. 肌肉放松时（这可能需要几分钟），用另一只手的拇指和示指抓住尺骨鹰嘴，引导其至复位部位，纠正所有侧向移位。

4. 复位之后，手臂用衣领 – 袖口吊绳悬吊，肘部弯曲超过 90°，持续 1 ~ 3 周。

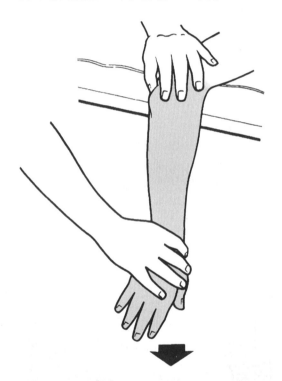

图 11.34　肘关节脱位：依靠手臂牵引复位法

网球肘

简单治疗方法 —— 扭转运动

慢性网球肘（肱骨外上髁炎）可以使用小手巾通过简单的扭转运动达到缓解。

方法

1. 卷起手巾。

2. 伸展手臂，受累侧的手腕轻微弯曲，握住毛巾。

3. 最大程度扭转毛巾（图 11.35）。

· 首先充分弯曲手腕，持续 10 秒。

· 充分伸展手腕，持续 10 秒。

· 双手之间弯曲和伸展交替进行。

这是一种等距"持物"收缩。

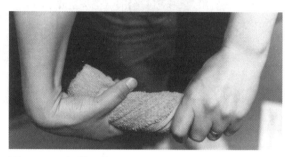

图 11.35　扭转毛巾

频率

这种锻炼每天只进行 2 次就足够了，最初每个方向持续 10 秒。每周增加 5 秒，直到达到 60 秒（第 11 周），然后一直持续这个时长。每次完成锻炼后冰敷 10 分钟，尤其是晚上睡前最后进行的那一次。

注意：尽管最初疼痛剧烈，患者必须坚持，并尽量用力。

6 周的时候需要复查（通常 4 ~ 6 周后情况会有所好转），确保患者严格按照指示锻炼。

锻炼

前臂肌肉拉伸和增强锻炼是网球肘最好的治疗方法。手持重物或哑铃可以增强肌肉。合适的起始重量是 0.5kg，逐渐增加（每次增加 0.5kg）到 5kg，具体情况根据患者而定。

方法

1. 患者应该坐在桌子旁边的椅子上进行这项锻炼。

2. 手臂放在桌上，使得手腕伸出桌沿。

3. 手持重物，掌面朝下（图 11.36a）。

4.通过弯曲和伸展手腕，缓慢抬高和降低重物。

5.伸腕和屈腕动作重复10次，休息1分钟，然后整个过程重复2次。

应该每天进行这项锻炼，直到患者可以在无痛的情况下打网球、工作或活动手臂。

肱骨内上髁炎（前臂网球肘，高尔夫球肘）可以进行同样的锻炼，但是掌面朝上（图11.36b）。

提示：天气较冷时，注意肘部保暖，肘部周围可以用羊毛套袖保暖，如用2~3个裁剪过的旧袜子。

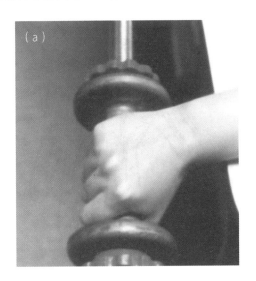 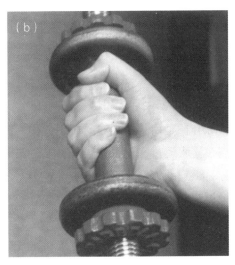

图11.36　网球肘的锻炼：（a）哑铃锻炼治疗典型患者（掌面朝下）；（b）哑铃锻炼治疗内上髁炎——前臂网球肘，高尔夫球肘（掌面朝上）

手腕和手

拇指腱鞘炎和 Finkelstein 试验

　　拇指腱鞘炎是桡骨茎突上拇长展肌或拇短伸肌肌腱（或者两者均有）的狭窄性腱鞘炎。这种疾病由反复活动引起，例如流水线上的订书机工人，或者由直接创伤导致。

症状

　　主要症状如下。

· 拿捏物体时出现疼痛。

· 拇指和腕部活动时出现疼痛。

四项诊断体征

　　四个关键的诊断体征如下。

· 桡骨茎突及其近端触诊压痛。

· 桡骨茎突部位局部肿胀。

· Finkelstein 征阳性。

· 拇指主动伸展对抗阻力时出现疼痛。

Finkelstein 试验

方法

　　1.患者拇指屈曲握拳，受累侧其他手指屈曲包住拇指。

　　2.腕关节被动尺偏（向内），拉伸受累肌腱（图11.37）。

　　3.疼痛出现或者加重则为试验阳性。

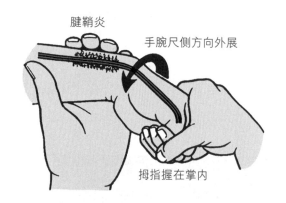

图 11.37　Finkelstein 试验

简单试验检查腕管综合征

　　腕管综合征是由正中神经受压引起的一种常见疾病，通常通过病史可以轻易诊断。最常见并且容易识别的症状是手上正中神经分布的部位出现晨起麻木和刺痛或烧灼痛。腕管综合征的可疑患者进行体检时，几个简单的试验可以帮助确诊。其中包括 Tinel 试验和 Phalen 试验，确诊试验是神经肌肉传导试验。

Tinel 试验

　　1. 保持手腕处于中立或弯曲位置，在腕部屈肌面敲打正中神经。这应该在支持带上方，掌长肌腱（如果存在）和指浅屈肌腱侧方（图 11.38a）。

　　2. Tinel 征阳性是正中神经分布区域有针刺感（通常无痛）。

Phalen 试验

　　1. 患者双手手背互相靠拢，腕部最大程度弯曲，手指朝下（图 11.38b）。

　　2. 这个姿势维持 60 秒。

　　3. 试验阳性是正中神经分布区域出现刺痛和麻木。

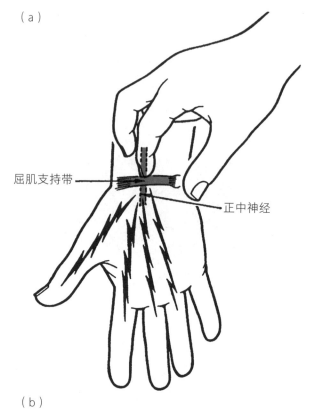

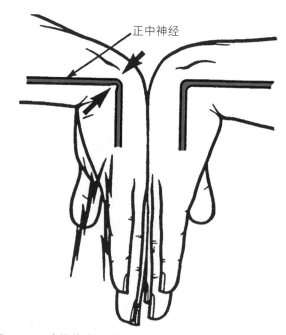

图 11.38　腕管综合征：（a）Tinel 试验进行诊断；（b）Phalen 试验诱发症状

简单复位手指脱臼

这种方法需要使用患者体重分散力量，以达到手指复位，该法无痛并且非常有效。正确抓握非常重要，所以手指周围需要包绕氧化锌胶布。

方法

1. 面对患者而站，两人都是站立。
2. 紧紧抓住患者脱位手指的远端。
3. 要求患者向后倾斜，同时手指姿势固定（图 11.39）。
4. 患者向后倾斜时，应该突然自发无痛复位。

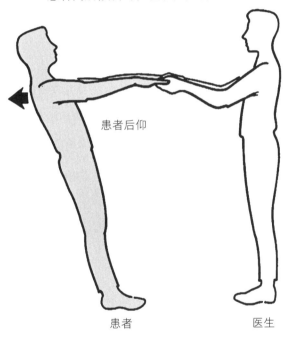

患者后仰

患者　　　　　　医生

图11.39　复位指关节脱位

绑手指法

1. 相比环形缠绕受伤的手指而言，在手背上用宽 2.5cm 或更窄的单条胶布从手指指甲粘到腕掌线，这种方法更为舒适有效（图 11.40a）。
2. 胶布方向应该沿着伸指肌腱（图 11.40b）。其效果是利用皮肤牵引悬吊手指，屈肌腱和伸肌腱放松，而且缓解劳损和疼痛。同时，手指恢复过程中能够自由弯曲，手指僵硬消失。

3. 通过改变胶布张力可以调整手指的活动程度。

（a）腕掌线水平

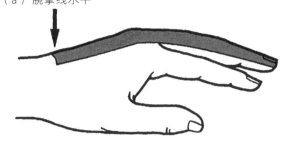

（b）

伸肌腱方向

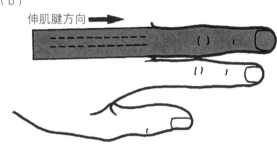

图11.40　绑手指法

槌状指

末节指骨被迫过度弯曲可以导致伸肌腱断裂或撕脱而进入手背。特征性天鹅颈畸形是由于侧索回缩及近端指间关节过度伸展。

45° 指南

未经治疗的情况下，如果远端关节的伸肌迟滞小于 45°，则最终出现的残疾将会最轻；大于此角度的迟滞将会导致功能障碍和外观畸形。

治疗

维持远端指间关节过度伸展 6 周，并使近端指间关节能够自由弯曲。即使治疗，失败率也很高——仅 50% ~ 60% 康复。

设备

• 复方安息香酊（使胶布黏性更强）。
• 非弹性胶布，1cm 宽，2 条约 10cm 长。

方法

1. 用复方安息香酊涂抹手指。

2. 使用一条胶布缠绕成8字形。胶布中心必须连接并且支撑手指指肚。胶布必须在背部远端指间关节处交叉，并且伸长至近端指间关节掌面，但不能限制近端指间关节的活动（图11.41a）。

3. 使用另一条胶布环绕在中节指骨中段进行固定（图11.41b）。

只要远端指间关节的胶布脱落低于中间部位，就要重新使用胶布（通常取决于白天患者的活动状况），维持伸展6周。

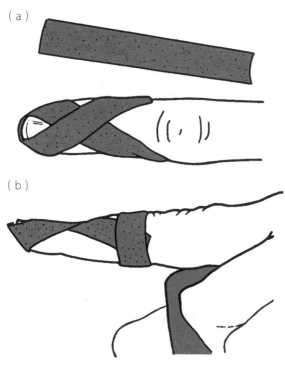

图11.41　槌状指：（a）一根胶带法；（b）胶带固定法

其他夹板

有许多夹板可用。普遍的一种是简单的塑料槌状指夹板。可以通过切除大的塑料盒柄或其他类似家用容器柄临时制作而成。

手术

切开复位内固定术适用于撕脱骨片足够大而引起不稳定，致远端指间关节掌侧半脱位的患者。

纽扣畸形

纽扣畸形是近端指间关节伸肌腱的闭合性断裂，永久性向掌侧弯曲（图11.42）。

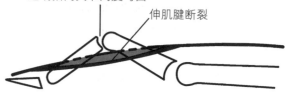

近端指间关节高度弯曲

伸肌腱断裂

图11.42　纽扣畸形的发生机制

非复杂性畸形的治疗方法

1. 夹板固定近端指间关节，完全伸展8~10周。

2. 使得远端指间关节能够自由活动（图11.43）。

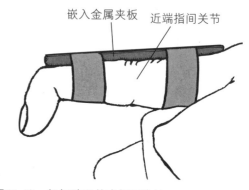

嵌入金属夹板　近端指间关节

图11.43　纽扣畸形的夹板固定法

保龄球拇指

保龄球拇指是运动员常见的一种应激综合征。通常表现为拇指虎口处软组织肿胀（图11.44），打保龄球的手指会有相关疼痛和僵硬。

治疗

• 休息。

• 按摩。

• 斜用保龄球洞，以便减少摩擦。

・病变处注射 0.25ml 长效类固醇皮质激素
和局麻药混合液（耐药病例）。

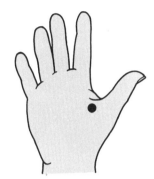

图11.44　虎口根部软组织肿胀部位

滑雪者拇指

　　有一种特殊的损伤叫滑雪者拇指，掌指关
节的韧带发生损坏，伴或不伴韧带附着处的近
端指骨根部撕脱骨折（图 11.45）。这种损伤是
由于滑雪者猛烈滑入雪中时滑雪杖迫使拇指外
展和过度伸展所致。

　　可以通过 X 射线片观察拇指应力进行诊断。
不完全撕裂使用舟形石膏固定 3 周，完全撕裂
和撕脱骨折应该手术修复。

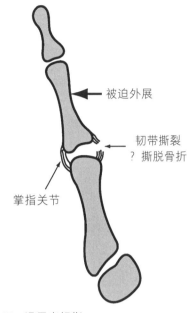

图11.45　滑雪者拇指

Colles 骨折

特点

・桡骨远端 3cm 旋后骨折。

・通常由于跌倒时手伸出着地所致。

・骨折特点（图 11.46）。

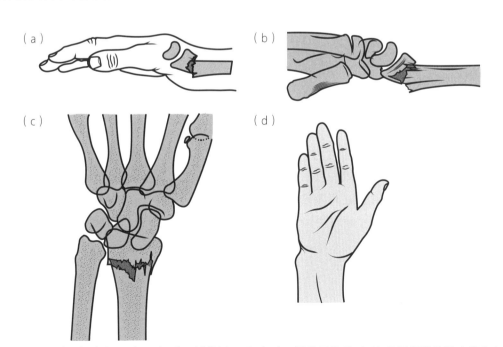

图11.46　Colles 骨折:（a）餐叉畸形;（b）X 射线侧面观;（c）X 射线正位观;（d）桡骨远段偏移（横向）

——嵌顿。

——后移位和成角。

——侧方（桡侧）移位和成角。

——旋后。

复位方法

适当麻醉下做如下处理。

· 牵引手掌（解除嵌顿）。

· 助手对抗牵引。

· 旋前。

· 尺偏 10°（用以纠正桡侧移位）。

· 屈曲（10°～15°）。

固定手腕和前臂，肘以下打上厚厚的石膏，维持 4~6 周——前臂充分旋前，手腕处于上述正确位置（尺偏，略微倾斜，图 11.47）。

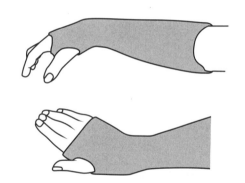

图 11.47　前臂 Colles 石膏的理想位置

注意：尺骨偏移，轻微弯曲和旋前。

舟状骨骨折

舟状骨骨折（图 11.48）通常由于跌倒时手伸出着地，同时手腕向后弯曲（背屈）。受伤后疼痛可能缓解，所以临床表现可能出现较晚。应该注意不要将其作为简单扭伤进行治疗，这种骨折的体征如下。

· 鼻烟窝处压痛（关键体征）。

· 握力消失并伴疼痛。

· 鼻烟窝内部和周围肿胀。

　· 桡骨方向轴向压迫拇指出现疼痛。

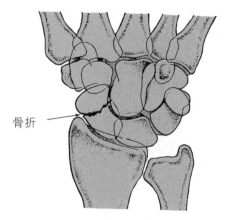

图 11.48　舟状骨骨折的典型表现

如果临床怀疑骨折而 X 射线片正常，则不能排除骨折。损伤 24 小时后，MRI 扫描或同位素骨扫描可有助于诊断。如果不能进行扫描，用舟状骨石膏固定手腕，10 天后拆除，然后重新拍 X 射线片检查。

对于非移位的稳定性骨折，应使用石膏在肘下固定 6 周（图 11.49）。移位的骨折需要复位（无论开放性还是闭合性），如果是不稳定性骨折，还需内固定。所有骨折都需随后进行 X 射线片检查明确是否愈合。

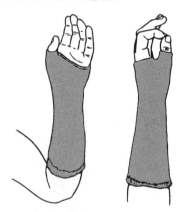

图 11.49　舟状骨骨折石膏的外观

掌骨骨折

掌骨骨折可为稳定型或不稳定型，关节内型或关节外型，闭合型或开放型。其中包括撞击引起的关节损伤，容易导致第 5 掌骨颈部骨折，一般来说，大多数掌骨（掌骨干和颈）骨折可以通过推拿纠正明显的移位进行治疗（麻醉下），并且可以用肘以下延伸至近端指背的后方石膏板夹板固定，使得掌指关节处于功能位（图 11.50）。

　　掌骨骨折容易旋转，必须对此进行预防。最好使用夹板固定掌指关节为 90°，这能够纠正所有不良旋转倾向。如果出现总体移位、缩短或旋转，则表示需要手术干预。可用棉垫作为适当抓握物，患者应该用力锻炼 3 个手指，3 周后去除夹板，并且开始主动活动。

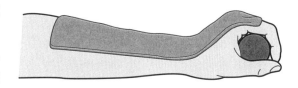

图 11.50　掌骨骨折：功能位，后石膏板和手握棉卷

髋关节

髋关节疾病的年龄相关性

　　髋关节疾病有着显著的年龄相关性（图 11.51）。

　　·儿童可能患多种严重的髋关节疾病，如髋关节发育不良、缺血性坏死疾病、结核病、化脓性关节炎和股骨头骨骺滑脱，这些疾病都需要早期诊断和治疗。

　　·股骨头骨骺滑脱通常出现在肥胖的青少年（10~15岁），表现为膝盖疼痛和轻微跛行。

　　·每个新生婴儿都应检查有无髋关节发育不良，可以通过 Ortolani 试验和 Barlow 试验进行早期诊断（外展和内收时出现异常弹响）。

　　但是检查时应该选用超声检查，这种方法相比临床检查更加敏感，尤其是 8 周以后的婴儿。

Ortolani 试验和 Barlow 试验

　　一只手握婴儿大腿，膝盖弯曲——拇指放在腹股沟（小粗隆），中指放在大转子（图 11.52），另一只手固定骨盆。

Ortolani 弹跳试验（内试验）

　　屈曲髋关节约成 90°，轻轻外展至 45°，然后注意，出现的所有弹响和痉挛表示髋关节复位，并使髋关节充分外展（图 11.52a）。

Barlow 试验（外试验）

　　屈曲髋关节约成 90°，外展至 10°~20°，

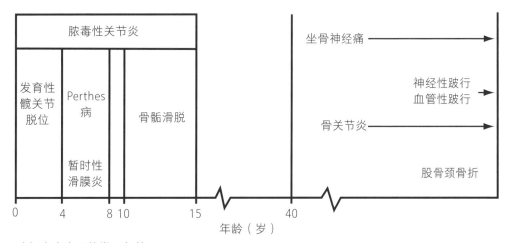

图 11.51　髋部疾病出现的常见年龄

然后内收，注意出现的所有弹响和痉挛都可表示髋关节脱出髋臼（图11.52b）。

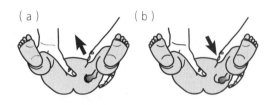

图11.52 筛查髋关节发育不良（左侧）：（a）Ortolani试验；（b）Barlow试验

膝关节牵涉痛

髋关节疼痛放射至膝关节是医学中一个由来已久的难题。髋关节主要受 L_3 神经支配，因此疼痛向下沿腹股沟下方大腿的前内侧放射到膝关节（图11.53），有时可以只感到膝关节的前内侧疼痛。股骨头骨骺滑脱的患儿出现跛行和膝痛，对于膝关节牵涉痛非常常见。

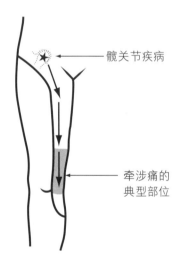

髋关节疾病

牵涉痛的
典型部位

图11.53 髋关节疾病引起牵涉痛的可能部位

早期诊断髋关节处骨关节炎

四步负荷试验

髋关节退化是全科诊疗中的常见问题，可能表现为髋关节或膝关节周围疼痛，早期诊断非常有用，并且某些试验可检出这种疾病。需要记住的是，在髋关节六种主要活动中，最早

累及的是内旋、外展和伸展。这里介绍一项特殊的负荷试验，该试验对髋关节疾病的诊断比较敏感。

方法

1. 患者仰卧。
2. 弯曲髋关节约至120°。
3. 内收髋关节20°～30°（图11.54）。
4. 内旋。
5. 沿着股骨轴方向施力，压迫髋关节。

试图内旋时，关节功能障碍可能非常明显。任何内旋可能都会由于僵硬或疼痛而难以做到。

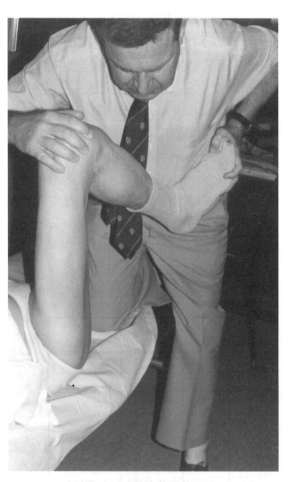

图11.54 髋关节处骨关节炎的负荷试验

"臀部口袋神经"综合征

如果一位男性出现"坐骨神经痛",尤其是局限于臀部和大腿后上方(没有局部背痛),需要考虑可能后袋的钱包压迫到坐骨神经。这个问题偶尔见于久坐的人(如出租车司机),似乎与钱包里的银行卡增多有关。

表面解剖

坐骨神经由坐骨神经孔离开骨盆,从梨状肌下方,坐骨结节内面和大转子顶端之间连线的中点内侧穿出(图 11.55)。坐骨神经外缘通常位于该中点处,该神经位于臀中肌深处。

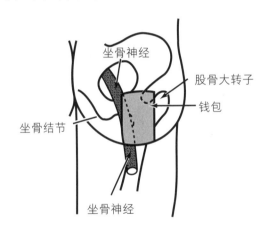

图11.55　"臀部口袋神经"综合征:臀部坐骨神经位置和邻近关系

坐骨结节滑囊炎

"裁缝臀"或"织工臀"偶尔可见,它是坐骨结节处的滑膜囊炎。可能同时存在坐骨神经激惹,并且患者可能会有坐骨神经痛。

特点

· 坐着时疼痛剧烈,尤其是坐在硬椅子上。
· 坐骨结节处或紧靠坐骨结节上方出现压痛。

治疗

· 压痛部位浸润 1% 利多卡因 4ml 和类固醇皮质激素 1ml 的混合液(避开坐骨神经)。
· 将泡沫橡胶剪出两个孔,对应坐骨突起。

Patrick or Fabere 试验

用以检查髋关节和骶髂关节疾病。

Fabere 是髋关节屈曲(flexion)、外展(abduction)、外旋(external rotation)和伸展(extension)四个词的缩写。

方法

1. 患者仰卧于桌子上,受累侧脚放于对侧膝盖上。

2. 髋关节屈曲、外旋并且内收(这个姿势可使髋关节受压,所以该侧腹股沟疼痛指示髋关节或周围组织出现问题)。

3. 这个位置髋关节的活动范围可以到达末端(因此需固定股骨与骨盆的关系),此时需要下压膝盖,同时压迫对侧髂前上棘部位(图11.56),这样使髋关节和骶髂关节受压。

因此,如果出现下背疼痛,原因可能是骶髂关节疾病。这种病变并不常见,但是可见于哺乳期妈妈和关节存在炎性疾病的患者(如强直性脊椎炎和反应性关节炎),以及感染性疾病(如结核病)患者。

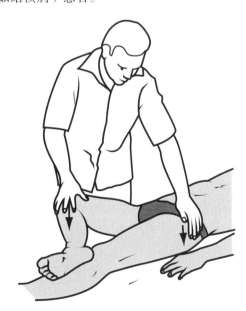

图11.56　Patrick or Fabere试验:检查髋关节或骶髂关节疾病,检查者压迫用力方向

髋关节弹响

有些患者主诉为髋关节弹响，这是一个恼人的无痛问题。

病因

·绷紧的髂胫束（股二头肌阔筋膜肌腱）在大转子突起上方前后滑动。

·髂腰肌肌腱滑过髂耻突起处发出响声。

·臀大肌滑过大转子。

·关节松弛。

治疗方法

治疗过程有两个主要部分。

a.解释和安慰。

b.锻炼拉伸髂胫束。

1.患者侧卧，健侧在下，屈曲受累髋关节（伸直该腿，踝部捆一重物；图11.57），屈曲一定程度使其沿着大腿外侧产生拉伸感。

2.这种髂胫束拉伸应该维持1~2分钟，每天2次。

髋关节脱位

髋关节后脱位通常由于腿部弯曲直接撞击膝盖所致（膝关节和髋关节弯曲）。

疼痛、缩短的腿将会出现以下表现。

·内旋。

·内收。

·轻微屈曲（图11.58a）。

前脱位时，缩短的腿出现外展、外旋和屈曲。

治疗原则

·充分镇痛，如立即注射吗啡。

·X射线片确诊并排除相关骨折。

·考虑到股骨头无血供的紧急情况，可能需要在松弛性麻药下进行髋关节脱位的复位。

·再次行X射线片确认复位成功并且排除初次X射线片未发现的骨折。

复位方法A

后脱位的标准方法

患者应用松弛性麻醉药后躺在地板上，助

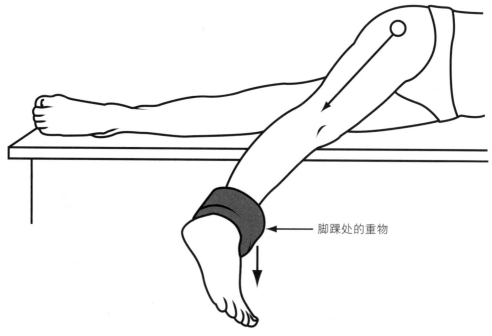

脚踝处的重物

图11.57　治疗髋关节弹响

手通过向下压迫用力稳定或固定骨盆。

1. 髋部屈曲成 90° 时进行牵引。

2. 手压迫股骨头，然后轻轻外旋和外展（维持牵引，图 11.58a，图 11.58b）。

对于前脱位，牵引时腿要内旋和内收。

复位方法 B

独立性复位方法

如果同侧股骨出现相关骨折，这种方法尤为有效（图 11.59）。

麻醉的患者俯卧在桌上。

1. 在桌沿上下垂腿部并且屈曲脱位的髋关节。

2. 稳定向下牵引屈曲的髋关节。

3. 用手按压住股骨头，从臀肌部位轻轻外旋。

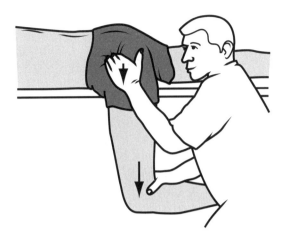

图11.59　髋关节脱位：独立性复位方法

股骨骨折

局部麻醉下进行股神经阻滞可以紧急缓解疼痛镇痛。

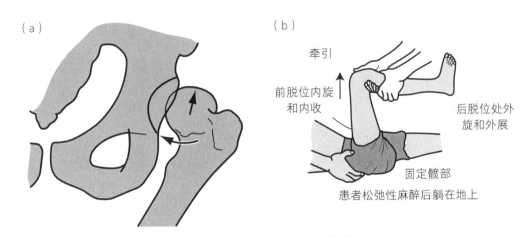

（a）髋关节前脱位并且内旋

（b）
牵引
前脱位内旋和内收
后脱位处外旋和外展
固定髋部
患者松弛性麻醉后躺在地上

图11.58　（a）髋关节前脱位并且内旋；（b）髋关节脱位：经典的复位方法

膝关节

膝关节疼痛的常见原因

英国一项调查强调，膝关节疼痛最为常见的原因是膝关节用力过度或其他微小创伤引起单纯韧带拉伤和挫伤。创伤性滑膜炎可能伴随这些损伤出现，有些所谓的拉伤可能包括多种新近描述的综合征，如滑膜皱襞综合征、髌骨肌腱炎和髌下脂肪垫炎（图 11.60）。

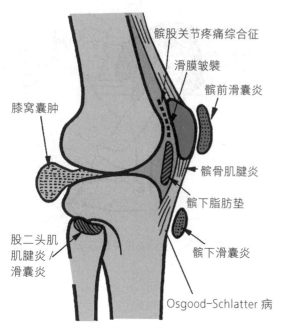

膝窝囊肿

髌股关节疼痛综合征

滑膜皱襞

髌前滑囊炎

髌骨肌腱炎

髌下脂肪垫

股二头肌
肌腱炎 /
滑囊炎

髌下滑囊炎

Osgood-Schlatter 病

图 11.60　膝关节侧面观：不同原因膝痛的典型部位

频繁下跪等过度使用的这种低级别创伤可能导致髌前滑囊炎，各种名称如"女仆膝"或"铺地毯膝"。髌下滑囊炎称为"牧师膝"。

膝关节的骨性关节炎，尤其对老年人是一种常见问题。这种疾病可自发，或者继发于先前出现创伤，伴有相关内部紊乱和不稳定。

膝关节最常见的过度使用问题是髌骨关节疼痛综合征（先前通常称为髌骨软化症）。

膝关节半月板损伤的诊断

膝关节半月板损伤通常见于接触性运动，并且常与韧带损伤相关。

表 11.3 有助于诊断这些损伤。两侧半月板损伤的临床症状相似，但是在内侧和外侧关节线进行疼痛定位有助于区分内侧和外侧半月板（图 11.61）。

注意： 如果 5 项检查结果中出现 3 项或更多项体征（体征见表 11.3），则可诊断为半月板损伤。

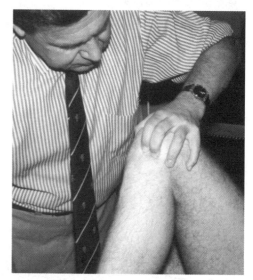

图 11.61　外侧半月板损伤时外侧关节线的疼痛定位

表 11.3　半月板损伤的典型症状和体征

	内侧半月板撕裂	外侧半月板撕裂
机制	外展（外翻）用力 胫骨上股骨内旋	内收（内翻）用力 胫骨上股骨外旋
症状		
1. 活动期间和之后膝关节疼痛	膝内侧	膝外侧
2. 锁定	有	有
3. 渗液	+ 或 −	+ 或 −
体征		
1. 关节线上方局限性压痛 （伴桶柄状撕裂）	内关节线	外关节线（可能是囊肿） 外关节线
2. 膝关节过度伸展疼痛	内关节线	外关节线
3. 膝关节过度屈曲疼痛	外旋	内旋
4. 小腿旋转疼痛（膝关节 90°）	可能出现	可能出现
5. 股四头肌减弱或萎缩		

Lachman 试验

Lachman 试验是检查前交叉韧带的试验，该试验较为敏感可靠。这是一项膝关节弯曲 20° 的前抽屉试验。弯曲 90° 时，抽屉试验结果可能阴性，但是前交叉韧带却已撕裂。

试验方法

1. 检查膝关节时，站在检查床一侧与被检查膝盖同侧。

2. 一只手放在大腿远端下方，抬高膝关节使其屈曲至 20°，患者足跟放在检查床上。

3. 要求患者放松，使得膝盖自由落在稳定膝盖的手上，轻微外旋。

4. 前抽屉试验过程中，用一只手从内侧抓住胫骨近端（图 11.62），另一只手固定大腿。

5. 仔细注意韧带终止点处的感觉。通常随着前交叉韧带拉紧，将会出现明显的响声。前交叉韧带损伤的膝关节会有活动过度，并且没有固定终止点。韧带移动程度需与对侧膝关节对比，通常移位大于 5mm 视为异常。

注意：由于前交叉韧带损伤造成的功能不稳定最好通过轴移试验确定，这项试验比 Lachman 试验更难实施。

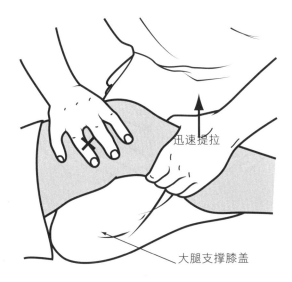

迅速提拉

大腿支撑膝盖

图 11.62　Lachman 试验

过用综合征

膝关节易于出现过度使用造成的疾病。疼痛逐渐增加，不伴肿胀，活动时加重，休息时缓解。通常可以由于运动员的训练计划、鞋子、方法或相关因素改变而致。也可能与髋关节疾病或脚相关疾病等方面的生物力学异常有关。

过度使用损伤包括以下情况

·髌骨关节疼痛综合征，如"慢跑膝""赛跑膝"。

·髌骨肌腱炎，如"跳跃膝"。

·滑膜皱襞综合征。

·髌内脂肪垫炎。

·鹅足滑囊炎 / 肌腱炎。

·股二头肌肌腱炎。

·半膜肌滑囊炎 / 肌腱炎。

·股四头肌肌腱炎 / 断裂。

·腘肌肌腱炎。

·髂胫束摩擦综合征（"赛跑膝"）。

·废用膝。

令人惊讶的是，触诊能高频率检出膝关节周围的局限性炎症（肌腱炎或滑膜炎），尤其是由于运动员和肥胖老人过度使用所致的炎症（图 11.63a，图 11.63b）。

髌骨肌腱炎

髌骨肌腱炎（图 11.64a），又称"跳跃膝"是运动员的一种常见疾病，涉及反复跳跃运动，如跳高、篮球、无板篮球、排球和足球。由于局部体征难以发现，常常出现漏诊。

这种疾病最好通过倾斜髌骨确定髌骨下极的局部压痛进行确诊。

方法

1. 患者仰卧放松，头部靠着枕头，手臂放于身体两侧，股四头肌放松（必要的一项）。

2. 膝关节充分伸展。

3. 在髌骨上极施加压力，使得髌骨倾斜，这使髌骨下极抬起。

4. 此时触诊髌骨下极的表面，这样可以触诊髌骨肌腱的深层纤维（图 11.64b）。

5. 对比健侧。

髌骨肌腱炎的患者通常出现非常尖锐的疼痛。

治疗

解释疾病和保守治疗是一线治疗方案，包括改变活动、拉伸锻炼和强化训练。然而，这种疾病可能比较顽固，手术在治疗过程中占有重要地位。

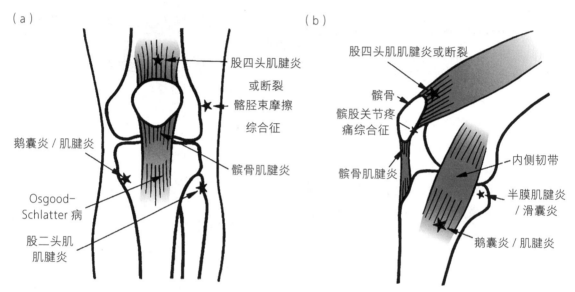

（a）

股四头肌腱炎或断裂
髂胫束摩擦综合征
髌骨肌腱炎
鹅囊炎 / 肌腱炎
Osgood-Schlatter 病
股二头肌肌腱炎

（b）

股四头肌肌腱炎或断裂
髌骨
髌股关节疼痛综合征
髌骨肌腱炎
内侧韧带
半膜肌腱炎 / 滑囊炎
鹅囊炎 / 肌腱炎

图 11.63　膝周围过度使用综合征的典型疼痛部位：（a）前面；（b）内侧

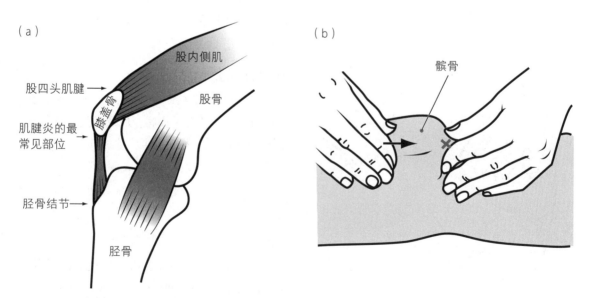

（a）

股内侧肌
股四头肌腱
膝盖骨
肌腱炎的最常见部位
胫骨结节
股骨
胫骨

（b）

髌骨

图 11.64　髌骨肌腱炎：（a）膝关节；（b）触诊方法

膝前痛

膝关节前区疼痛非常常见，并且常由髌股关节疼痛综合征引起。这种疾病需要与膝关节的关节炎进行区分，常见于运动医学，有时称为"慢跑膝""赛跑膝"或"骑自行车膝"。

髌股关节疼痛综合征的诊断和治疗

这种综合征也称为髌骨软化症，其特点是，在负重需要进行屈膝运动时（如爬楼梯），髌骨周围出现疼痛和捻发音。

体征

膝关节屈曲和伸展过程中通常可以扪及髌骨捻发音，膝关节伸直或屈曲时将髌骨按向股骨，从一侧推到另一侧时可能出现疼痛（Perkin试验）。

推髌试验的一种方法（图 11.65 ）

1. 患者仰卧，膝关节伸展。

2. 抓住髌骨下极，将其向下错位。

3. 维持这个姿势，按压髌骨。

4. 要求患者收缩股四头肌（可以让患者在试验前先练习股四头肌收缩）。

5. 阳性体征是髌骨下出现疼痛，并且不愿意收缩肌肉。

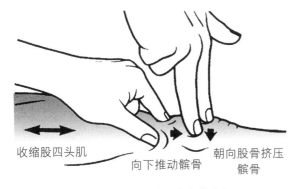

收缩股四头肌　　向下推动髌骨　　朝向股骨挤压髌骨

图11.65　推髌试验：检查髌股疼痛综合征

治疗

图 11.66 显示的是简单的股四头肌锻炼。

腿部放松，各种等距收缩维持 4 秒，交替进行。这项锻炼可以在某段时间内重复多次，并且全天都可以进行。

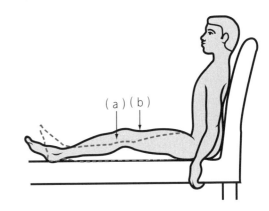

（a）（b）

图11.66　股四头肌锻炼：将膝关节从放松位（b）拉到（a）位，绷紧肌肉

髌骨脱位

典型特征

1. 儿童和青年人易受此损伤（尤其是女性），也常发生于运动中。

2. 由于膝关节屈曲时股四头肌收缩而致。

3. 总是出现侧方移位。

4. 膝关节可能会停留在屈曲位。

即刻复位法

以下方法可以无须麻醉（最好损伤后立刻进行），或者使用呱替啶或地西泮作为肌松药。

1. 将拇指放在髌骨外侧缘。

2. 伸膝时向内推动。

要点

1. X 射线片排除骨软骨骨折。

2. 复位后注意休息，膝关节伸展并用夹板固定，同时拄拐，维持 4 ~ 6 周。

3. 可以使用关节镜检查和修复。

4. 年轻女性（14 ~ 18 岁）的反复脱位需要手术治疗。

腿

运动员的过用综合征

运动员，尤其是与跑相关项目的运动员，容易出现小腿疼痛问题（图 11.67）。不同综合征的诊断可能较为困难，但是表 11.4 能够有效指导。疼痛问题的准确解剖部位是诊断的最佳提示。

合处腓肠肌内侧头断裂，此处跟腱融合到肌肉（图 11.68）。这种损伤非常疼痛，常见于平时很少玩或不适宜玩的中年网球和壁球运动者。

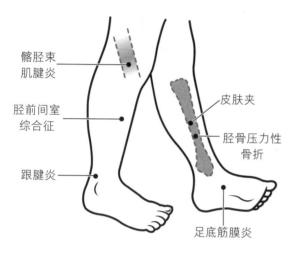

图 11.67 小腿疾病的常见部位

髂胫束肌腱炎
胫前间室综合征
跟腱炎
皮肤夹
胫骨压力性骨折
足底筋膜炎

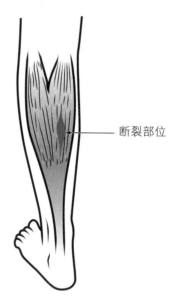

图 11.68 "网球腿"：腓肠肌内侧头断裂的典型部位

断裂部位

网球腿

所谓的"网球腿"，实际是指肌肉骨骼结

表 11.4　过度使用综合征的临床比较

综合征	症状	常见原因	治疗
胫前间室综合征	腿前外侧肌间室疼痛，活动加剧。脚背屈困难，有松弛感	长期快跑（如壁球、足球和中等长度的跑步）	改变运动。外科筋膜切开术是唯一有效的方法
髂胫束肌腱炎	膝外侧或大腿外侧深痛。下坡跑时加剧，休息缓解。跑步 3～4km 后出现疼痛	上山长跑，并且距离增加过于迅速	停止跑步休息 6 周。特殊拉伸锻炼，纠正训练误区，更换鞋子。考虑深部压痛部位注射局麻药和类固醇皮质激素
胫骨压力综合征或外胫夹	胫骨远端后内侧疼痛和局部压痛。应用骨扫描诊断	硬地面上跑步或跳跃	相对休息 6 周。冰敷按摩，小腿锻炼（比目鱼肌伸展）。非甾体抗炎药。纠正训练误区，更换鞋子
应力性骨折	外胫夹类似部位疼痛，跑步后明显。通常休息缓解。通过骨扫描诊断	硬地面上（常为沥青）过度训练。鞋子不合适	休息 6 周。建议不做投掷动作。痊愈后训练要渐进性增加

续表

综合征	症状	常见原因	治疗
胫前肌腱鞘炎	腿和踝前侧远端 1/3 出现疼痛。运动开始和之后出现疼痛，伴或不伴肿胀和捻发音。踝关节主动背屈和抵抗背屈时疼痛	过度使用——下坡跑步过多	休息，甚至停止跑步。腱鞘内注射局麻药和类固醇皮质激素
跟腱炎	足尖走路时跟腱疼痛加剧。晨起后僵硬疼痛，但是活动后缓解	短跑者反复足尖跑步或长跑者上山跑步	相对静止休息。起初冰敷，然后热敷。10mm 楔形跟。纠正训练误区，更换鞋子。使用非甾体抗炎药，考虑类固醇注射
足底筋膜炎	足跟内侧或控制部位疼痛，承重时加剧。坐着后起来走路疼痛剧烈	脚旋前在粗糙面跑步	相对静止休息。更换鞋子。注射局麻药和类固醇皮质激素

临床特点

· 小腿突然剧烈疼痛（患者以为被人从后面击打，如被人扔石头砸了小腿）。

· 脚跟不能着地。

· 用脚尖走路。

· 局部压痛和僵硬。

· 踝关节背屈疼痛。

· 断裂部位上方擦伤。

治疗

· 48 小时内进行 RICE 治疗。

· 立即冰敷 20 分钟，然后醒着时每 2 小时更换一次（可以放于绷带上）。

· 用结实的弹性绷带从脚趾绑到膝关节下方。

· 如果严重，可以使用拐杖。

· 抬高脚跟（最好双侧）有助于活动。

· 休息 48 小时后开始活动，并且主动进行锻炼。

· 理疗师督导进行轻柔拉伸按摩，以及其后的限制性锻炼。

跟腱完全断裂

跟腱断裂可能会被误诊，因为患者仍然可以通过深长屈肌跖屈，应该进行两项试验进行确诊。

肌腱触诊

触诊跟腱缺损。如果损伤后数小时才进行检查，这种缺损可能会被血肿掩盖。

腓肠肌挤压试验

患者俯卧，双脚放于床沿，挤压双腿的腓肠肌和比目鱼肌。足跖屈表示跟腱完整（图 11.69a），不能跖屈表示完全断裂（图 11.69b）。

（a）

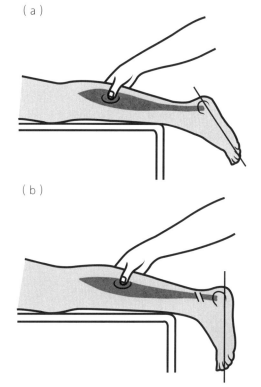

（b）

图 11.69　腓肠肌挤压试验诊断跟腱断裂：(a) 完好肌腱，正常跖屈；(b) 断裂肌腱，足形固定不变

脚踝扭伤的治疗

大多数脚踝扭伤或撕裂涉及侧方韧带（超过90%），而更强拉紧的（三角肌）韧带不易损伤。踝关节韧带损伤的治疗取决于扭伤的严重程度。大多数Ⅰ级（轻度）和Ⅱ级（中度）扭伤对于标准保守疗法效果明显，恢复充分，1~6周可以无痛活动，但是大多数针对Ⅲ级（完全撕裂）扭伤的合适治疗还存在争议。

Ⅰ级 & Ⅱ级扭伤

R：伤处静止休息48小时，具体取决于伤残程度。

I：48小时内，在醒着时每3~4小时冰敷20分钟。

C：用绷带压迫，如弹性绷带。

E：抬高到髋水平，使肿胀得到有效缓解。

A：镇痛，如应用对乙酰氨基酚。

R：48小时复查，然后7天后复查。

S：特殊捆扎。

48小时内或直到无痛期间使用拐杖承受部分重量，鼓励患者早期完全承重，并且长距离范围内进行等长运动。使用保暖袜子，48小时后无须冰敷。沙中行走，例如沿着沙滩行走是极好的康复方法。争取2周时可以充分活动。

捆扎踝部

方法

1. 将脚用长皮带或吊带维持在中立位置（与腿成直角）。

2. 在压迫点使用小型保护垫。

3. 应用1~2根6~8cm低弹性的黏性胶带从外侧中上方缠绕到脚跟，然后再缠到外侧中上方，保持脚部轻微外翻（图11.70a，图11.70b）。

4. 应用黏性胶带，如Acrylastic（6~8cm），这种胶带可以重新卷起并且再次使用。

5. 3~4天后再次捆扎。

6. 7天后，去除黏性捆扎并且使用非黏性管状弹性支持，直到可以完全运动，并且不痛为止。

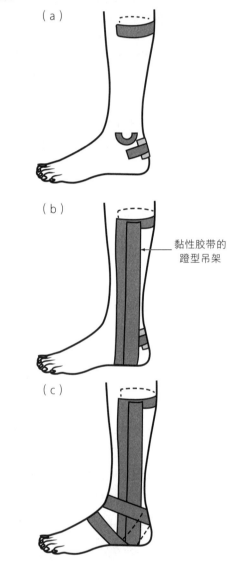

黏性胶带的蹬型吊架

图11.70　踝关节扭伤的捆扎：(a)应用保护垫和衬条；(b)应用蹬型吊架使脚略微外翻；(c)胶带固定踝部

对徒步旅行时踝关节扭伤的建议

一些有经验的徒步者在进行徒步时会携带扶他林凝胶（或者类似）和塑料薄膜。如果脚踝受伤（扭伤是非常常见的），而且ICE（见上文）治疗方案没办法实施，就将凝胶或者药膏敷在受伤的脚踝上，然后用塑料薄膜覆盖后，绑上绷带。

距下关节活动

距下关节功能丧失表示距下关节内存在中外侧滑动，通常伴慢性创伤后的踝关节僵硬，伴有或不伴有疼痛。最为常见的原因是典型的踝关节扭伤。

治疗目的是增加内翻和外翻范围。

方法

1. 患者侧卧（最好患侧），患腿放在桌上。脚悬在桌子的末端，用柔软物体支撑小腿，例如卷起的毛巾、小枕头、沙袋或腰部滚轴。治疗师的大腿撑住脚，使其背屈。

2. 站在患脚侧，面对患者的腿。

3. 抓住患者的腿，用固定的手放在患者脚踝以上。

4. 用活动的手紧紧抓住跟骨。

5. 与脚成直角，给脚施力，这样可以实现均匀的上下（内外）摇摆运动。该运动应该平稳（不要太用力或抽动），并且幅度一致（图 11.71）。

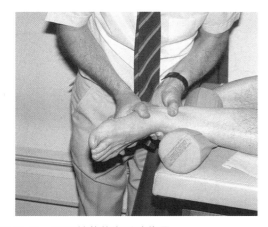

图 11.71　距下关节的脚活动位置

摇摆板法治疗踝关节功能障碍

本体感觉锻炼

通过使用摇摆板可以强化腿部肌肉和脚踝韧带。患者站在板上，正中位置、前倾或伸展

姿势下从一侧向另一侧摇晃身体，用以提高本体感觉和平衡能力。

临时制作的摇摆板

患者可以制作一个简单的摇摆板，将一小块木板 [10cm × 10cm × 5cm（厚）] 粘到 30cm 的方形三合板中心或 2cm 厚的类似木板（适合平衡较好的患者）。

替代方法

患者可以简单将木板放在用土堆积成的圆丘上。

瑜伽平衡健身球

这是适合瑜伽锻炼中使用的训练设备，对于踝关节的练习也是理想设备，它的下面是半球形，上面是平整的。

"平衡" 锻炼

1. 指导患者站在正中位置，左右转移重心，提高平衡能力和本体感觉。

2. 2 ~ 3 天后，除了站在正中位置锻炼平衡，还要身体前倾进行平衡煅烧（图 11.72）。

3. 再过 2 ~ 3 天后，进行后倾锻炼——这样可以增加锻炼难度。

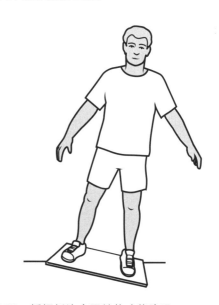

图 11.72　摇摆板治疗踝关节功能障碍

胫后肌腱断裂

炎症、退化或创伤之后出现的胫后肌腱断裂是相对常见，并且容易误诊的疾病。这会引起足纵弓塌陷，导致扁平足。断裂时，患者通常并未感到明显不适。大多数中年患者可以保守治疗。通常运动员病情较重，此时手术修复会有较好的效果。

特点

- 中年女性和运动员。
- 通常表现为"异常性"扁平足。
- 脚踝内侧至足舟状骨部位疼痛。
- 脚外翻。
- "脚趾过多"试验（图 11.73）。
- 单足跟抬高试验（不能抬高足跟）。
- 触诊时胫前肌腱增厚或缺失。

"脚趾过多"试验

从患者身后约 3m 远观察患侧的脚，患侧可以看到更多的脚趾（图 11.73）。

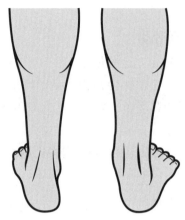

图 11.73　胫后肌腱断裂（右脚）:"脚趾过多"试验后面观

有效检查

1. 超声（最经济）。
2. MRI 和 CT 扫描——影像最清晰。

石膏小贴士

烧石灰

水桶

- 桶内放一塑料袋，容易清洁。
- 水应该足够深，能够完全进行立式浸泡。
- 使用冷水缓凝。
- 使用温水快凝。
- 不要使用热水，否则会出现速凝并且石膏易碎。

石膏卷

- 如果水洒到石膏卷上，就不要再使用该石膏卷了。
- 轻轻拿住石膏卷，但需要牢固固定其自由端（图 11.74）。

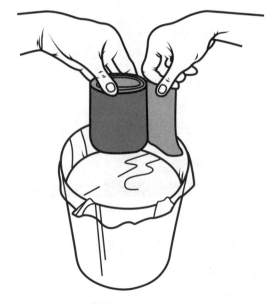

图 11.74　手持石膏卷

· 将石膏卷浸没于水中，直到石膏卷表面不再冒泡，并确保石膏卷中间完全浸湿。

· 将石膏卷拿出桶后，吸干表面水分。

· 从中间部位轻轻挤压，但不要印出凹痕。

· 对肘下上肢石膏，使用 2cm×10cm 和 1cm×8cm 石膏卷。

· 对膝关节以下的腿石膏，使用 4cm×15cm 石膏卷。

填充物

· 使用 Velband 或弹力织物填充石膏。

· 同 Velband 一起将石膏末端用水湿润，使其能贴在肢体上。

· 双腿的受压部位周围应该使用额外的填充物，如脚踝和脚后跟。

· 可以使用两层填充料，但是应避免层数太多。

方法

1. 如果条件允许，请助手支撑患者肢体（如缠有弹力织物的手指撑起手臂）。

2. 牢固缠绕绷带，但是不要拉得太紧。

3. 迅速缠绕，避免压痕。

4. 重叠绷带约为宽度的 25%。

5. 仅用手掌，以便石膏表面平整。

制备手臂掌侧的石膏夹板

手臂掌侧的石膏夹板可用以下方法高效制备。

方法

1. 测量所需石膏夹板的长度。

2. 选择和石膏相同宽度的 Velband，测量长度略超过夹板的 2 倍。

3. 在较平的工作台面上，在一张报纸或垫布上铺开 Velband。

4. 根据所需条数（通常 8 条）折叠石膏（成人用 10cm 宽度的石膏卷），将其浸没于凉水或温水中并且排干过多的水后，放在 Velband 上（图 11.75）。

5. 将 Velband 折回，使其产生"三明治"效果。

6. 用手指在 Velband 上层沿着石膏长轴在外层板上塑造 2~3 个嵴线。这样可以加大夹板强度。

7. 选取弹性绷带，将夹板固定到手臂，让石膏成形，使手腕伸展约 30°。

8. 这种方法可以用于制备其他部位的石膏板。

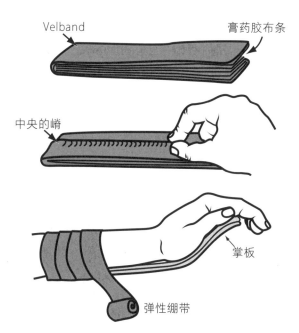

图 11.75　制备手臂掌侧的石膏夹板：使得手腕伸展约 30°

腿部应用石膏时的支撑装置

应用腿部石膏（包括柱状石膏）的棘手问题可以通过使用简单的支撑装置进行辅助（图 11.76）。

这种支撑可以通过把宽皮带固定在 U 形支架上制作而成，高度至少 30cm。

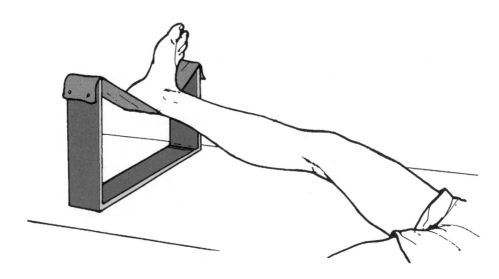

图11.76　腿部应用石膏时的支撑装置

防水石膏

石膏模型（尤其是用于手臂的石膏）可以使用塑料防水材料，如兽医塑料手套，其长度适当并且可以戴在手臂上，类似巨型"手套"。

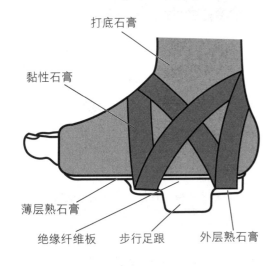

打底石膏

黏性石膏

薄层熟石膏

绝缘纤维板　步行足跟　外层熟石膏

图11.77　石膏足跟走路

足跟的长效石膏

为了避免足跟下面的石膏（与腿的石膏一体）变得松软而不适合走路（因此需要修复），可以使用以下方法（图11.77）。这种方法在固定足跟时把一小块纤维板与石膏模型合并。应在使用初始基础石膏之后24小时进行。

方法

1. 石膏模型底面涂抹一薄层熟石膏。

2. 靠着石膏放一块纤维板（或木板）。

3. 把脚跟放在木板上。

4. 木板和足跟缠上胶布（如弹性绷带），用以固定整个装置。

5. 应用烧石膏的最终涂层固定足跟。

6. 24 小时后可以开始承重。

步行石膏支撑性鞋

方法 A

一种比较经济的方法是让患者带来一双旧的橡胶运动鞋，切除前半部分（包括鞋舌），但是保留鞋带。复查时（第 2 天），将石膏填充到橡胶鞋内并且用鞋带绑上。

方法 B

步行足跟更好替代物是"露趾型鞋"，露出足跟和脚趾，这样可以适应很多种脚和铸造模型。摇摆鞋底是由 EVA（合成橡胶）制造，这种鞋底有三层，可以最大限度地减少关节微创伤。上面是由加筋的帆布和黏胶布制成。

这种鞋子至少有三种尺寸,并与石膏契合。可以清洗并且用于整个正常行走石膏的使用过程,多个外科供应商都可提供这种鞋子。

方法 C

找一双合适的旧鞋,把鞋切开,以便适应石膏的大小,并且作为行走的脚后跟部分。

硅胶填充物的使用

从五金店获取硅胶填充物(最好是树脂型),然后将其在石膏底部分层,将受压部位增厚,即可临时制成一种较为经济的走行石膏。

使用拐杖

腿部损伤的患者常常使用高度不一定合适的拐杖。以下指南将会对患者有所帮助。

1. 穿平时经常穿的鞋。

2. 站直向前看,肩部放松。

3. 拐杖下端应该距离该侧鞋约 5cm,脚趾前方约 15cm。

4. 拐杖顶部应该距离腋窝顶部 2~3 指宽(约 5cm)。

5. 肘弯曲 20°~30°,调节手握拐杖部位(图 11.78)。

6. 患者出院前应该在监督下尝试练习走路。

手杖建议

有证据表明,使用手杖对于膝盖有关节炎的患者是有帮助的。指导患者使用手杖时,需要告知,将手杖的尖端触及地面时,膝盖受累侧的脚也要触及地面。规定使用手杖时建议使用正确高度,使得最大用力时患者的肘部弯曲小于 30°(图 11.79)。

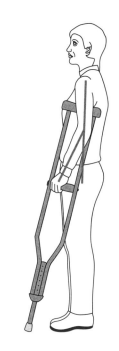

图 11.78　正确拄拐

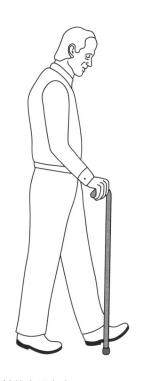

图 11.79　拐杖的合适高度

参考文献

1. Kenna C, Murtagh JE. *Back pain and spinal manipulation* (2nd edn). Oxford: Butterworths Heinemann, 1997.

2. Huckstep RL. *A simple guide to trauma*. Edinburgh: E&S Livingstone, 1970: 101, 141.

3. Milch H. Treatment of dislocation of the shoulder. Surgery, 1938; 3: 732–38.

4. White AD. Dislocated shoulder—a simple method of reduction. Med J Aust, 1976; 2: 726–27.

5. Zagorski M. Analgesia-free reduction of anterior dislocation of the shoulder joint. Aust J Rural Health, 1995; 3: 53–5.

6. Krul M, van der Wouden JC, van Suijlekom-Smit LWA, Koes BW. Manipulative interventions for reducing pulled elbow in young children (Review). Cochrane database of systematic reviews, 2012; 1.

7. Sims S, Miller K, Elfar J, Hammert W. Non-surgical treatment of lateral epicondylitis: a systematic review of randomized controlled trials. Hand, 2014; 9: 419–46.

8. Cullinane F, Boocock M, Trevelyan F. Is eccentric exercise an effective treatment for lateral epicondylitis? A systematic review. Clin Rehab, 2014; 28(1): 3–19.

9. Gwee A, Rimer R, Marks M (eds). *Paediatric handbook: RCH* (9th edn). West Sussex: Wiley Blackwell, 2015: 220–21.

10. Jones A, Silva PG, Colucci M, Tuffanin A, Jardim JR, Natour J. Impact of cane use on pain, function, general health and energy expenditure during gait in patients with knee osteoarthritis: a randomised controlled trial. Ann Rheum Dis, 2012; 71: 172–79.

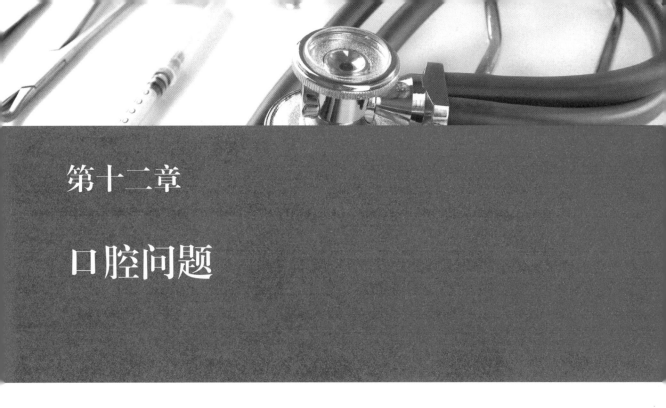

第十二章

口腔问题

牙齿被打掉

如果恒牙（第二套牙）被撞击脱离牙槽骨（如意外事故或者打架），但是仍然完好，可以通过以下的迅速操作进行补救。牙齿脱离牙槽骨时间不超过 30 分钟。

方法

1. 戴无菌手套，拿着牙冠部位将牙齿放回原位，最好能够立刻放回（图 12.1）；如果牙齿已脏，放回原位之前将其放入牛奶洗净，或者将其放在舌下用唾液"清洗"更好。或者，可以将其放于隐形眼镜盐水或"牙医工具箱"溶液内。

注意：不要用水，并且不要擦拭（这可能去除牙质）和接触牙根。

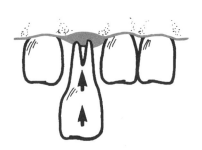

图12.1 牙齿脱离牙槽骨后复位

2. 通过在牙齿上方和周围浇铸结实的银箔（如牛奶瓶盖或炊箔）固定牙齿。浇铸银箔可能比较困难；另一种方法是用丝线进行 8 字包绕牙齿。也可从"牙医工具箱"内切取长条胶带通过相邻牙齿进行固定。

3. 尽快将患者转诊给口腔医院。叮嘱患者不要在牙齿上方直接施加咬合力。

注意：如有血凝块，神经阻滞之后将其去除。20 ~ 30 分钟内将牙齿放回原位，再植成功的概率可高达 90%。

牙齿松动

牙齿松动是指恒牙过度活动，但是却没移位。

用工具包里的夹板将松动牙齿与相邻牙齿上一起固定（见上），也可以使用蓝丁胶进行固定。

牙齿缺损

用温水漱口，暴露部位通常疼痛，使用口腔科胶带将其覆盖，找回并保存牙齿碎片供牙医使用。如果可以，用工具箱中的夹板固定碎片。

填充物丢失

临时的措施是将咀嚼过的无糖口香糖粘在空隙里，或者使用非处方药的牙科水泥。尽快将患者转诊给口腔科医生。

牙冠丢失

尽快预约口腔科医生。

如果这个区域很敏感，可以使用一点丁香油。在牙齿上涂上非处方牙科水泥（或者从医生工具箱中找合适的）后，将牙冠放回去，不要使用强力胶。

阻生智齿

在磨牙区域出现阻生智齿，会疼痛和肿胀，引起局部感染和下颌骨僵硬。使用温热的生理盐水漱口，用冰袋冷敷，然后尽快约见口腔科医生。如果没办法及时进行治疗，可以使用抗生素进行治疗。

感染 – 牙齿脓肿、智齿或根管感染

口腔科医生需要注意（如果很严重）使用阿莫西林，如果没有效果，使用阿莫西林/克拉维酸和甲硝唑。

牙槽出血

急救方法

询问抗凝药物使用情况。清理牙槽上方的血块，要求患者紧紧咬住出血部位牙槽上盐水浸湿纱布，用力咬住30分钟以上。大多数情况下这种简便方法足以止血。另外一种止血方法是咬住最近用过的茶袋。

手术治疗持续出血

1. 使用一块无菌纱布，去除过多的血凝块。
2. 牢牢咬住纱布（如上）。
3. 如果仍然出血，注射局麻药和肾上腺素的混合液，用可吸收线对其进行缝合。
4. 使用反向缝合，缝合前方和后方黏膜残端（图12.2）。这种方法并不封闭牙槽但是拉紧黏膜骨膜。

如果软组织血管一直出血，可以结扎或者灼烧止血。

避免使用阿司匹林，并且避免漱口和使用酒精。

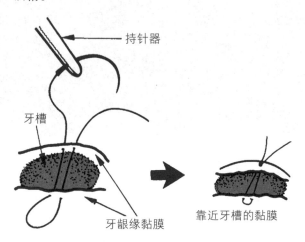

图12.2 治疗牙槽持续出血

干槽症

临床特点

·易发生于拔牙后1~3天，特别是智齿拔除后。

·疼痛非常剧烈，镇痛药不能缓解。

·面部持续疼痛。

·恶臭。

·主要发生在下颌磨牙，尤其是下颌第3磨牙（智齿）。

检查显示牙槽血凝块很少或没有，并且牙槽骨骨面有灰黄色的坏死组织。

治疗方法

1. 疾病自限性愈合时间为10~14天。
2. 口腔科医生会使用特殊清理和敷料（缓解症状）。

如果你必须治疗，应采取以下措施。

1. 用注射器进行温水清洗。

2. 用碘仿纱布条包裹牙槽，或用氧化锌和丁香油混合物或（通用的口腔科配方）氧化锌和丁香酚敷料混合物包裹牙槽。留置 10 天。

3. 镇痛药。

4. 漱口。

注意： 没有证据证明抗生素有效，除非出现感染。

干槽症的鉴别诊断是下行感染。

牙齿编号的简单方法

牙医利用代码编号牙齿，从中线开始由 1 编到 8。

国际符号

四个象限编号如下。

恒牙（ n=32；图 12.3 ）

$$
R. \frac{^{1}87654321 \mid 12345678^{2}}{_{4}87654321 \mid 12345678_{3}} L.
$$

乳牙（ n=20 ）

每个象限有 5 颗牙齿，并且四个象限由 5 编号到 8。

$$
R. \frac{^{5}54321 \mid 12345^{6}}{_{8}54321 \mid 12345_{7}} L
$$

例如：

· 1.6= 右上第一磨牙。

· 3.2= 左下侧切牙。

· 6.3= 左上乳尖牙。

帕尔默牙位表示法

在这种表示法中，用十字符号将上下系列分为四个象限，但是恒牙用 1 ~ 8 来表示。乳牙用字母 A ~ E 表示。

用四个直角表示四个象限。

R. ╬ L.

· L_5= 左上第二前磨牙。

· R^C= 右下乳尖牙。

智齿

智齿是第三磨牙。通常是正常牙齿，但是在青春期晚期萌发时容易引起麻烦，且形成阻生智齿时拔除难度较大。

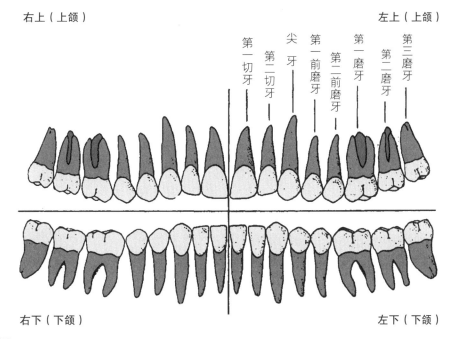

右上（上颌）　　　　　　　　　　　　　　左上（上颌）

第一切牙　第二切牙　尖牙　第一前磨牙　第二前磨牙　第一磨牙　第二磨牙　第三磨牙

右下（下颌）　　　　　　　　　　　　　　左下（下颌）

图12.3　恒牙

口腔溃疡

口腔溃疡是口腔黏膜的一科急性疼痛性溃疡，是全科医学中的一种常见问题，其病因和疗效尚未明确。但是数种因素表明存在局部异常免疫反应。

小溃疡：直径 <5mm——持续 5 ~ 10 天。

大溃疡：直径 >8mm——持续数周并且愈合后留下瘢痕。

需要考虑的相关因素

血质不调、义齿压迫、克罗恩病、恶性贫血和缺铁性贫血。

诱发因素

应激和局部创伤。

治疗

当溃疡最为疼痛时应该及早使用这些方法。治疗方法有多种。

缓解症状

每 3 小时涂抹一次外用利多卡因凝胶或药膏，如 SM-33 成人药膏或 SM-33 凝胶（儿童）。如果饭前使用，可以促进食欲。或者，联合使用下列药物。

· 苯海拉明 5ml。

· 胃能达（Mylanta）15 ~ 20ml。

仔细漱口，每天 4 次。

愈合

可以选择以下方法之一。

茶袋法

将湿润的黑色茶袋放于溃疡部位，如每天 3 ~ 4 次。丹宁酸能够促进愈合并且缓解疼痛。另一种方法是准备一杯浓茶（浓缩的），冷却后，用其浸泡棉签或棉球，然后将棉签或棉球放在溃疡部位 3 分钟。

外用糖皮质激素软膏

0.1% 曲安西龙（Kenalog in orobase）软膏。每 8 小时一次，以及夜间也要涂抹。

外用类固醇皮质激素喷剂

倍氯米松喷到溃疡上，一天三次。

外用氯霉素

使用 10% 氯霉素丙二醇。应用棉签涂抹 1 分钟（使溃疡变干后），每 6 小时 1 次，持续使用 3 ~ 4 天。

四环素悬浮液治疗多发性溃疡

1. 将含有 250mg 四环素的胶囊放入 20 ~ 30ml 的温水中并且摇晃，形成悬浮液。

2. 使用该悬浮液漱口 5 分钟，每 3 小时 1 次。

另一种方法是使用上述悬浮液浸泡脱脂棉，然后放在溃疡部位，持续时间为 5 ~ 10 分钟。

注意：该悬浮液特别难闻，但是可缩短溃疡时间。我们建议吐出漱口后，将悬浮液吐出，虽然有些专家建议将该悬浮液吞下。

外用硫糖铝

将 1g 硫糖铝溶于 20 ~ 30ml 温水中，用此清洗口腔。

地图样舌

治疗

解释和安慰。

1. 无症状者无须治疗。

2. 如果疼痛，使用苯佐卡因漱口，一天三次，每次 10ml。

3. 如果病症难治，喷小剂量糖皮质激素（倍氯米松固体量 50mcg）。使用后不要漱口。

黑舌、绿舌或毛舌

使用牙刷洗刷舌头，去除舌乳头的污渍。使用菠萝作为角质软化剂。

方法

1. 将一薄片菠萝切成 8 块。

2. 将其中一块放在舌背吮吸 40 秒，然后缓慢咀嚼。

3. 按此使用完所有菠萝切块。

4. 每天 2 次，7 ~ 10 天，如果症状复发，重复以上操作。

替代治疗方案：小苏打漱口。

颌下腺结石

唾液腺结石最常见的发生部位是颌下腺结石。结石堵塞腺体引起典型的症状是患者进食时腺体出现间歇性肿胀。如果临床医生可以非常容易地使用手指触诊到舌下结石，那么可用以下方法进行诊断。

方法

1. 手指触诊确定导管结石部位。

2. 在该部位打入少量利多卡因进行麻醉或者使用表面麻醉（最好使用这个），如 5% 可卡因放于舌下。

3. 紧靠结石后方的导管周围绕一缝线进行固定（图 12.4），向上拉固定结石。

4. 沿着导管长轴做一个切口（结石易于脱出）。

5. 移除缝线，无须缝合伤口。

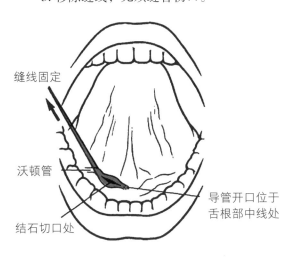

图 12.4　颌下腺结石切开术

缝线固定

沃顿管

结石切口处

导管开口位于舌根部中线处

去除结石的一种"自然"方法

1. 禁食约 6 小时。

2. 压榨未成熟的柠檬，饮用果汁。

3. 在舌头上放一片柠檬。结石通常出现在导管开口处——可能这时可用前述或后述方法将其取出。

简单去除颌下腺结石

如果在导管开口处可看到结石，可以通过 Jacob-Horne 探头的圆端将其取出。

探头圆端放在导管口，用力往里按压。

然后可以用手指从系带对侧施加压力，结石可能非常容易"蹦出"。

舌系带过短切开术

舌系带过短的理想治疗时间是婴儿期，此时可能导致母乳哺育困难和吮吸乳汁时母亲乳头疼痛。

早期症状

· 可能出现心形舌。

· 婴儿张口时不能舔到上颚。

· 婴儿应该能够越过下唇伸出舌头。

然而，这种疾病通常会在后期才发现，此时已经引起语言障碍（如口齿不清），下牙出现问题，不能伸舌，并且食物堆积在口底。

婴儿期的治疗（最好在 3 ~ 4 个月期间）

注意： 舌系带很薄并且没有血管，出血极少或者没有。

1. 理想情况下，应该使用压舌板。

2. 压舌板放好后，使舌头向上延伸。

3. 使用手术刀片或无菌虹膜剪在紧靠口底上方将系带剪断。

非压舌板治疗法

助手扶住婴儿放于检查床上，使其手臂分别放于双侧。手术者用非惯用手的示指和拇指拿着舌系带，用力拉伸（图 12.5）。然后用剪刀剪断舌系带，注意不要损伤口底和舌下的其他结构。

成人和较大儿童的治疗

1. 在局麻或全身麻醉下进行舌系带切开术。

2. 提起舌头时，使用 15 号手术刀片水平切断舌系带，注意避开颌下腺。

3. 牵拉舌头将会使得水平切口转为垂直切口，此时可以使用普通肠线在垂直平面上间断缝合伤口。

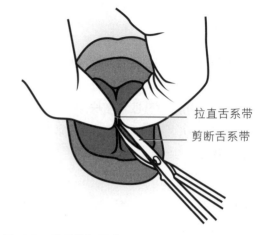

拉直舌系带
剪断舌系带

图12.5　舌系带切开术

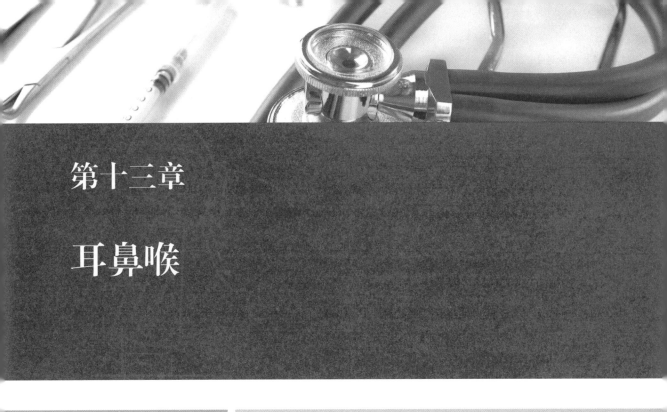

第十三章

耳鼻喉

鼻窦压痛

在鼻窦炎诊断和随访的过程中，诱发鼻窦压痛非常重要。

按压任何面部，尤其是在上呼吸道感染时，都可能引起疼痛。需要区分鼻窦压痛和非鼻窦性面骨压痛。

方法

最好在开始和最后触诊非鼻窦区（图13.1），依次按压颞骨（temporal bones，T），然后按压额窦（frontal，F）、筛窦（ethmoid，E）和上颌窦（maxillary，M），最后按压颧骨（zygomas，Z），或者相反顺序按压。

特异压痛可以发现并发现感染的主要部位。

单侧鼻窦炎的诊断

发现额窦或者上颌窦（尤其该处）是否存在积液的简单方法是透照法。有症状侧和无症状侧进行对比诊断效果最好。

让患者进入暗室，使用窄波束灯照射。

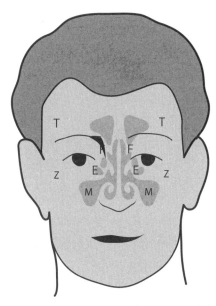

图13.1 T（颞骨）和Z（颧骨）表示没有鼻窦压痛，以便比较（F表示额窦，E表示筛窦，M表示上颌窦）

额窦

用手电筒照射眼眶上方及额窦上方，然后对比两侧透光情况。

上颌窦

取掉义齿（如果有的话）。照射口腔内部，硬腭两侧，向眼眶根部照射。眶下有暗光显示上颌窦内充满空气。有症状侧透光度减弱，提示患有鼻窦炎。

吸入法治疗上呼吸道感染

通过简单的吸入法治疗上呼吸道感染（包括鼻炎和鼻窦炎的水肿和分泌物引起的上呼吸道阻塞），可以缓解症状和促进疾病的早期治愈。不应用抗生素时，患者主动参与治疗将会产生积极效果。

毛巾放在头上方和用于吸入碗这种老方法可以使用，但是最好让蒸汽直接进入鼻内。

设备

· 容器。可以是老式一次性碗、大口瓶子、罐子或者塑料容器。

· 吸入剂。若干家用非处方制剂，例如复方安息香酊（5ml）、维克斯达姆膏（1茶匙）、纯天然桉树膏、桉树油或薄荷脑（5ml）。

· 覆盖物。纸袋（切除底部）、纸筒（图13.2a）或者小硬纸板箱（切除一角；图13.2b）。

方法

1. 将5ml或1茶匙吸入剂放入容器内的0.5L（或1品脱）沸水中（冷却5~10分钟）。

2. 将柱状纸或纸板箱罩在容器上。

3. 让患者鼻和嘴对准开口，通过鼻腔缓慢吸入蒸汽，然后缓慢通过口腔呼出气体。

4. 这个过程应该坚持5~10分钟，每天3次，尤其休息之前。

吸入之后，通过自动吹气可以缓解上呼吸道阻塞症状。

热水瓶法

相对简便安全的方法是使用热水瓶吸入。嘴和鼻靠近瓶口。

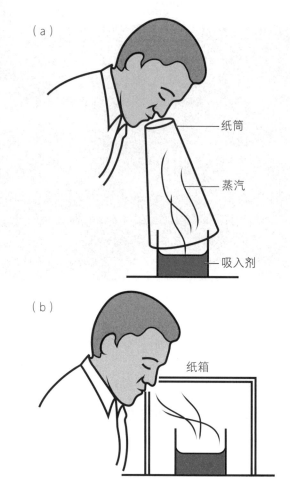

图13.2　吸入法应用：（a）纸筒；（b）纸箱

保温瓶法

老式保温瓶法（水壶）是装热水/沸水和吸入剂的理想容器，也很轻便。

注意： 儿童不能使用这些热水法，避免烫伤。

忙碌者的实用吸入法

Tony博士认为咖啡杯吸入法在治疗上呼吸道感染方面非常成功。将维克斯等吸入剂放在一个茶匙内，然后加入沸水，用手罩住咖啡杯以便对应鼻和嘴，这样即可制成吸入碗。人们发现这种方法在饭后/咖啡休息时使用比较方便。

鼻息肉

鼻息肉是黏液性小"袋"，通常由于过敏性鼻炎引起鼻窦黏膜充血所致。这些息肉从鼻窦口凸出进入鼻腔（图13.3）。治疗方法包括息肉切除术、外用氢化可的松溶液或类固醇皮质激素喷剂（小息肉）和口服类固醇皮质激素（广泛性息肉），如每天50mg泼尼松龙，使用5~7天（不要使用阿司匹林）。可能需要抗生素治疗感染。

通常是在药物治疗无效之后进行手术。在局麻药下通过夹住息肉根部或者使用线圈套住息肉，可以较易去除息肉。更为严重的鼻息肉可能需要复杂的外科手术进行治疗。

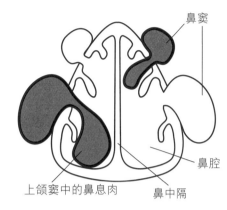

图13.3 **鼻横断层面：显示鼻息肉来源**

耳

显著听力下降的快速检测

"滴答表"试验可粗略筛选听力下降，长期使用数字式手表意味着听力下降。

发量较多的儿童和成人可以使用其他方法筛查听力下降问题。

方法

1. 拇指和示指轻轻抓捏若干头发，然后靠近外耳道。

2. 轻轻捻发（图13.4），产生相对高调的"脆裂"声。

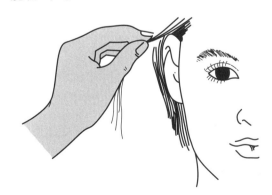

图13.4 **儿童听力丧失筛查试验**

如果不能听见这个声音，可能患有中度听力丧失（通常约40dB或更高）。如果检出听力丧失，则需要音叉评估法及其他检查方法评估听力丧失情况。

耳语试验

耳语试验是筛查听力损害的一种准确试验方法。儿童比成人准确性差。

耳语之前需要平稳呼气。

方法

1. 站在患者身后60cm处。

2. 堵住非检测耳朵，并且做圆周运动摩擦耳郭。

3. 低声交替念数字和字母（如"5、M、2、A"）之前需要平稳呼气。

4. 如果患者回应正确（如6个数字重复正确至少3个以上），则可认为听力正常。

5. 如果患者回应错误，换用不同的数字和字母组合重新检测。

6. 单独检测每个耳朵，先从听力较好的耳朵开始检测，每次使用不同的数字和字母组合。

揉纸试验

另一种简便方法是应用纸声进行检测。轻轻摩擦两张放在一起的纸，距离耳朵 1~2cm，要求患者听到声音时示意。对于婴儿，在其耳朵后方揉纸，注意他们的反应。

耳朵防水和隔音

用蓝丁胶防水

蓝丁胶制成的耳塞极好，能够将其轻轻塑造成外耳道形状。有些儿童游泳或洗澡时需要保证耳朵干燥，如避免穿孔及复发性外耳炎（"游泳耳"）患儿，这种耳塞非常合适。理想情况下，游泳帽应该遮住耳朵，并且建议不要潜水。

蓝丁胶防水效果极好，能够维持原位并且可以重复利用。但不要在热桑拿中使用蓝丁胶防水，容易变软。

应该嘱咐儿童不要用手指向耳内塞耳塞。

有时需要去除蓝丁胶耳塞残余部分。

新型耳塞

新型护耳装置是扩张型耳塞。这种耳塞可以用在暴露于过度噪声的环境中时，以及游泳时保护中耳，尤其是儿童耳中插入通风管时。

这种耳塞由可压缩性泡沫制成，对半切开后可以卷成柱状，恰好塞到儿童耳内。将一根手指放在外耳道的耳塞外侧部分，这样可使耳塞在耳内充分膨胀填塞耳道。涂抹少量凡士林，并且使用标准橡胶浴帽可防水，但是嘱咐儿童不要潜水。

让孩子使用耳塞后父母可能会发现，浴帽可能摩擦耳塞将其从耳内拽出——因此这是将其切一半的原因（E.A.R. 耳塞可从大多数听力服务处购买到，一副约 1 美元。这种耳塞使用温肥皂水容易清洗，并且一副可用 6~12 个月）。

纸 "长矛" 清理外耳炎和中耳炎

外耳炎残留物和外耳炎或中耳炎分泌物可以用"长矛"清理出去，这种"长矛"可用卫生纸或其他纸巾制造，这种方法广泛用于儿童。外耳炎中，清理之后可以使用 0.25% 乙酸清洗——然后如有必要可以外用类固醇和抗生素软膏。

预防游泳者的外耳炎

使用清水冲洗患者耳朵（可以使用 5ml 注射器），然后用吹风机以适当温度将耳道吹干。

游泳者外耳炎的治疗和预防

干燥性局部用药，如 Aquaear 或 Ear Clear（乙酸和异丙醇）。另一种较不昂贵的制剂是乙酸（醋）和甲醇按照 3∶7 混合而成的"自制"混合物。游泳季节每天应用 2~3 滴。

慢性化脓性中耳炎和外耳炎

使用 20ml 注射器和塑料管将 5% 聚维酮碘滴入耳道进行清洗，每天 1~3 次。卫生纸"长矛"卷曲弄干耳道。将这种方法教给患者家属。

穿耳洞

穿耳洞（插入"枕木"）的简便方法仅需 18 号或 19 号无菌针。局部麻醉药物可使用，也可不使用，可以使用冰冻喷剂。

方法

1. 仔细标记耳垂（最好由患者或者患者的父母执行）。

2. 将针穿过标记部位（图 13.5a）。穿出的一边可以使用软木或土豆片。

3. 将枕木穿过针孔，确保紧密结合，回抽针头（图 13.5b）。

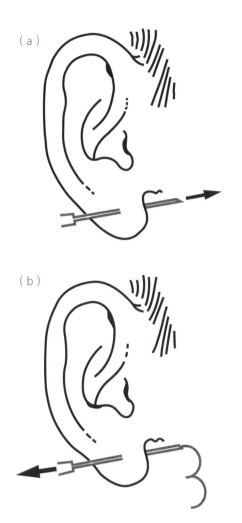

（a）

（b）

图 13.5　穿耳洞法

耳垢和清理

耳朵清理简单常见，但操作时需要谨慎，并且需要由专业医师操作。警告：耳朵清理相关并发症引起的医疗事故也很常见。

禁忌证

中耳炎的急性期或者不能排除鼓膜穿孔时不能清理耳朵。这些情况中，应该使用钩子或者刮匙在直视下清理耳垢（图 13.6a）。

外耳炎应该进行清理以便去除耳道杂物。操作结束之后将其小心弄干。

耳垢软化剂

平均每周会产生 2.81mg 的耳垢。大部分耳垢可以自发清除，不需要接受治疗。可使用制剂清理，或者帮助去除耳垢。这些制剂包括过氧化氢、过氧化胺（耳朵清洁剂）和琥珀辛酯钠，但是如果怀疑鼓膜穿孔，则不应使用琥珀酸二异辛酯磺酸钠，可使用碳酸氢钠或者橄榄油，患者就诊之前可以先用食用植物油。

Kamien 的一项研究得出结论：最有效、最便宜和最干净的洁耳剂是 15% 碳酸氢钠溶液。将 1/4 茶匙的碳酸氢钠溶于 10ml 水中即可制成，然后使用滴管滴注。

另一种方法是用液性肥皂填充耳朵。要求患者用耳屏作为"压泵"，持续数分钟，然后清理。

冲洗耳朵

方法 1

注射器应该适合耳孔并且活塞密闭。涂抹凡士林可以减小金属注射器内的摩擦，也可涂抹肥皂。与身体温度（37℃）相同的水温比较合适（过热或者过冷接触鼓膜时可能产生眩晕、恶心或者呕吐）。

注射器管口应该正好放在耳道内部，并且注射器管口应该略微朝上（图 13.6b）。朝着外耳道顶端喷出的水从耳垢周围和后方落下。向上并且略微向后提拉耳郭，这样可以拉直耳道，有助于耳垢溶解。

虽然肾形盘是常用的冲洗液体收集容器，但是空塑料冰激凌"桶"却是个实用的替代容器：柔软侧容易紧贴颈部。另外一种耳"杯"可以通过医院用过的 1L 塑料瓶临时制成，做一小缺口放耳朵（图 13.6c）。

方法 2

这种方法非常有效，可以产生持续水流，安全性能最高，并且冲洗耳朵时可以有空闲的手。

装置如下。

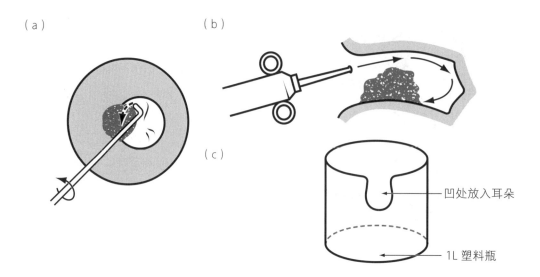

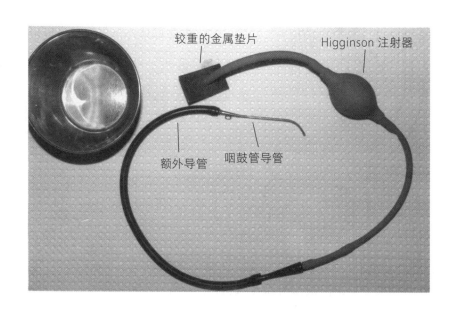

图13.6　清理耳垢:(a)钩子放在耳垢之后将其清除;(b)注射器冲洗法:水流朝着耳垢周围,不是朝着耳垢;(c)耳"杯"收集水;(d)带有特殊装置的Higginson注射器

· Higginson 注射器。

· 较重的金属垫片(作为下沉的重力)。

· 金属咽鼓管导管。

· 额外导管。

垫片使得橡胶注射器在洗耳过程中沉在盛水的盆底。金属咽鼓管导管能够按照常用方式在耳垢上方"准确"喷水(图 13.6b)。

冲洗后

如果由于水滞留而使患者主诉耳聋,可以滴注乙酸乙醇滴剂(Aquaear 或 Ear Clear)。这样可以迅速恢复听力。冲出耳垢之后,有些医生常规使用这些滴剂。

"温和"洗耳器

可以使用20ml或者50ml注射器和塑料"蝴蝶"套管临时制成简便洗耳器，这种装置也可用于滴注软膏治疗外耳道炎。

方法

将"蝴蝶"套管与注射器紧密相连，去除部分导管针头，保留3~4cm长（图13.7）。

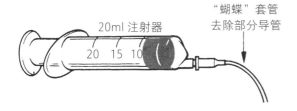

图13.7 "温和"洗耳器

应用

这种"温和洗耳器"使用灵活、安全、简单，尤其适用于儿童。管端弯曲部位容易进入耳道。

注意： 有些医生认为需要在水中加入少量聚乙烯吡咯酮碘溶液，尤其是如果患有外耳炎时。其他医生提出使用过氧化氢清理耳道，尤其是不严重的外耳炎。

发胶和较硬耳垢

使用发胶的人如果发胶进入耳道，则易产生较硬耳垢。建议在使用发胶时堵住耳朵。

外耳道角化病——角质性栓子形成珍珠白。

识别"危险性"耳朵

检查感染性耳朵应该包括鼓室上隐窝、锤骨外侧突与外耳道上壁之间的鼓膜部分。该处穿孔提示耳朵"危险"（图13.8a），不涉及

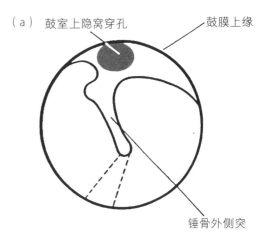

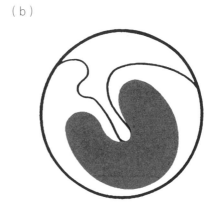

图13.8 耳朵感染：（a）危险性穿孔；（b）安全性穿孔

鼓膜边缘的其他部位穿孔认为耳朵"安全"（图13.8b）。

穿孔严重程度与中耳是否出现累积的鳞状上皮（术语称为胆脂瘤）有关，因为这会侵蚀骨骼。鼓室上隐窝穿孔含有这种上皮，安全性穿孔则不含。

通过穿孔部位可以看到胆脂瘤鼓室上呈现白色片状，除非有分泌物或者持续性结痂遮盖。两种穿孔都可导致慢性传染性分泌物的产生，其性质根据原发部位而有所不同。从外耳道清除分泌物时，可以通过拉伸和回弹判断黏性混合物性质。表13.1对比了分泌物的种类。

表 13.1　两种分泌物对比

	危险穿孔	安全穿孔
来源	胆脂瘤	黏膜
气味	刺鼻	不刺鼻
量	通常很少，绝不会很多	可能很多
性质	化脓性	黏液性

治疗

如果检出或者怀疑患有鼓室上隐窝穿孔，则必须转诊给专科医生治疗。胆脂瘤药物不能根治，需要手术去除，预防颞骨内或者颅骨内发生严重并发症。

飞行时的气压性疼痛

事先 1 小时滴注 Drixine 等血管收缩剂可以缓解飞机降落期间的耳朵疼痛，也可降落时通过咀嚼口香糖缓解疼痛。

耳垂囊肿切除

较小的耳垂囊肿可以通过手术环钳（睑板钳）简单切除。在眼睑、嘴唇、阴囊和耳垂等触及部位，这种钳子尤其有用，能够牢固夹住小囊肿，有助于止血。

方法

1. 对于小耳垂囊肿，应用尾铗夹着耳朵，以便选择切除的表面位于开环部位。

2. 使用小刀片切开囊肿，仔细将囊肿与周围组织分离（图 13.9）。

3. 一旦分离，可以用手指将整个囊肿挤压出去。

耳垂感染

感染最可能原因是对珠宝上的镍过敏，并发葡萄球菌感染。

治疗方法

1. 取下耳饰。

2. 清洁该区，去除残留镍。

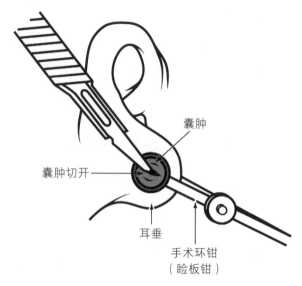

图13.9　耳垂囊肿切开术

3. 擦拭该区然后使用抗生素（抗葡萄球菌广谱抗生素）。

4. 要求患者每天清洁该区，然后使用适当软膏。

5. 使用"贵重金属"耳饰，以便保持耳洞畅通。

6. 建议将来只使用金、银或铂金耳饰。

嵌入耳饰

嵌入耳饰很难取下，但有一种简便方法可较容易地取出耳饰，这种方法就是使用弯曲的蚊型动脉钳。常见耳饰包括耳饰和蝴蝶夹插槽两部分。

方法

1. 将蚊型动脉钳尖头插到蝴蝶夹的两个开口处。

2. 打开动脉钳，因此可以轻轻撑开蝴蝶夹（图 13.10）。这种方法可以解除这个位置上的压力，然后将耳饰取下。

热带耳病

这是一种严重疼痛的外耳炎，常见于热带地区。

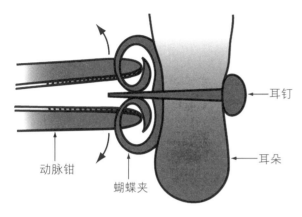

动脉钳

蝴蝶夹

耳钉

耳朵

图13.10　嵌入耳饰取出示意

· 立即给予泼尼松龙（口服）15mg，然后每 8 小时给予 10mg 共给予 6 次这种剂量。

· 使用 Merocel® 止血膨胀海绵或鱼腥草和甘油。

· 局部应用 10 天 Locacorten®-Vioform®（特戊酸氟地塞米松）或索夫拉旦克斯（So Fradex® 有效成分包括地塞米松、新霉素 B 和短杆菌肽）滴剂。

耳用软膏

耳用软膏可以灌入耳道，先从鼓膜附近的耳道深处开始，使用"温和的"洗耳器注入耳朵。一个更加经济的方法是使用 1 ~ 2ml 注射器将 0.5 ~ 1ml 软膏注入耳内，如氢化可的松和克霉唑混合软膏。

棉签问题

在耳朵内涂抹软膏或其他药品避免使用棉签，也不要使用棉签清洁耳朵，因其可能压迫耳垢和其他残留物。

鼻

鼻出血

记住，如果出血严重，需要佩戴护目镜。

简单堵塞

大多数情况下，用示指和拇指捏着鼻翼 5 分钟，并且在鼻梁上使用冰袋，这样可达到止血效果（图 13.11）。

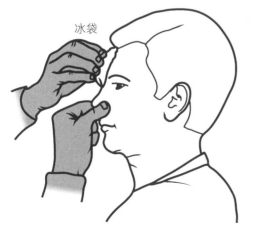

冰袋

图13.11　简单堵塞治疗鼻出血

其他简便止血方法

· 去除血凝块——捏鼻，然后使用解充血鼻喷剂，喷 5 ~ 6 次，如 Drixine®）。

· 也可采用棉球蘸取利多卡因和肾上腺素或解充血药，然后填塞鼻腔。

火柴梗填塞

有些医生将火柴梗（3/4 长度）水平放置在上唇处，向下压迫至牙龈顶部。压迫数分钟。这种方法用以压迫给鼻中隔供血的上唇动脉。

注意：口腔科填料（硬棉卷）比火柴梗效果理想并且应该优先选用。

黎氏区简单烧灼止血

局部麻醉药

Lo-Phenylcaine Forte™ 喷鼻剂——留置 5 分钟；或使用等量 10% 盐酸可卡因和肾上腺素 1:1 000（每份 0.5ml）混合液浸泡约 5 分硬币大小

药棉。用药棉轻轻压住该区 2 分钟。

烧灼方法

三种烧灼方法如下。

· 电烙术。

· 三氯乙酸（纯）。

· 硝酸银棒（优选）。

用硝酸银棒末端压住药棉擦干治疗部位。硝酸银棒末端直接放置到小血管上，注意硝酸银污染问题。烧灼部位每天涂抹 2 次凡士林。

使用牙髓针治疗鼻出血

牙髓针可以改装，用以蘸取少量而充足的三氯乙酸，治疗鼻出血。

方法

1. 弯曲牙髓针尖部附近的金属丝使牙髓针弯成小环。

2. 将小环放在三氯乙酸中，沾上少量液体。

3. 将其涂抹于鼻中隔黎氏区部位（图 13.12）。少量三氯乙酸可以准确涂抹，然后腐蚀烧灼特定部位，且避免溢到邻近的正常组织。

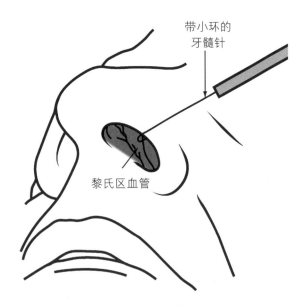

带小环的牙髓针

黎氏区血管

图 13.12　用于出血部位的牙髓针小环

间歇性微量鼻出血

如果不是大量出血，处理如下。

· 避免擤鼻涕。

· 避免抠鼻子。

· 每天使用 2 次凡士林或者抗生素软膏，用药 2～3 周。

反复前鼻出血

黎氏区反复出血的患者，尤其是患有局部鼻炎，治疗方法有多种。

· Nasalate® 鼻黏膜软膜每天 3 次，用药 7～10 天。

· 金霉素或 Nemdyn®（有效成为杆菌肽锌和新霉素 B）耳用软膏，每天 2 次或 3 次，用药 10 天。

· Rectinol®（康通软膏含局麻药物）软膏。

软膏含有局部麻醉药和血管收缩药，如 Rectinol®，是种非常有效的局部外用药。

持续前鼻流血

使 Mevocel® 止血膨胀海绵（外科海绵）进行鼻部填塞。

严重后鼻出血

有时出现严重后鼻出血通过前鼻堵塞不能止血。在口咽部进行填塞止血存在技术困难，并且患者非常痛苦。进行后鼻压迫其中一个简单有效的方法是使用弗利导管。

仍然可以使用传统的铋碘仿石蜡糊纱布进行鼻孔填塞止血，或者使用甘油或凡士林纱布进行鼻部止血。

方法

1. 麻醉鼻腔通道。

2. 选择小弗利导管（10 号、12 号、14 号或 16 号），配有 30ml 气囊和自动密封的橡胶塞。

3. 润滑干瘪导管，将其伸入鼻腔，沿着鼻底，直到在鼻咽处遇到阻力（在软腭后方可看到导管头端）。

4.使用 10ml 注射器，注入 5 ~ 8ml 盐水最好是气体使之膨胀。

5.逐渐回抽导管，直到感觉出现阻力，再次注射 5ml 盐水或气体。

6.拉紧导管，使得气囊紧密贴在鼻咽处，抵住后鼻孔（图 13.13）。

7.用带状纱布按照通常方式填塞前鼻腔。

注意：患者应该收入医院。老年患者如果呼吸变弱，需要吸氧。

Epistat 导管

针对后鼻出血填塞止血，研发出一种名叫 Epistat 的导管。效果理想但是相对昂贵。这种导管具有两个膨胀性气囊，其中一个气囊留在后鼻腔，较大的气囊位于前鼻腔。该装置有个中央气道，这种导管可以经过高压蒸汽灭菌后，重复使用。

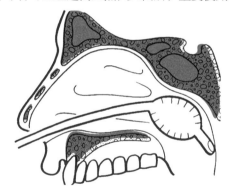

图 13.13　用于鼻咽部和后鼻腔的半膨胀型弗利导管

滴注鼻滴剂

为了达到鼻滴剂的最好效果，应进行如下操作。

· 向左侧鼻腔滴注鼻滴剂时将头偏向左侧。

· 滴注右侧时将头偏向右侧。

鼻中恶臭

确保没有异物。

治疗

· 2% 莫匹罗星鼻软膏，每天滴注 2 ~ 3 次。

· 复方康纳乐膏，每天滴注 2 ~ 3 次。

鼻塞流涕

治疗

· 用卫生纸或手帕将鼻涕清理干净。

· 鼻血管收缩剂只用 2 ~ 3 天。

· 吸入复方安息香酊或薄荷醇。

· 仅使用异丙嗪 25mg，夜间使用。

鼻部灌注

用高渗无菌盐水冲掉多余的黏液和其他"残余物"。用 2 杯温水（蒸馏水或者开水）溶解 1/4 ~ 1/2 茶匙不含碘的食盐和小苏打制备溶液。

方法

一边靠向接水的肾形盘，向前倾斜 30° ~ 40°，用塑料瓶、大的塑料注射器或者球形喷雾器的尖端插入鼻腔中冲洗。液体从另一个鼻孔中排出，温柔地冲洗鼻腔，每周 3 次。

后续：类固醇皮质激素喷剂或者鼻腔吸入剂，每天 2 次。

老年鼻溢

这是老年人常见的问题，由鼻黏膜血管舒缩控制不良引起，可能与鼻中隔偏曲或者鼻黏膜干燥有关。治疗方法是使用油性制剂润滑鼻腔，如喷洒油性混合剂（药品是 Nozoil®，内含芝麻油）或者凡士林，局部使用减充血剂可以引起老年人出现严重不良反应。

使用 Nozoil（芝麻油制剂）

以下原因引起的鼻黏膜干燥可使用 Nozoil® 药物来缓解。

· 空气干燥。

· 持续正压通气和吸氧。

· 异维甲酸等药物。

· 年龄相关性干燥和流涕。

· 包括烧灼术治疗鼻出血等手术导致的鼻腔干燥。

· 鼻部使用类固醇。

· 感冒和流感引起鼻部结痂。

鼻骨折

鼻骨折可以单独发生，也可与上颌骨骨折或者颧弓骨折同时发生。鼻骨折可导致鼻梁挫伤、肿胀、错位和出血，一般都要检查是否出现复合性骨折或头部损伤，如果出现，则不予处理，立即转诊。如果可以立即看到患者明显横向错位（如运动损伤），软组织肿胀使其扭曲之前可用手指尝试复位。这包括使用手指在鼻外侧朝着伤侧简单横推，重新还原正常鼻位置。

贴士

· X 射线通常无法诊断出鼻骨折，但可用于排除面部其他骨折。

· 如果出现面部形态异常，7 天内需要转诊，最好 3 ~ 5 天之内转诊。

· 皮肤断裂（即复合性骨折）通常需要早期修复。

· 鼻骨折的最佳复位时期约在损伤以后 10 天，骨折愈合之前有一个 2 ~ 3 周的窗口期。

· 局麻或者全麻下的闭合复位术应该优先选用。

· 切开复位术更适合于显著鼻中隔偏曲伴有双侧骨折、严重错位的双侧骨折或软骨骨折。

转诊

· 不能控制的鼻出血。

· 反复出血。

· 影响美观。

耳鼻喉的其他问题

头灯

检查耳、鼻和喉的理想头灯包括 Vorath 灯或者 Welch Allyn 便携式双目显微镜、LumiView——头部带式平面放大镜。

比较便宜的其他头灯是洞穴头灯，露营商店可以买到，价格合理。

自行冲洗鼻窦和鼻腔

对于持续黏膜炎和鼻窦问题的患者，这种方法效果很好。

设备

· 吸管。

· 茶杯。

· 含 1 茶匙盐和 1 茶匙碳酸氢钠的温水。

方法

1. 将吸管一端放在水中，另一端放在鼻孔。

2. 用手指塞住另一个鼻孔，患者迅速抽吸液体进入鼻孔，然后排出。

使用 FLO™ 鼻窦灌洗装置

这种制剂是冲洗鼻窦的一种生理性"细胞外液"。可用鼻定量泵冲洗，可将灌洗液限制在鼻腔或者用 200ml 灌洗瓶全面清洗鼻腔和鼻窦。

打嗝

打嗝（呃逆）是横膈肌非自主性重复性痉挛引起。长时间打嗝会对婴儿造成严重后果。

对于单纯短暂发作，可以尝试以下方法进行缓解。

· 用纸袋子吸气（同治疗过度换气）。

· 屏住呼吸。

· 吮吸冰块 / 喝冰水。

· 吞咽一茶匙食用糖（有些医生将醋加到

食用糖中；还有医生添加威士忌或杜松子酒）。

· 吞咽 20ml 烈酒（酒精浓度 37% 或更高）。

· 将导管迅速插入鼻中然后取出。

· 压迫眼球。

如果持续发作（假定没有器质性病变），做如下处理。

· 口服或者静脉注射氯丙嗪，或者丙戊酸。

考虑针灸疗法、催眠法或者膈神经阻滞。

新生儿

在喂食过程中，尤其是在用奶瓶的时候容易打嗝。建议妈妈暂停喂奶，拍嗝排出空气后再进行喂奶。

2～3 婴幼儿

让孩子俯卧，并将施加自然压力于上腹部。快速施加向下压力（温和），且施力节律与打嗝节律一致（不是基于证据）。

鼻导管治疗打嗝

可通过软橡胶或塑料鼻导管刺激鼻腔立即控制持续打嗝，这种方法尤其适用于术后患者。

将导管插入一侧鼻腔，患者一旦出现疼痛，将导管拔出。

值得一试吗

询问患者 2 天以前的早餐吃的什么，短暂沉思可能"冻结"膈肌，使得打嗝停止。

打鼾

防止打鼾的重要方法如下。

· 避免仰卧睡觉。

· 减肥，保持理想体重。

· 夜晚不要喝酒。

无效时转诊睡眠障碍医生，可能需要特殊面罩进行持续气道正压通气。

鼻装置

适合预防鼻腔"塌陷"的装置是"Nozovent®"，这是一种适合鼻子的简单医用级塑料装置。这种装置由瑞典耳鼻喉外科医生发明，能够增加鼻孔直径，防止吸气时鼻孔塌陷。澳大利亚使用的类似装置是 Breathing Wonder®，比较便宜，并且容易获得。

耳鸣

注意事项

· 排除药物、血管疾病、抑郁、动脉瘤和血管瘤。

· 注意独居老人（自杀风险）。

治疗

· 指导和宽慰患者。

· 鼓励患者放松。

· 使用背景"噪声"，如夜间播放音乐。

· 耳鸣掩蔽器。

· 助听器。

考虑使用药物（效果有限）

· 每天 8～16mg 倍他司汀（最大剂量 32mg）。

· 卡马西平。

· 抗抑郁药。

· 丙戊酸钠（蒸汽）。

急性严重耳鸣

缓慢静脉注射 1% 利多卡因（同偏头痛治疗），剂量约 5ml，效果非常好。

吞咽疼痛

与其疼痛地小口啜饮流食，不如建议患者大口摄入液体，然后吞咽。

咽鼓管功能障碍和胶耳

这种情况常发生在儿童身上，会引起患侧耳部不适。这些不适包括听不清或听觉不灵、耳朵感觉被填满、嗡嗡声、耳鸣或爆破声。尤其是幼儿时，这种情况称为胶耳。

治疗策略

物理方法

如果问题不严重，经常发生在上呼吸道感染之后，除了清理堵塞的鼻腔，不需要做其他处理。通过吸入加有薄荷（或者类似）的雾化，病情可有所缓解。

可采用自动充气法（自动膨胀法），效果良好。这就涉及到 Valsalva 动作，捏紧鼻子闭上嘴慢慢呼气，重复几次，然后用力呼气到手背上，可缓解鼻腔里的黏液阻塞。

专用设备

其中包括基于气球的装置 Otovent®（见这一章节的"打鼾"）和一个空气泵装置，如耳波普尔™。Otovent™ 包括鼻组件及与其相连的气囊。咽鼓管阻塞的儿童拿着鼻组件放在鼻孔，然后充气直到葡萄柚大小，同时用手指按压另一个鼻孔，并且嘴巴紧闭。这个动作就像 Valsalva 动作，能够打开咽鼓管。患儿吞咽时进行放气，每天 2~3 次，持续 2~3 周。

减充血剂：伪麻黄碱、苯肾上腺素等，其剂型是口服或滴剂（5~7 天），效果很好。

抗组胺剂：可使用几服剂或鼻喷剂，对花粉热等过敏反应有效。

类固醇皮质激素：通常使用类固醇鼻喷剂，特别是过敏时。可短期口服类固醇，尤其是症状严重，发生严重堵塞和肿胀时可能有效。

耳镜代替鼻镜

带有极宽附件的耳镜可用于检查鼻腔，具有极好视野，在检查时，患者用嘴吸气。

上呼吸道感染之后的慢性嗅觉丧失

患者主诉上呼吸道感染之后出现嗅觉丧失，可以给予 5~7 天（最大天数）鼻血管收缩药，如 Spray-Tish 薄荷脑。

喉咙痒

对于疼痛性持续喉咙瘙痒，让患者像歌剧演员那样发出颤抖的声音，持续 2~3 分钟。

医生协助治疗良性阵发性位置性眩晕

病理

通常认为这种疾病是由后半规管中碳酸钙晶体沉积（耳石）移位引起，会产生运动错觉。患者可在家中进行 Brandt-Daroff 锻炼。Semont 和 Epley 法可使硫酸钙晶体复位，治疗师可以进行这项操作。

Epley 法

应该首先尝试这种疗法，基本手法如下（图 13.14）。

· 分别向四个不同位置移动患者头部。

· 每个姿势保持 1 分钟。

· 做完之后，患者静坐 10 分钟，使得晶体重新沉积。

方法（以右耳有问题为例）

1. 患者坐在床上，略微伸头，朝着可以诱发眩晕的方向旋转 45°（图 13.14a）。

2. 患者仰卧，枕头放置在肩部使头悬垂。保持 1 分钟（图 13.14b）。

3. 一旦诱发的眩晕和眼球震颤缓解头部向对侧旋转 90°（这是基本的 Hallpike 检验），维持 1 分钟（图 13.14c）。

4. 患者翻身侧卧，头部向同侧再次旋转 90°，这样可使耳朵与地面平行，保持 1 分钟（图 13.14d）。

5. 使患者缓慢坐起，静坐 10 分钟（图 13.14e）。

随访：要求患者采取半坐半卧姿势睡觉，直到症状缓解。

Semont 法（图 13.15）

1. 患者坐在床边中间处。患者头部朝可诱发眩晕侧的对侧（健侧）旋转 45°。

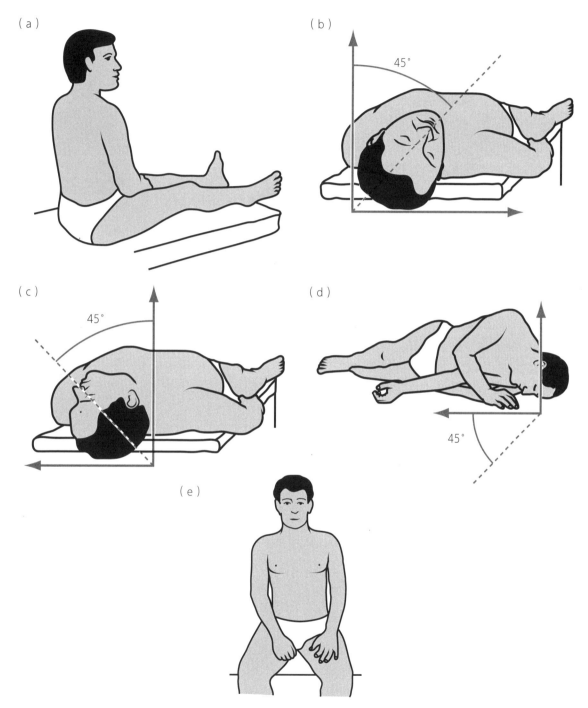

图 13.14　Epley 法治疗右侧患病（左侧患病头旋转方向相反）
经允许后转自 *Therapeutic Guidelines*: Neurology, 2011.

2. 头保持这个姿势，患者向患侧卧倒，使其躺在患侧（鼻子朝上），保持 1 分钟。

3. 患者迅速笔直，向对侧卧倒（头部保持不变）保持 1 分钟。

4. 患者缓慢坐直，然后旋转头部至正常位置，保持该姿势静坐 10 分钟。

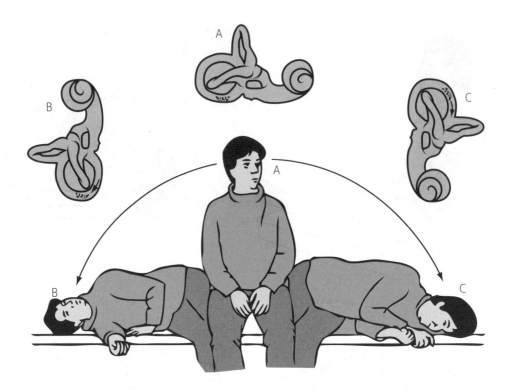

图13.15　Semont 法：对于右侧患病，每侧头部位置的前庭迷路方向，相应位置晶体沉积最终成功回到原来位置上

经允许后转自 *Therapeutic Guidelines*: Neurology, 2003.

参考文献

1. Watson A. Are you playing Russian roulette with your patients? In: Murtagh J. *Cautionary Tales* (2nd edn). Sydney: McGraw-Hill Australia, 2011: 111－13.

2. Kamien M. Which cerumanolytic? Aust Fam Physician, 1999; 28: 817.

3. Willamson I, Vennik J, Harnden A et al. Effect of nasal balloon autoinflation in children with otitis media with effusion in primary care: an open randomized controlled trial. CMAJ, 2015; DOI: 10.1503/cmaj.141608.

4. Perera R, Glasziou PP, Heneghan CJ, McLellan J, Williamson I. Autoinflation for hearing loss associated with otitis media with effusion (glue ear). Cochrane Database Syst Rev, 2013; Issue 5: Art no: CD006285.

5. Mould RFW (Chair). Therapeutic Guidelines: Neurology (Version 4). Melbourne: Therapeutic Guidelines Ltd, 2011: 208－14.

6. Hilton MP, Pinder DK. The Epley (canalith repositioning) manoeuvre for benign paroxysmal positional vertigo. Cochrane Database Syst Rev, 2014; Issue 12: Art no: CD003162.

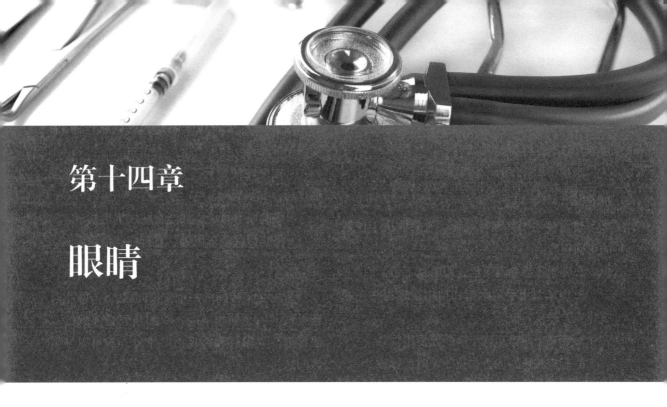

第十四章

眼睛

眼科检查的基本器械

维多利亚眼耳皇家医院建议，眼科检查器械如下。

· 眼测试图表，18 英寸（48cm）和 10 英尺（305cm）。

· 多孔遮光板。

· 荧光无菌纸条，如 Flourets 纸条。

· 手电筒。

· 放大镜（检查角膜需用）。

· 等渗生理盐水冲洗眼睛。

· 局部麻醉剂。

· 无菌棉签。

· 玻璃棒翻转化学烧伤的眼睑。

· 非过敏性胶带，如微孔胶带。

注意：眼睛只能容纳一滴液体，通常在眼中只留几秒钟，停留时间可以通过按压鼻侧堵塞鼻泪管而延长 60 秒。

眼睑外翻

回形针法

翻转上眼睑，完成眼部检查，排除隐藏病变，尤其是异物。

教科书中所教方法是用火柴棒翻转眼睑，但是这操作起来很困难。使用回形针较为容易。

1. 将回形针的长臂弯曲成直角。回形针直径合适且易变形，方便眼睑检查，而且有柄抓拿使得手指避开检查部位（图 14.1）。

2. 必须注意回形针末端不要划伤眼睑，而是将其缓慢准确地沿着合适的方向放置（距离眼睑边缘约 15mm 并且与其平行）。

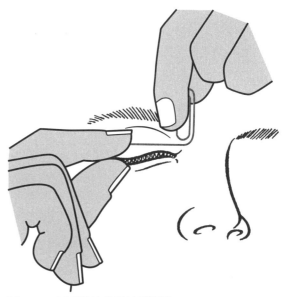

图 14.1　回形针法处理外翻眼睑

3.必须确保回形针末端不要滑过眼睑，并且拿开时不要将其划伤。

当孩子不合作时，必须小心。

棉签法

建议使用棉签翻转眼睑。效果取决于位置的正确程度。

1.要求患者抬高下巴，眼睛往下看。

2.用非惯用手的示指和拇指轻轻提住上眼睑睫毛，轻轻下拉。

3.距离上眼睑边缘15mm处使用棉签。

4.轻轻按压，向上提拉睫毛时后推棉签。

5.即使移除棉签之后，眼睑仍可保持外翻。

睑缘炎

睑缘炎是眼睑边缘的炎症，通常继发于眼睛疾病如麦粒肿、霰粒肿和结膜或角膜溃疡。有三种主要诱因或类型。

·皮脂溢性——与脂溢性皮炎有关。

·红斑痤疮——与面部皮脂溢性皮炎有关。

·葡萄球菌性——与金黄色葡萄球菌感染有关。

注意事项

角膜溃疡、葡萄球菌反复感染。

治疗

·眼睑卫生是治疗的基石。应该使用棉签蘸取干净温水或稀释10部的婴儿洗发水或碳酸氢钠溶液等轻轻清除，每天1~2次。

另一种方法是使用温水或盐水浸泡过的纱布放置在眼睑20分钟，随后休息60分钟。

·将抗生素软膏涂抹在眼睑边缘治疗感染（这可能需要数月），如每3~6小时眼睑边缘涂抹一次1%四环素或枯草杆菌肽软膏。

·对于慢性睑缘炎，短期应用类固醇皮质激素软膏非常有效，如0.5%氢化可的松。

·人工泪液制剂等眼睛润滑剂可以大大缓解结膜干燥综合征（干眼症）的症状，如1%羟丙甲纤维素。

·常规性使用药，用洗发水控制头皮脂溢性皮炎，如酮康唑。

·眼睑脓肿可能需要全身使用抗生素。

·停止佩戴隐形眼镜，直到症状消除。

闪光灼伤

常发生于夜间的一个常见问题，5~10小时紫外线"闪光灼伤"后，双侧角膜炎导致的双眼疼痛。太阳灯和雪反射等紫外光源可以导致该问题。

治疗

·局部麻醉药（长效）滴剂，如1%丁卡因滴眼剂，只能使用一次（不允许患者带回家进行滴注）。

·立即滴注2%后阿托品。

·使用镇痛药24小时，如对乙酰氨基酚。

·下穹窿使用广谱抗生素软膏（预防感染）。

·眼睛复查时，用眼垫盖住眼睛24小时（避光）。

·冷敷眼睑可以减轻疼痛。

眼睛通常48小时内痊愈，否则检查有无异物。如果怀疑可以使用荧光素检查。

注意：隐形眼镜佩戴过度综合征可以出现相同症状。

伍德氏灯和荧光素

眼内滴注荧光素后，用伍德氏灯检查有无树突状溃疡。

简单外用消毒剂治疗轻度结膜炎

·生理盐水：溶解一汤匙盐于500ml沸水中制备盐溶液，然后用棉棒或纱布定期清洗（每1~2小时）眼睛。

·稀释的聚维酮碘溶液：用稀释10倍的聚维酮碘溶液清洗眼睛。

去除眼中的亮粉

彩妆亮粉可能粘到结膜和角膜上。可以通过氯霉素或氢化可的松等软膏将其去除，这些软膏可以与其结合，并将其冲洗，然后用纸巾或纱布擦拭。

干眼症

干眼症可以引起灼痛、刺痛、瘙痒、砂砾感、发红等异物感。

简单试验

掰开上下眼睑约 20 秒——将会出现灼痛、刺痛或干涩等症状。

治疗

对于无并发症的干眼症，通常使用人工泪液缓解症状，有些人可能终生需要使用。

主要有三种人工泪液。

1. 润滑滴眼液：白天使用，通常每天 4 次，每次 1~2 滴，或者根据需要使用，如利奎芬、补泪滴剂、妙莲眼药水、爱尔康滴眼液、泪然滴眼液等。

2. 润滑性凝胶或软膏：夜间使用，如泪膜眼药膏、抗氧化润滑油等。

3. 兴奋性滴眼液：与润眼液给予方式相同，并且非常有效，如丝泪天然眼药水、羧甲基纤维素钠润滑滴眼液等。

记住，用干净的水洗眼有助于缓解干眼症。天气干热时房间放置加湿器也有帮助。

睫毛疾病

揉搓睫毛，通常引起睑内翻或睫毛向内生长，使得眼睛受到刺激。

睑内翻

睑内翻时，下眼睫毛通常向内长。要求患者紧紧闭眼，然后睁开，这样可以发现这种疾病。由于存在倒睫导致结膜溃疡性瘢痕的危险，所以应该使用荧光素染色进行检查。

虚弱老人患有睑内翻时可以通过使用非织物性的低反应性外科胶布（1cm×3cm）。将胶布的一端紧靠睫毛贴于下眼睑，并且张力足以使得眼睑外翻，胶布剩余部分贴于脸上（图 14.2）。应该及时更换胶布，并且该项操作可以由家属、医生或社区护士进行。

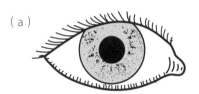

（a）

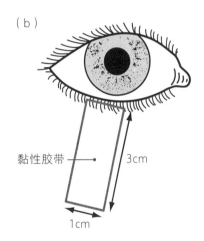

（b）

黏性胶带　　3cm

1cm

图 14.2　睑内翻治疗：（a）治疗前；（b）治疗后

内生睫毛（倒睫）

这种疾病中眼睑位置正常，但是睫毛可能向内生长，可能需要放大检查。

对于内生睫毛量少的患者，拔掉睫毛是最好的方法。使用精细动脉钳、珠宝镊，最好是眉毛夹将有问题的睫毛拔除。睫毛往往再次生长，需要定期拔除睫毛。

如果内生睫毛量多，最好选择电除毛根或冷冻疗法。

去除角膜异物

使用放大镜将其充分放大，理想情况下需

有内置光源，使用局部麻醉药（如盐酸丁氧普鲁卡因）。

浅表异物

通过无菌棉签去除异物，用一滴局麻药将棉签轻轻浸湿，缓慢取出异物。

异物嵌入

一次性无菌针（25号或23号）牢固连接小注射器。弯曲针头形成勺状，用执笔法将其拿住，斜面朝上，水平用针使针尖挑起异物边缘（图14.3a）。

生锈环

针头可以将结合不紧密的铁锈挑出。

可以使用无菌牙钻。垂直使用牙钻，将其轻轻旋转一次，然后每次旋转都要检查角膜（图14.3b），不适用于深部铁锈或中央异物。

可以使用"自动"安全牙钻。

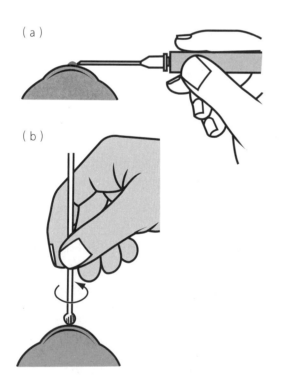

（a）

（b）

图14.3　去除异物:（a）捏住注射器,使一次性针头呈水平方向;（b）垂直持针,牙钻旋转一次

评估损伤深度——Seidal 试验

这项试验可以评估疑似眼球破裂，但是带钴蓝滤片的裂隙灯比较理想。使用2%荧光素滴眼液，然后观察荧光素是否被漏出的房水稀释。破裂处荧光素浓度下降而亮绿色荧光素在房水泄露部位周围浓度高。

后续治疗

滴注抗生素，用纱布护眼30分钟即可，24小时后复查，检查并用荧光素染色角膜，继续滴注抗生素，每天3次，持续3天（滴剂比软膏更好）。

注意事项

· 不要使用局麻药缓解疼痛。

· 深部锈斑患者需要转给专家治疗。

· 禁止强行揉擦角膜。

· 开始不要使用类固醇皮质激素。

· 让患者等待直到局麻药消退（约20分钟），可以不戴眼保护罩，自己开车回家。

角膜擦伤和溃疡

擦伤原因包括异物、"法式美甲"等指甲、隐形眼镜、紫外线灼伤和昆虫等。

擦伤可能和溃疡有关，而溃疡是一种角膜上皮细胞层缺损性疾病。

症状

1. 眼痛。

2. 流泪。

3. 异物感。

4. 视力模糊。

如果眼睛流泪并且疼痛，需要考虑角膜擦伤。

诊断

最好使用钴蓝滤片裂隙灯和荧光素进行诊断。荧光带末端滴一滴局麻药（或向结膜囊内滴入两滴局麻药）。如果没有裂隙灯，可以直接使用眼底镜进行照射，提供蓝光检查角膜。然后使用放大镜检查受到照射结膜部位。通常可以看见角膜组织上的上皮瓣。

治疗

1. 用荧光素染色，检查是否存在异物。

2. 用 1% 氯霉素软膏 ±2% 后阿托品（如果出现睫状肌痉挛导致的疼痛）。

3. 考虑应用双眼保护垫 24 小时（最长时间为 24 小时）。

4. 给予镇痛药。

5. 考虑在眼睑上使用冰袋（最好避免使用）。

6. 24 小时后复查。

7. 考虑专科转诊。

反复性糜烂综合征

注意这种综合征，尤其是伴有指甲损伤的患者。晨起第一件事睁开眼睛时引发疼痛，因为上皮组织受到眼睑牵拉，可以夜间使用 Lacri-Lube 眼药膏进行治疗。

迈博姆式囊肿切除

迈博姆式囊肿（睑板腺囊肿、霰粒肿）易于治疗，切除囊肿并且刮除囊壁即可。

设备

· 小注射器和注射针。

· 霰粒肿夹（开睑器）。

· 霰粒肿刮匙。

· 手术刀柄和 11 号手术刀片。

注意： 现在可用一次性手术包。

方法

1. 滴局麻药，如丁氧普鲁卡因。

2. 经皮在囊肿周围注射约 2% 利多卡因 1ml（图 14.4a）。

3. 应用睑板腺囊肿夹，固体板位于皮肤侧。

4. 拧紧夹子至刚好足以止血。

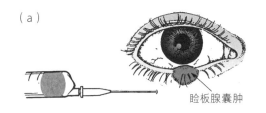

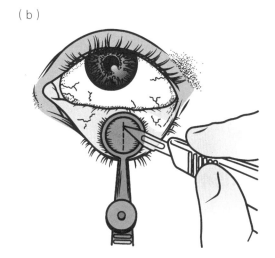

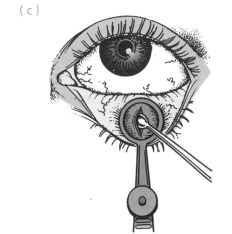

图 14.4　切除睑板腺囊肿：（a）囊肿；（b）夹紧囊肿切开；（c）刮除内容物

5. 翻转眼睑暴露囊肿。

6. 垂直切开囊肿（图 14.4b），避免损坏其他腺体。

7. 使用刮匙谨慎刮除囊肿内容物（图 14.4c）。

8. 应用少量氯霉素眼药膏。

9. 拿掉夹子，双层眼垫保护眼睛，折叠其中一层，确保压实。

建议 24 小时后更换眼垫，用温水或生理盐水清理伤口周围的废物，每天应用软膏直到结膜愈合（3~5 天）。

眼睑局部麻醉

对于眼睑的微小外科手术，如霰粒肿，建议仅仅在肿块周围的眼睑皮下注射利多卡因。

对于下睑囊肿，需要在距离睑缘下方约 10mm 处使用针头从眼睑外侧进针。

保持针头与眼球相切（图 14.4a），并且使用约 1% 或 2% 利多卡因和肾上腺素混合液 1.5~2ml。

非手术治疗霰粒肿

准备进行霰粒肿切除之前，另一种方法值得一试。

方法

·每天 2 次"热匙"眼睛（用药棉和绷带包裹汤匙，浸泡在热水中，拿出逐渐靠近眼睛——类似热蒸疼痛的眼睛，图 14.5）。

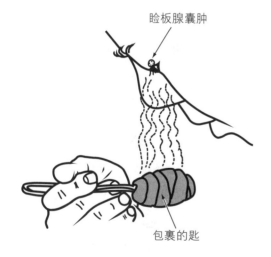

图14.5　治疗睑板腺囊肿简便方法

·"热匙" 5 分钟后，使用"金眼药膏"（使用汞化合物效果不佳时，可用弗拉霉素眼药膏）。

·向霰粒肿中涂抹眼药膏，按摩 5 分钟。

·这种方法每天进行 2 次，通常 2~4 周后霰粒肿消散。

眼垫护眼

使用的材料是单包无菌纱布眼垫和 25mm 非过敏性（微孔）胶布。简单平坦的眼垫足以保护眼睛，但是要想治愈，尤其是角膜，需要更多护理。

方法

1. 需要 2 个眼垫。

2. 折叠第一个眼垫，这样折叠的边缘正好位于眉毛下方（图 14.6）。

3. 上方再铺一层平坦的眼垫用以加厚。

4. 牢牢固定眼垫，应用 25mm 非过敏性胶布，小心贴到皮肤。

注意：感染流脓的眼睛绝对不能使用眼垫。

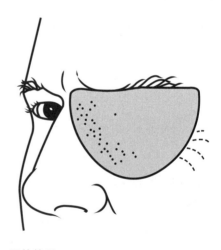

图14.6　眼垫护眼

治疗睑腺炎

睑腺炎是睫毛囊或相关腺体的急性脓肿，通常是由金黄色葡萄球菌引起。与急性脓肿的治疗方法相同，需要对脓肿进行引流。

方法

1. 打开热水瓶盖闭上眼睛直接热蒸（图 14.9），或使用热敷，有助于睑腺内脓液排出。

2. 拔除睫毛以便脓液流出（如果拔毛无效，可用 D11 刀片将其切开）。

3. 如果感染发生局部扩散，应该使用氯霉素软膏。

眼药水的应用

以下指导是给患者的建议。

1. 避免污染滴瓶尖端（手指、睫毛等污染）。

2. 平躺或者坐着，头靠在躺椅椅背上。

3. 抬头，下拉下眼睑，将眼药水滴入侧方结膜囊。

4. 闭眼，手指按压泪囊，防止眼药水通过泪管快速排出。

视力

Snellen 视力表中距离表示单位米与英国英尺之间的换算（图 14.8）。

选择适当距离，要求患者盖住一只眼睛，注意受检的眼睛。如果患者戴着眼镜，则让患者从左到右读取最低一行。然后测试另一只眼，从右到左读行，如果任何一只眼睛出现视力下降，必须使用小孔补偿屈光不正。最后，双眼睁开并且戴上眼镜评估视力。

小孔试验检查视力模糊

小孔试验（图 14.7a）是临床实践中没有充分利用的有效试验。

任何患者出现视力模糊，无论是突发性还是渐进性，疼痛还是无痛，都应使用小孔试验，这很重要。

理论

小孔试验裸眼时视网膜上模糊圆的大小减小。

小孔可作为一个普遍的矫正透镜，1mm 小孔将会改善屈光不正导致的视力下降。如果没有改善，说明视力缺陷并非屈光不正所致，需要做进一步的检查。

使用多孔遮光板

多孔遮光板易于获取（图 14.7b）。给予患者遮光板，然后遮住一只眼睛检查另一只眼的视力，可以透过遮光板上的任何小孔检查视力。同样方法测试另一只眼。

如果模糊的视力恢复正常，并且眼科检查没有发现其他异常，患者应该转做视力检查。如果视力没有变化，应该怀疑是否存在器质性病变，并且应该安排转诊。

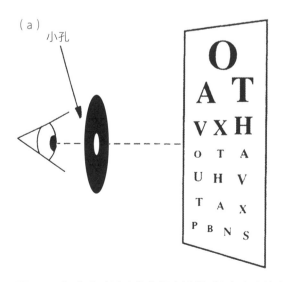

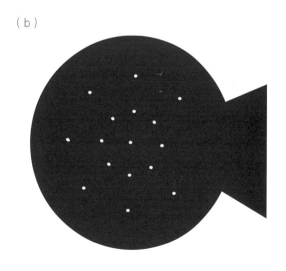

图 14.7　（a）小孔试验检查视力模糊；（b）多孔遮光板

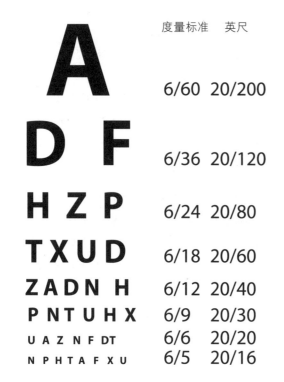

度量标准	英尺
6/60	20/200
6/36	20/120
6/24	20/80
6/18	20/60
6/12	20/40
6/9	20/30
6/6	20/20
6/5	20/16

图 14.8　Snellen 视力表中被检查者与视力表之间距离国际标准米与英国英尺之间的抵换算

热汽缓解疼痛

闭眼使用热蒸汽缓解疼痛非常实用，且非常有效。蒸汽缓解眼痛的适应证包括睑腺炎、霰粒肿和虹膜炎。

方法

1. 使用装有开水的热水瓶，打开瓶盖使得蒸汽熏蒸到疼痛的眼睛。

2. 治疗期间必须闭眼（图 14.9）。

3. 蒸汽可以使得眼睛舒适，约蒸 15 分钟。

热匙浴

另一种方法是将木勺子缠绕敷料放于很热的水中，然后将其拿出靠近眼睛。

眼睛的化学性灼伤

家用品或化工品可能使得眼睛发生酸损伤或碱损伤，尤其是家用清洁物品和化妆品。

碱损伤，如烤箱和排水管清洁剂、石灰、

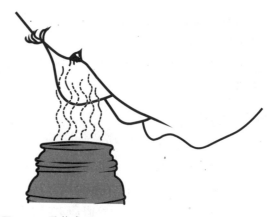

图 14.9　熏蒸痛眼

水泥、石膏和化肥，更常见，并且更严重。

碱导致眼睛的表面上皮组织发生液化性坏死。酸，如厕所清洁剂、游泳池清洁剂、漂白剂和电池液，导致角膜发生凝固性坏死。

设备

1L 袋装 Hartmann 或生理盐水溶液、静脉注射器、石蕊试纸、棉签、丁氧普鲁卡因滴剂。

治疗

·立即用大量液体冲洗眼睛 30 分钟。开始使用自来水冲洗，然后通过静脉注射管用 Hartmann 或生理盐水溶液冲洗，直到 pH 恢复正常。

·要求患者在冲洗过程中眼睛转向各个方向。

·使用局麻药（丁氧普鲁卡因滴剂）。

·提拉眼睑，同时使用蘸湿的棉签清扫上下穹隆，包括松弛的结膜组织，去除任何残物。

·使用荧光素染色。检查并且记录视力情况，转诊给专家评估。

工业性防护眼镜

所有可能发生眼睛损伤的工人都应佩戴防护眼镜。推荐使用的一套含有聚碳酸酯镜片的经济型眼镜是 Alsafe20-20（由新西兰安全有限公司开发研制）。

特点

·一体式环绕型防护眼镜，使用高度耐冲击的聚碳酸酯材料制成，透镜防刮且有镀膜。

·同在有害的红外线和紫外线，清晰、琥珀色、绿色和红外光线下使用。

眼睛感染有效的局部治疗

如果结膜炎等感染出现黏液脓性渗出物等废物，应用眼药膏或眼药水治疗可能无效。

方法

一个简单方法是使用温生理盐水冲洗结膜、睫毛和眼睑。将一茶匙食用盐溶解于 500ml 的开水之中即可制成生理盐水。

前房出血

这通常是拳头 / 手指或球（如壁球）造成眼睛损伤所致。

治疗

·首先排除贯通伤。

·避免不必要的活动：振动将会加剧出血（由于这个原因，需要转运时不能使用直升机）。

·避免吸烟和喝酒。

·不能使用阿司匹林（可诱发出血）。

·叮嘱患者绝对卧床休息 5 天，并且每天检查患者情况。

·伤眼使用眼垫 4 天。

·根据需要使用镇静剂。

·注意"飞蚊症"和视野缺损。

安排后续眼科会诊，以便排除青光眼和视网膜脱落（1 个月以内）。

结膜下出血

如果排除了眼眶骨折（眼眶骨折导致眶内大量出血），则可以诊断为眶内出血有限的结膜下出血，常常自发。没有必要进行局部治疗。大约 2 周多血液会自行吸收。患者教育和安慰及测量血压是适当的预防方案。

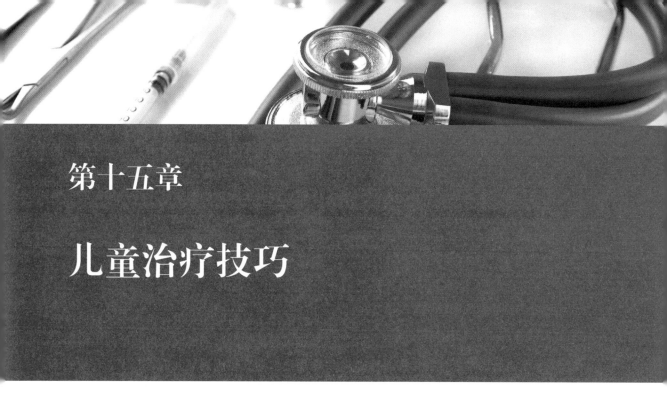

第十五章

儿童治疗技巧

与患儿做朋友

· 有这么一句很好的格言：在父母同意之前，绝不检查孩子。

· 在候诊区与孩子建立密切关系——表现出对他有兴趣，使用眼神交流，并且给予赞美。

· 询问孩子喜欢怎样被称呼。

· 将特别的贴纸贴在他们手背、T恤衫上等。

· 花时间和他们交流和（或）玩耍。

· 听父母叙述病情时，让孩子手里拿着有趣的玩具。

· 赞美孩子，如赞美他们穿的衣服或者拿着的玩具或书。

· 询问他们关于老师或者朋友的事。

· 尝试让孩子坐在父母腿上进行检查。

分散孩子的注意力

孩子有时很难配合检查，但是比较容易分散注意力，很多全科医生在做重要检查时都可有效使用这个特点。

在诊室触诊幼儿腹部时，可以使用能够发声的玩具鸭子，他们似乎更易接受，因为这可作为一个游戏，同时仍然可获得触诊信息。

检查躁动孩子腹部的另一种方式是使用柔软玩具在孩子腹部做游戏，然后将你另一只手放在玩具下方贴近腹部进行检查。

或者，使用听诊器薄膜面（最好连有一个小的软玩具）进行按压，轻轻开始，然后稍微用力按压，同时观察孩子反应，能检出反跳痛。

也许最好的腹部触诊方法是将孩子的手放在你的手下面，然后进行触诊。

疼痛性操作时，建议对婴儿（尤其是3个月以下）使用的方法如下。

· 牢固包裹。

· 轻轻摇晃。

· 用安抚奶嘴（仿制）给婴儿吸吮。

另外一种转移孩子注意力的方法，尤其是打针的时候在孩子面前吹气球，然后通过很窄的小口缓慢放气，制造高调鸣声——或者放开气球，让气球在房间乱撞。

检查坐在父母腿上的幼儿耳朵时，容易遇到困难，孩子会跟着耳镜灯转头。桌子上放一只玩具小兔子或者其他动物，桌子下方设置按钮，按下时会敲鼓，这样可以分散孩子的注意力，能够方便检查孩子的耳朵。

同样，检查床上放一个上发条旋转的音乐

玩具可以在检查孩子耳朵时分散孩子注意力，这可能会成为最有用的工具。

吹气泡是针对烦躁不安孩子及不配合孩子分散其注意力的好方法，为此手里准备一个吹气泡的工具包。

打针时的另一种技巧是让孩子深呼吸，然后迅速进行一连串吹气，这个过程可以完成打针。

有个"咳嗽窍门"，要求孩子中等强度的"热身"咳嗽，再次咳嗽的同时注射疫苗。

疼痛性操作的处理

处理对孩子进行的疼痛性操作需要特别规划，因为疼痛预防措施可以减少短期和长期的发病率。目前证据显示，孩子疼痛和焦躁没有得到良好控制，并且将会继续遭受不必要的痛苦，会导致孩子预期焦虑、针头恐惧症和逃避诊疗。显然，没法使免疫接种和其他注射等许多基本操作无痛，但是可以将疼痛降到最低。造成孩子疼痛之前，应该判断操作是否合理。

咬子弹法

打针或者缝合时麻醉等某些操作不舒适，有个新颖的方法可使有些孩子配合，这种方法要求他们在恰当时间"咬住子弹"以分散注意力。尤其小学阶段的男孩似乎对于这一新方法非常着迷，因为他们认为这是勇敢和坚强的表现。

使用玩具子弹比较理想，这种子弹是由塑料或橡胶复合物制成。

方法

1.向孩子及其父母解释说明这种方法。

2.将"子弹"放在孩子上下牙齿之间，要求父母一方或者助理紧紧拿着子弹一端。

3.施行疼痛操作时，要求孩子咬住子弹。

咬住外硬内软的巧克力是另一种新方法。

使用安抚奶嘴缓解疼痛

英国医学杂志（British Medieal Journal, 1999,
319, pp.1393–1397）的一篇报道建议，所有需要进行微小手术（如静脉穿刺、静脉注射、腰椎穿刺）的新生儿应该给予安抚奶嘴用以缓解疼痛。可以在安抚奶嘴涂抹 15% ~ 50% 的蔗糖进行强化。

参考本章节前面介绍的用"咳嗽窍门"分散孩子注意力的内容。

针对婴儿程序性疼痛的甜溶液

大于 1 岁的婴儿在进行微小手术时，应该尝试减轻他们的短期疼痛，这些溶液可以通过医用注射器直接滴到婴儿的舌头上。合适的溶液有 24% 蔗糖或者 30% 葡萄糖。

事先包装好的产品举例如下。

· MedTel 生产的 24% 蔗糖溶液 TootSweet。

· Phebra 生产的 24% 口服蔗糖溶液。

· 飞利浦生产的纯天然的 Sweet–Ease 溶液。

深吸气后吹气法分散注意力

给孩子打针，如注射常规的免疫疫苗时，分散注意力的方法是让孩子深吸气，然后一连串迅速吹气（类似分娩训练）。

服药

父母可以通过很多方法帮助孩子服药，其中一个方法是将药混到巧克力饼干中（或其他适当食物中），另一种方法是将其混到小杯饮料中。

吞咽药片

告诉孩子将药片放在舌尖，然后用吸管大口吸软饮料或其他液体。

服用液体药物

口服液体疫苗

有些稍大的孩子不愿用汤匙服用液体疫苗。

方法

1.用注射器抽取疫苗。疫苗进入 1ml 注射器（三滴相当于 0.2ml；常用剂量是 2 滴）。

2. 将溶液向口咽部喷出，朝向一侧喷。

这种方法可以避免窒息，并且防止孩子将疫苗洒出，疫苗洒出是用汤匙服用液体疫苗的一个常见问题。许多孩子喜欢这种方法。

改善孩子的液体摄入量

将不愿意口服液体的孩子放在浴盆，鼓励孩子吮吸。有些孩子拒绝以传统的方式喝水，也接受这种方法。

如有发热，这种方法也可降温。

如何让孩子张嘴

检查喉咙时有些孩子不愿张嘴。牙齿紧闭不能放压舌板。可以同时按住双侧鼻孔，孩子将会反射性张嘴。

一个方法是用手电筒检查孩子咽喉时同时，要求孩子做深呼吸。另一种方法是要求孩子 45° 向上看，然后打哈欠，或者要求他们模仿老虎的叫声。这可能需要重复进行。

使用图画压舌板

医生检查之前可以在木质压舌板上画图，许多患儿在观察这种准备过程时很快会忘记在做喉咙检查。

检查完之后，给他们一个特别礼物。

图 15.1 演示三种图画：企鹅（附有可选择性的领结）、毛毛虫和赛车。

技巧：使用带有特殊图画的印台，如迪斯尼卡通人物或穿睡裤的香蕉，将其印在压舌板上。

滴注鼻滴剂

给 2 ~ 3 岁孩子滴入滴鼻剂的方法是在孩子鼻孔处滴 1 ~ 2 滴，然后捂住孩子的嘴。与前述方法正好相反。

针对配合的孩子滴眼药水

方法

1. 轻轻下拉下睑。

2. 嘱咐孩子向上看，滴入需要的药水滴数。

3. 确保瓶口不要接触眼睛（图 15.2a）。

如果孩子不能使眼睛保持睁开状态。

1. 让孩子仰卧。

2. 让孩子眼睛紧团，在内眦上方将眼药水滴入（图 15.2b）。

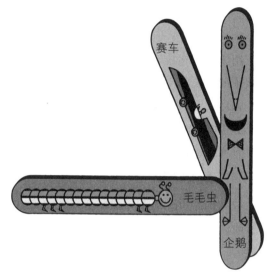

图15.1　画压舌板

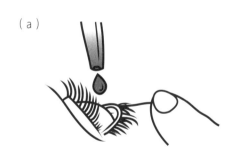

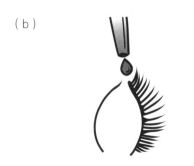

图15.2　能够配合的孩子滴眼药水的方法

3.让孩子睁开眼，最好是缓解睁开，依靠重力，药水进入眼睛。

注意： 这种方法可用于滴抗生素类眼药水，但不可用于通过自主神经系统而起作用的眼药水。

插入静脉套管

首选部位是非惯用手的手背。其他可选部位是前臂桡侧、脚背、大隐静脉或肘窝。

给予局部麻醉药并且考虑注射给予（首选）。

用床单裹住孩子，尽可能让孩子安静。抓住孩子的手腕和手，以便手背插管。套管保持 10°～15°，尽可能让套管不要移动，缓慢推进静脉（图2.2）。使用夹板固定手臂，然后用牢固的弹性绷带包裹整个手臂。

使用皮下局部麻醉

静脉插管可能非常疼痛，所以建议进行皮下局部麻醉。

方法

胰岛素注射器抽取1%利多卡因。皮肤准备工作完成之后，横向牵拉需要插管的皮肤部位，向皮下组织注射小量（约0.2ml）利多卡因，松开皮肤，等待1～2分钟，然后插管。

静脉通路寻找困难

肥胖孩子的静脉插管可以考虑第四章介绍的静脉插管方法，但是需要记住可以在手背第四掌骨附近发现较为清楚的静脉。

如何轻松给孩子手臂建立静脉通道

为了让一只手臂放松，如建立静脉通道，可以要求孩子用另一只手挤压玩具（类似儿童医院使用的玩具）。一只手臂的肌肉活动可以导致另一只手臂放松。

误吞异物

孩子误吞坚硬物体这种紧急事件在临床中较常见。

黄金原则

多数异物将会进入胃内。一旦经过幽门，异物可能会继续经过肠道，典型常见异物如下。

· 硬币。

· 纽扣。

· 锐器。

· 打开的安全别针。

· 玻璃，如温度计碎块。

· 图钉。

特殊情况如下。

· 非常大的硬币。

· 发夹（如果孩子7岁以下，通常不能穿过十二指肠）。

治疗

· 保守治疗。

· 通过X射线拍摄头部、颈部、胸部和腹部（查看鼻咽部和呼吸道），观察有无异常的恶心、咳嗽和干呕。

· 观察异物是否从肛门排出（通常3天）。避免给予通便药物。

· 如果没有排出，1周内行X射线检查。

· 如果钝性异物存在体内1个月没有任何症状，需要开腹取出。

误吞纽扣和纽扣电池

如果不是位于胃中，这些物体（尤其是锂电池）在食管中导致破坏黏膜，6小时内引起食管穿孔。必须及时取出这些物品。

耳道和鼻孔内异物同样如此。

异物嵌入

较大异物（尤其是大块食物）可阻塞口咽和气管，导致猝死。原则上，一方面，让患者咳嗽（首选）或者猛击患者背部，常常可以解除阻塞。另一方面，用手指钩出咽部异物也是一种好方法。

对于孩子，拍打后背通常是首选方法。胸骨下端按压胸骨可以使胸腔直径减少 1/3。然而另一种方法是将孩子趴在你的双膝上，头部朝下，拍打背部，这种方法非常适合孩子。

伤口修复

如果可以，需要尽可能采用简单无痛，不能影响伤口愈合的方法。

头皮裂伤

如果裂伤很小，但有缝隙，可以将孩子的头发打结进行缝合。当然，这只适合于有长头发的孩子，较大的伤口不要使用这种方法。

方法

1. 在伤口两侧适量头发分别拧成一缕（头发越长，效果越好）。

2. 打一个平结，然后再打一个平结防止滑脱（图 15.3）。

3. 打结时，要求助手在头发打结处滴入复方安息香酊溶液或者喷洒塑胶皮或其他类似复合物。

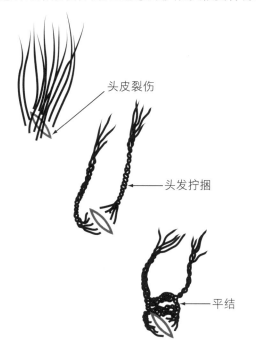

图 15.3　利用头发修复头皮裂伤的方法

头皮裂伤

头发拧捆

平结

4. 闭合伤口之后，可以巩固该结预防滑脱。

打结之后，留着打结的头发线头。约 5 天后伤口愈合，父母可以切掉线结。

整个操作都不会疼痛，除非需要注射破伤风类毒素（如果有此指征）。

前额裂伤

对于孩子的开放性伤口，强化粘性胶条（无菌胶条）虽然使用很方便，但尽量避免。这种方法仅闭合表皮，将会导致细小条状瘢痕形成。这种方法仅适合用于非常表浅的表皮损伤，并需要缝合。

口唇或牙龈裂伤

对于口部损伤，一个实用的方法是安慰并且分散孩子注意力，让孩子吸吮一茶匙糖，这种方法似乎能够缓解出血。

用于儿童伤口的胶带

组织胶带可有效闭合浅表平滑的清洁伤口，尤其是儿童。对于小于 3cm 的伤口非常有效。

皮肤黏合剂 —— 替代缝合

氰基丙烯酸盐组织黏合剂可以用于闭合伤口。这种黏合剂通过与皮肤表面的细薄水层发生聚合起作用。包括 Histoacryl、Derma-bond 和 Epi-Glu。有些医生发现，超效黏合剂等也能达到目的，但是必须考虑有无细菌和毒素感染，所以不建议使用这种黏合剂。

注意事项

黏合剂应该仅用于表浅、干燥、清洁和刚出现的皮肤伤口。深度伤口或者过度拉伤的伤口禁止使用。避免接触角膜或结膜，因为可引起粘连。黏合剂禁止用于黏膜表面。

方法

·确保伤口清洁干燥，并且伤口边缘准确对合。黏合方法不允许含有任何缝隙（图 15.4）。

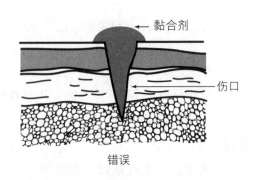

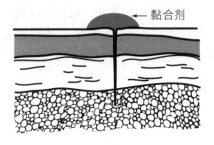

图15.4　伤口应用黏合剂

· 使用生理盐水或者水性氯己定清洁伤口，然后使其干燥。

· 挤压锥形塑料安瓿使黏合剂从细头缓慢挤出，涂到组织边缘（图 15.5）。

· 按压组织表面 30 秒。

· 立即使用干燥棉签抹除过多的黏合剂。

· 使用无菌胶条包扎伤口，避免孩子"打

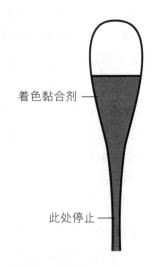

图15.5　组织黏合剂安瓿

开"伤口。

· 3 ~ 4 天内不要清洗伤口。

按照产品说明书上的指导进行操作。

注意： 黏合剂能够在数秒内粘合皮肤和眼部组织。如果溅到皮肤，需要尽快使用丙酮将其去除。

针对孩子撕裂伤的局部麻醉

可以用于孩子微小伤口的局部麻药（表 15.1）有多种，所以必须考虑毒性和安全性。可待因非常有效，但是相对毒性较强，并且原则上应该避免用于开放性伤口。含有肾上腺素的制剂应该避免用于末梢动脉处的伤口，如手指、耳郭、鼻尖和阴茎，或应该避免用于黏膜处的伤口，如口腔黏膜，此处可能吸收迅速。建议局部联合用药 Lacerine 和 LAT（表 15.1），但是这些联合药物可能必须由医院或联合制药业配制。一种 LAT 和 Lacerine 的联合制剂是已经上市的 EMLA 乳膏。接触皮肤后至少 60 分钟起效，并且建议不要用于开放性伤口。

表 15.1　用于局部镇痛的麻醉剂

外用制剂	所含药物
Lacerine（先前称为 ALA）	肾上腺素 1：1000，4% 利多卡因，4% 丁卡因
LAT	4% 利多卡因，肾上腺素 1：2 000，2% 丁卡因
TAC	0.5% 丁卡因，肾上腺素 1：2 000，11.8% 可卡因
AC 凝胶	肾上腺素，可卡因
An 凝胶	4% 丁卡因
EMLA	利多卡因，丙胺卡因

方法

· 全面清洁伤口（应该不小于 5cm）。

· 根据体重计算剂量，使用 LAT 或 Laceraine，使用剂量为 1ml/kg。

·使用一块纱布或药棉浸泡这种溶液，塞入伤口，然后使用黏着性的干净塑料敷料包扎。

·留置 20～30 分钟（伤口周围将会出现 1cm 宽漂白区域）。

使用麻药后 20～30 分钟可以镇痛。通过清洗和挤压伤口或者使用镊子轻戳伤口，检查镇痛效果——如果无痛，此时缝合不会出现疼痛。

注意：应用这些溶液要谨慎。曾有报道，婴儿使用 3ml 以上的 TAC 后，出现死亡和抽搐。

简易局部"麻醉"

有些医生使用冰块或者冰冷的带水纱布冰冻孩子的裂伤部位。要求孩子或其父母拿着冰块敷伤口然后抬起，同时医生迅速缝合，或者注射麻药之前拿掉冰块。

液氮局部"麻醉"

局部麻醉的另一种方法，稍大的孩子尤其有效，是在需要操作的皮肤上（如切除脓肿）喷洒液氮或其他冷冻蒸汽。

伤口处注射麻醉剂

对于需要缝合的较大伤口，使用小的 27 号（或更小）针头和 3ml 注射器（图 3.4）在伤口边缘注射 1% 利多卡因。可以通过以下方法减轻疼痛。

·首先进行局部麻醉。

·缓慢注射。

·经过撕裂表面进针，而非经过完整皮肤。

·针头从麻醉部位指向未麻醉部位。

·按照 9∶1 使用 8.4% 碳酸氢钠缓冲酸溶液，也就是 1% 利多卡因 9ml 和碳酸氢钠 1ml。

骨折

儿童骨骼损伤在很多方面和成人不同，儿童出现异常的功能丧失，如走路或者使用手臂出现问题，应该考虑骨折。

显著差异

·骨的可塑性和其他因素导致儿童骨折性质和治疗存在差异。

·治疗骨骺骨折或生长板骨折具有挑战性。

·原则上，扭伤不会出现在儿童时期。

·青枝骨折仅仅累及皮质表层。

·压迫干骺端的弯曲骨折。

·6 个月以下婴儿发生骨折必须考虑是否因为由于虐待儿童引起。

·肘关节骨折需要行 X 射线片检查。

特定骨折

·"2～3 婴幼儿骨折"，胫骨螺旋形骨折——通常没有受伤史；需要膝上石膏固定。

·锁骨——仅需要悬吊 2 周。

·肱骨干骨折——保守治疗，使用领 - 袖悬吊 ± 支撑性石膏板，胸前悬吊手臂。

·肱骨髁上骨折——可能存在复杂和严重损伤，通常需要转诊专科治疗。血管损伤和主要神经损伤是个问题。

·肱骨髁突骨折——如果骨骺板和干骺端也波及，需要转诊给骨科专家。

·前臂骨折——前臂是为青枝骨折常发部位，但是注意孟氏骨折伴相关桡骨脱位。X 射线片应该包括肘关节和腕关节。

规律：如果学龄前儿童表现出明显的手臂疼痛，考虑（前臂）青枝骨折或者肘部牵拉伤（见第十一章）。

夹板固定微小青枝骨折

应用 1～2 个塑料压舌板并用绷带包绕固定未移位的手臂骨折，这样可以代替石膏悬臂板。

儿童石膏绷带的拆除

为了便于拆除石膏，尤其是儿童身上的柱形石膏，需要就诊之前将石膏浸泡在温水之中。就诊前夜或当天早晨，患者应该浸泡石膏约 15 分钟或更长。也可在诊室浸泡石膏，但是最好在家中使用大桶或者其他容器（浴盆即可）浸泡石膏（图 15.6a）。这样石膏模型易于解开（图 15.6b），或者使用小刀切开。这种方法可以节省时间，并且避免石膏切割或锯开的不愉快经历。

注意：拆除石膏之前，一件有趣的事情就是将石膏浸泡在含有食用染料或其他染料的水中。

使用电锯切割石膏

电锯时，在石膏下方插入一个木质压舌板或者类似物体，会使孩子更加安心。

婴儿哭闹

常见原因如下。

· 饥饿（喂养不足是引起哭闹的主要喂养问题）。

· 大小便后没及时换纸尿裤。

· 孤独。

· 婴儿急腹痛：通常发生在 2~16 周。

· 出牙期（常发生在 12 个月以后）。

· 反流性食管炎。

安抚孩子的 5 种方法

1. 襁褓包裹——牢固包裹，不要太松。

2. 让孩子侧卧或者俯卧。

3. 嘘声使其安静。

4. 摇晃——从一侧摇至另外一侧。

5. 吮吸——乳头、安抚奶嘴或者类似仿制品。

婴儿急腹痛（婴儿难受期）

如果排除牛奶不耐受、乳糖不耐受和反流性食管炎，则建议用以上安抚方法。

尽量避免用药。有些父母不顾一切，从药剂师那买处方药。这些药物可能包括自然疗法性油、小苏打或乙醇，常常引起腹泻和尿布疹。

可以使用的最为安全的制剂是婴儿防胀气滴露（二甲基硅油）。

反流性食管炎

常常累及较大儿童，并且导致严重痛苦。

如果基本方法，如食物稠化或者抑酸剂无效，有效制剂是奥美拉唑（洛赛克）5mg，每天 2 次（有些医院药房提供混合制剂）。

清除孩子的鼻涕

孩子堵塞的鼻腔可以通过氢化钠溶液（生理盐水）、鼻臭喷雾剂或生理盐水处理。去除鼻黏膜内大量黏液的简便方法是使用较为结实的纸巾"长矛"，如前第十三章所述。将"长矛"

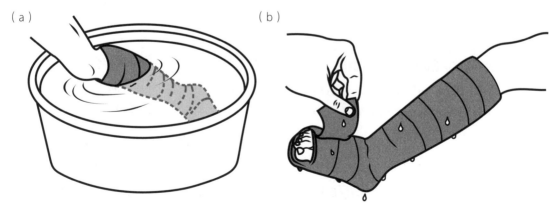

（a）　　　　　　　　　　　　　（b）

图15.6　拆除石膏绷带:（a）浸于温水使其变软;（b）解开石膏绷带

插入鼻涕附近及其后端，清除鼻涕。

另一种方法是使用 30ml 耳注射器。将润滑过的尖端放在孩子鼻孔，通过抽吸作用清除鼻涕。

乳糖不耐受检查

理论

如果怀疑孩子腹泻是乳糖不耐受导致，尤其是喂奶之后腹泻，可用尿糖药片试剂做个简单检查。这种检查可以检出还原性糖如乳糖和葡萄糖，但不能检出蔗糖。Testape 和 Glucostix 等特异葡萄糖氧化酶试剂仅可检测葡萄糖，不能检测乳糖或蔗糖。

方法

1. 用带有特殊尿布，收集液体性粪便（图 15.7a）。

2. 将部分粪便倒入试管，然后添加 2 份水。

3. 滴入另一只试管 15 滴。

4. 加入尿糖药片试剂，并注意反应情况。

或者，直接将 5 滴液体粪便放入试管，然后添加 10 滴水。

说明

读数为 0.75 ~ 2 表示乳糖不耐受。读数为 0 或 0.25 表示无乳糖不耐受（图 15.7b）。

闭气发作

诊断

· 突发事件（情感问题或身体问题）。

· 孩子长期大声地哭，然后闭气。

· 脸色苍白，然后青紫。

· 如果严重，可能造成意识障碍或痉挛。

· 持续 10 ~ 60 秒。

· 年龄通常为 6 个月到 6 岁（多见于 2 ~ 3 岁）。

治疗

· 宽慰父母，这种疾病具有自限性，并且

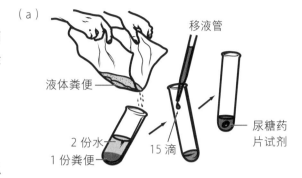

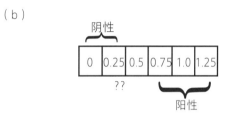

图15.7　乳糖不耐受试验:（a）测试方法;（b）读数说明

与癫痫或心理障碍无关。

· 建议父母遵循成长规律，不要溺爱孩子。

· 避免让孩子产生挫败感或发脾气的事件。

皮疹瘙痒和肿胀

对于孩子（和成人）来讲，昆虫叮咬等导致的急性瘙痒或肿胀可使用冰袋缓解痛苦，效果极佳。一个简便方法是在手绢或者小布上放一些冰块，然后用绳子或橡皮筋包紧，然后冰敷这样能够缓解症状，预防过度抓挠。

撞伤性前额肿块

如果孩子前额出现肿块，如撞到桌沿，可使用冰绒布，然后涂抹厚厚的蜂蜜。每天重复 2 次，持续 3 天。

尿液耻骨上吸引术

这是收集 2 岁以下儿童尿液最准确的一种方法，非常适用于中毒和生病的孩子。

禁忌证

· 年龄大于 12 个月（除非可以触诊或者叩

诊到膀胱)。

·凝血障碍。

准备

·孩子最好至少 1 小时没有排尿。让孩子喝水，如操作前约 1 小时让孩子喝水。

·选择 23 号针头，连接 5ml 注射器。

·没有必要局部麻醉，但是推荐进行浅表麻醉。

患者姿势

患者腿部应该伸直（最好）或者弯曲成蛙腿姿势。

方法

1. 轻轻叩诊膀胱。

2. 使用聚维酮碘在耻骨上方。

3. 要求助手保持孩子仰卧，并且使其腿部伸直。

4. 针头连接注射器，然后直接插入腹壁中线，耻骨联合上方 1~2cm 处（这通常与耻骨上方皮褶有关，图 15.8 ）。

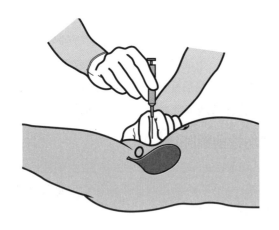

图15.8　儿童尿液耻骨上吸引术

5. 婴儿穿刺深度 2~3cm，或者孩子年龄越大穿刺更深。旁边拿一个瓶子以免孩子中途排尿。

6. 稳定抽吸，直到抽出尿液。

7. 抽取尿液，同时缓慢拔出针头。

8. 将针头从注射器拔下，然后将样本装入微量尿无菌容器。

9. 送检尿液，进行显微镜检查和培养。

注意： 如果穿刺失败，可能膀胱内无尿，所以可以下次再抽取。

贴士： 如为男孩，抓住阴茎头，预防排尿，但是要拿一个无菌瓶备用。

收集清洁的中段尿

虽然很容易污染，但是对于有熟练操作的人来说是一个很好的办法。最好由一个接受过相关培训的人，比如当地医院临床护士或者病理实验室急诊科护士去操作。父母抱住患儿，在清洁过的生殖器下面放一个无菌碗。

"画梦"法

对于行为障碍的孩子，有效的诊疗方法是要求他们"画梦"，尤其是经常做噩梦是疾病的一个特点时。这是一个极好途径，有效帮助孩子交流生活中对压力事件的理解。

Tonge 教授认为，这是了解孩子心理过程的捷径，并且家庭医生也喜欢使用这种方法。

方法

1. 简单画一个躺在床上的人，再画一个大卡通气球（图 15.9 ）。

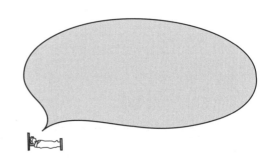

图15.9　画梦法

2. 如果孩子的名字叫约翰，在你画梦的气球时对孩子说，"这是一个名叫约翰的小男孩，正在做一个不好的梦，甚至这可能是你。我很想让你给我画出这个梦"。

3. 要求孩子帮助你解释画的意义。

评估孩子的焦虑症和厌学症

评估孩子焦虑症程度、性质及评估厌学症的可能诱因是治疗的第一步，并且这些评估数据能够为疾病监测提供基线资料。以下三种厌学症的评估方法有助于评估这类儿童。

恐惧测量计

恐惧测量计（图 15.10）是一种易于实施的测量措施，可以提供恐惧上学孩子的总体比率。关于他们过去数周在学校里表现最坏的一天，可以询问孩子："那天你有多么害怕去学校？"要求他们在绘画测量计上指出害怕程度，从 0（不恐惧）到 100（非常恐惧）。这种总体比率可能反映害怕（a）与重要人物分开，或（b）与学校某些方面的设备不好有关。

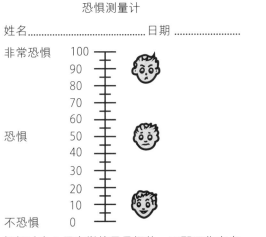

恐惧测量计

姓名........................ 日期 ....

想想过去 2 周在学校里最坏的一天那天你有多害怕去学校

图 15.10　恐惧测量计

自陈问卷

自陈问卷（图 15.11）有助于更细致地理解导致厌学症的各种原因。这个问卷列出孩子关于上学想法的八个方面（包括其他在校的孩子及早晨上学的实际出行方式）。另外，这种问卷能够使得孩子指出可能导致他们不愿上学的其他原因。

临床医生可以应用问卷得出的信息，有助于制定治疗计划，缓解焦虑。

日期：_____

儿童：_____

问卷者：_____

告诉我对以下的有关想法：_____

（a）去

学校 _____

（b）离开妈妈/爸爸 _____

（c）学校

作业 _____

（d）你有多

聪明 _____

（e）学校里的其他

孩子 _____

（f）

老师 _____

（g）

校长 _____

（h）（任何孩子提出的关于他/她不愿上学的事）____

图 15.11　自陈问卷：儿童型

手术

表 15.2　儿童疾病手术 / 干预的最佳时间

疾病	手术 / 干预时间
斜视（一直有或者偶尔）	12 ~ 24 个月 必须要 7 岁以前
耳聋（孩子出生就有听力障碍）	8 个月或 8 个月前筛查 12 个月时需要助听器
耳朵畸形	6 个月以后
舌系带过短	3 ~ 4 个月或 2 ~ 6 岁
唇裂	3 个月以下
腭裂	6 ~ 12 个月
腹股沟阴囊肿块	
·隐睾症	最好 6 个月前评估 手术最好在 6 ~ 18 个月
·脐疝	4 岁以前不予处理 如果 4 岁症状仍然持续，需要手术（4 岁以后常常发生绞窄） 绝对不能捆扎
·腹股沟疝	一般原则是尽快处理，尤其是婴儿和难复性疝 可复性疝："6-2"原则： 出生 6 周：2 天内手术 6 周到 6 个月：2 周内手术 6 个月以上：2 个月内手术
·股疝	尽快
·睾丸扭转	4 小时内手术（必须 6 小时以内）
·阴囊积液	不予处理，然后 12 个月时复查（常常好转）
·精索静脉曲张	留置和复查
腿和脚的发育问题	
·髋发育不良	多数通过 Pavlic 带支撑外展肌可以成功治疗
·弓形腿（膝内翻）	3 岁以上恢复正常 通常随着年龄改善：如果 ICS>6cm 需要干预
·膝外翻	3 ~ 8 岁恢复正常，如果 IMS>8cm 需要干预
·扁平足	除非僵硬和疼痛，否则不予治疗
·小腿内旋	如果没有好转，出现症状后 6 个月干预
·小腿外旋	留置观察到 8 岁，如果没有好转需要干预
·跖内翻	如果没有好转，出现症状后 3 个月干预

儿童的心肺复苏

突发性原发性心脏骤停在儿童中比较罕见，最主要的原因是缺氧，心跳停止或者严重的心动过缓是心脏骤停时最常见的心律异常。

基本的生命支持方案 DRSABCD 如下所示。

·检查周围，查看是否有危险因素。

·检查儿童的反应。

·发出求救信号。

·检查呼吸和脉搏。

·开放气道：检查口咽部，清除分泌物。

·院外心肺复苏中，胸部按压与吹气频率比为 30∶2，包括 2 次最开始的急救呼吸。针对所有存活的年龄段的患者，推荐的按压通气比是 30∶2。

·头向后仰，抬起下巴（嗅探姿势）。

·用袋瓣罩，口对面罩或者口对口通气，使肺部每分钟充气 20 次，理想的情况是每分钟 8～10L 的氧气供应，通过 Air-viva 装置达到。

·如果需要，通过口部插管并予以固定（必须事先供氧）。

·如果没办法插管，行急诊手术——环甲膜切开术。

·如果没有脉搏或脉搏每分钟低于 60 次，开始心外按压。

小于 1 岁的婴儿处理如下。

——胸骨中央。

——用 2 个手指或者拇指。

——按压深度 2～3cm。

1～8 岁的儿童处理如下。

——胸骨中央。

——用一只手的掌根。

——深度 3～4cm。

·如果是大于 8 岁的儿童，需要用 2 只手按压。避免在肋骨和腹部脏器上进行按压。儿童的按压比例是每分钟 100 次（0.6 秒 1 次）。

·除颤——如果有必要。

参考文献

1. Carbajel, Paupe A et al. Randomised trial of analgesic effects of sucrose, glucose and pacifiers in term neonates. Br Med J, 1999; 319: 1393－97.

2. Harrison D, Stevens B, Bueno M, Yamada J, Adams-Webber T, Beyene J, et al. Efficacy of sweet solutions for analgesia in infants between 1 and 12 months of age: a systematic review. Archives of Dis in Childhood, 2010; 95(6): 406－13.

3. Stevens B, Yamada J, Lee GY, Ohisson A. Sucrose for analgesia in newborn infants undergoing painful procedures. Cochrane Database Syst Rev, 2013; Issue 1: Article no: CD001069.

4. Gwee A, Rimer R, Marks M (eds). *Paediatric Handbook* (9th edn). Oxford: Wiley Blackwell, 2015: 22－24.

5. Ibid: 37－38.

6. Tonge B. I'm upset, you're upset and so are my mum and dad. Aust Fam Physician, 1983; 12: 497－99.

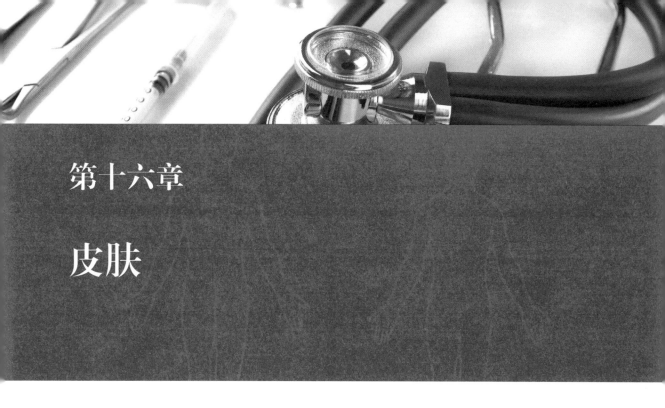

第十六章

皮肤

霜剂和膏剂的处方规则

霜剂用量

平均 30g 霜剂即可覆盖成人的整个身体表面。膏剂尽管更加黏稠，但是不易渗入深层皮肤，用量较少。糊剂需要涂抹得很厚，并且需要量是霜剂用量的 3～4 倍。

"九分法"通常用来确定体表的烧伤面积（图 16.1），这种方法也可用于计算需要的外用药物剂量。

· 如果湿疹面积占体表面积的 9%，则约需要 3g 霜剂涂抹患区。

· 如果每天涂 3 次，则需使用 9g 霜剂。

· 一管 50g 的霜剂能用 5～6 天。

1g 霜剂可以涂抹的面积约 10cm×10cm，这种剂型的霜剂可用于较轻的病变。

一些通用规则

1. 急性皮疹应该使用霜剂或洗剂。

2. 慢性鳞状皮疹应该使用膏剂。

3. 仅仅需要涂抹薄薄的一层。

4. 平均 30g 剂型的霜剂。

· 可以涂抹成人体表 1 次。

· 可以涂抹手 2 周，每天 2 次。

· 可以涂抹斑片状皮疹 1 周，每天 2 次。

5. 平均 200g 的霜剂可以涂抹十分严重的皮疹 2 周，每天 2 次。

外用类固醇皮质激素治疗晒伤

严重晒伤发病早期时，使用 1% 氢化可的松软膏或乳霜可以显著缓解晒伤的严重程度。这已经经过试验证实，用氢化可的松涂抹一半的晒伤部位，然后将此预后结果和未经治疗的晒伤部位进行对比得出。

初次用药 2～3 小时之后可以重复用药，然后次日早晨再次用药。越早治疗效果越好，因为 24 小时以后用药可能无效。

氢化可的松应该用于没有起疱的皮肤红斑部位，不能用于皮肤破损部位。

皮肤暴露于阳光

有证据表明我们的皮肤需要暴露于阳光，从而获得足量的维生素 D，预防骨质疏松。戴帽子和涂抹防晒霜阻碍了体内维生素 D 的自然合成。

一方面，接受足量的阳光，预防维生素 D 缺乏，另一方面，接受太多阳光，可能导致皮肤癌，接受的阳光量应该合适，过多过少都不

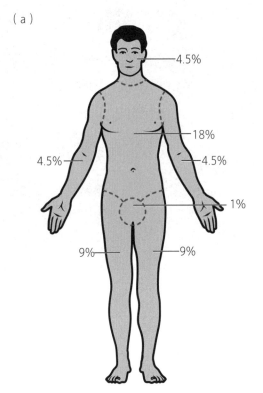

图16.1 体表面积"九分法";(a)前;(b)后

行。一个针对大部分地区的简易指南是推荐在所有季节每天脸部、手臂和手掌的照射时间是15～30分钟，在阳光比较温和的地区，冬天照射阳光可超过50分钟。

保护眼睛免受紫外线照射

保护眼睛免受强紫外线光有害影响的最好方法是佩戴吸收紫外线的弧形太阳镜。

痤疮

局部治疗方案

轻中度痤疮

1. 每晚应用 0.05% 异维甲酸凝胶或 0.05% 维甲酸乳霜（尤其是粉刺）。

2. 如果 6 周之后仍然控制不佳，则需添加 2.5% 或 5% 过氧化苯甲酰凝胶或乳膏，每天

1 次（早晨使用）。也就是说，6 周之后维持治疗。

·夜间使用 1% 异维甲酸凝胶

·2.5% 或 5% 过氧化苯甲酰凝胶或乳膏

对于更加严重的患者，需要添加 1% 克林霉素局部应用。

3. 维持 3 周，然后复查。

对于大面积轻度痤疮，考虑局部使用溶于70% 乙醇的 3% 水杨酸，每天 1 次。

克林霉素的使用

使用溶剂为酒精的盐酸克林霉素，用指尖涂抹每个粉刺，每天 2 次。

·已上市的克林霉素制剂是 Clindatech制剂。

·克林霉素尤其适用于孕妇及不能耐受抗生素或磨砂膏的患者。

其他局部药用如下。

· 2% 红霉素凝胶。

· 壬二酸洗剂，每天 2 次。

· 0.1% 阿达帕林乳霜或凝胶，夜用。

· 0.1% 他扎罗汀乳霜，晚上涂抹 1 次。

口服抗生素

如果痤疮对局部用药耐受，口服抗生素。每天 100mg 多西霉素或每晚 50～100mg 米诺环素，连续使用 4 周（或如果效果缓慢可以使用 10 周以上），然后根据效果减量（如多西霉素 50mg，使用 6 周）。

如果不能耐受四环素或者有禁忌证（如怀孕），使用红霉素 250～500mg（口服），每天 2 次。

面部瘢痕

可以通过注射胶原治疗囊肿性痤疮引起的凹陷性面部瘢痕。

尿布疹

· 保持该处干燥。

· 经常更换潮湿或者弄脏的尿布——最好使用吸水性强的纸尿裤。

· 用温水轻轻清洗该处，然后将其拍干（不是擦干）。

· 避免过多洗澡和使用肥皂。

· 避免抹粉和使用塑料材质尿裤。

· 使用润肤剂保持皮肤润滑，如氧化锌和蓖麻油霜剂。

· 顽固性和广泛性皮疹的标准治疗方法为 1% 氢化可的松和制霉菌素或克霉唑霜剂（更改后每天 4 次）——可以使用之前将类固醇和抗真菌乳霜混合到一起，避免使用强效类固醇制剂。考虑持续再用 7 天的抗真菌乳霜。

如果为脂溢性皮炎，1% 氢化可的松和酮康唑软膏。

贴士：如果皮疹顽固并且出现破溃，增加 Orabase 软膏，每天 2 次或 3 次。另一种方法是在上述药物基础上增加凡士林，这可用于治疗"正常的"皮疹，因其可使治疗时间延长。另一种方法是口服锌剂。

湿疹

注意健康教育的重要性。

药物治疗

轻度湿诊

· 避免使用肥皂，使用肥皂替代物，如洗澡时，使用乳化软膏或温和型沐浴精油，像 Dermaveen。

· 润肤霜（从以下药剂中选择）。

——护肤霜。

——含 1% 甘油的乳化软膏。

——山梨醇烯或者含 10% 甘油的山梨醇烯霜，如舒博伦润肤霜。

——石蜡乳霜（如 Dermeze 保湿乳膏，适用于婴儿）。

——沐浴精油，如 Alpha-Ken 润肤浴油、湿疹护理膏。

——夏天使用保湿乳液。

· 1% 氢化可的松（如果以上药物都没有效果），每天 2 次（如果效果较差）。

中度湿诊

· 参考轻度湿诊。

· 局部使用类固醇皮质激素（每天 2 次）。

——对于活跃部位非常重要。

——躯干、头皮和四肢部位中度湿诊使用中效类固醇皮质激素，如氟化物。

——对于面部和褶皱部位，使用短效类固醇皮质激素，如 1% 氢化可的松。

——慢性湿诊需要周期性使用皮质类固

醇激素（如使用 10 天，停用 4 天）。

·非甾体抗炎药：吡美莫司乳霜，每天
2 次；最好湿疹发作时使用，好转后停用。

·夜间口服抗组胺药治疗瘙痒。

重度湿疹

·参考轻度和中度湿疹。

·最严重部位使用强效外用类固醇皮质激
素（考虑封闭敷裹）。

·考虑住院治疗。

·全身使用类固醇皮质激素（可能很有必
要，但很少使用）。

·如果无效，需要进行药物敏感评估。

渗出性皮炎（急性期）

由于渗出常常结痂。Burrow 溶液稀释 20 倍
或 10 倍后，浸润受累部位。

儿童治疗方法

如果严重湿疹局部治疗无效，需要试用月
见草油和（或）口服锌剂。

一般方法

·增加皮肤湿度是最为重要的治疗方法。
避免使用肥皂。

·避免霜剂（往往会导致刺痛，并且疗效
较小）。

·外用类固醇激素。

——强效类固醇短期使用安全。

——间歇性使用而非持续性使用。

——皮疹消退后用润肤剂代替类固醇。

·乳液保湿效果最好，而非乳霜。

·对于干燥鳞状病变，使用软膏可包扎，
也可不包扎。

银屑病

一般辅助治疗

·焦油沐浴露，如皮德露或保丽娜。

·焦油洗发水（如保丽娜、Ionil–T）.

·阳光（适量）。

四肢或躯干的慢性稳定性斑块

外用类固醇——优先选用强效。

方法 A

·患区夜用 0.1% 蒽三酚乳霜，留置 20～
30 分钟，然后淋浴冲洗。每 5 天增加一次浓度
直至 1%（最长为 2 小时）。

·早晨局部应用氟化类固醇皮质激素。

联合用药

·0.1% 蒽三酚、3% 水杨酸和 10% 脱脂脱
硝焦油溶于软白石蜡。使其留置过夜（注意蒽
三酚的染色问题——使用破旧的睡衣和床单）。
3 周时检查，然后逐渐增加蒽三酚浓度，依次增
加至 0.25%、0.5% 和 1%。

可以减小用药频率至每周 2～3 次，早晨淋
浴，然后局部使用氟化类固醇皮质激素。

注意：蒽三酚往往"烧灼"皮肤。

·面部、生殖器官和褶皱部位不要使用蒽
三酚。

·较高浓度（0.25% 以上）可以用于短期局
部涂抹治疗（淋浴前 30 分钟使用）。

其他方法（只用于成人）

·卡泊三醇软膏——每天 2 次。往往刺激
面部和褶皱部位；使用之后需要洗手，每周最
多使用 100g。局部斑块使用，可以和强效类固
醇皮质激素联合使用。

轻度稳定性斑块

·意高 TA 软膏——每天 2 次或 3 次。

·局部用氟化类固醇皮质激素。

顽固性斑块

·局部用氟化类固醇皮质激素（Ⅱ～Ⅲ级），
用纱布包扎。

·病变内注射曲安西龙与局麻药或生理盐水的混合液体（50：50，图 3.21）。

局部治疗无效的患者 —— 特殊病例

·转用补骨脂素光化学疗法或其他有效治疗。

·维 A 酸 —— 通常和紫外线一起使用。

·甲氨蝶呤 —— 效果显著。

·生物制剂，如英夫利昔单抗、伊那西普。

通过皮肤碎屑进行皮肤病诊断

设备

·手术刀片。

·载玻片和盖玻片。

·20% 氢氧化钾（最好溶于二甲基亚砜）。

·显微镜。

方法

1. 在病变活跃处刮取皮肤。

2. 将刮下的皮屑放在显微镜载玻片上。

3. 皮屑上滴一滴氢氧化钾。

4. 盖上盖玻片，然后轻轻按压。

5. 将其加温，等待至少 5 分钟。

显微境检查

1. 首先使用低能量的弱光检查。

2. 定位真菌菌丝之后，换到强光。

3. 使用微调重点观察菌丝（图 16.2）。

注意：要经过一定练习，才能辩认出菌丝。

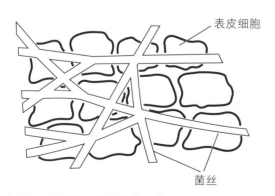

图16.2　显微镜下真菌菌丝形态示意

表皮细胞

菌丝

蜘蛛痣

由于美观原因，蜘蛛痣最为有效的治疗方法是将电烙器或透热治疗器（透热疗法）的细针尖插入丘疹中央，烧灼血管病变。

无须局麻药。

伍德氏灯检查

伍德氏灯检查是全科医学中一项重要的皮肤疾病诊断方法。这种方法还有其他应用，例如荧光染色之后检查眼睛（新型低成本小紫外线灯装置"黑光灯"，如无线电广播室紫外扫描或荧光灯）。

方法

在暗室里仅拿着紫外线灯装置放在该区上方进行检查。

伍德氏灯在诊断方面的局限性

不是所有的头癣患者都能出现荧光反应，因为有些皮肤疾病并不产生卟啉等副产物。具有荧光反应的皮肤疾病见表 16.1。

卟啉可用肥皂和水洗掉，20 小时内洗过头发的患者可能出现阴性结果，因此，伍德氏灯诊断阴性可能是错误诊断。临床确诊方法是收集头发和皮肤样本做显微镜检查和培养。

注意：使用荧光素后伍德氏灯也可用于眼部疾病诊断。

表 16.1　伍德氏灯检查中出现荧光反应的皮肤疾病

皮肤疾病	荧光反应
头癣	绿色
红癣	珊瑚粉
花斑癣	粉色
假单胞菌	黄绿色
卟啉症	红色（尿）
鳞状细胞癌	亮红色

使用"洗碗刷"涂抹外用药

自己涂抹霜剂或乳膏到背部等相对难触及的部位可能很难，尤其是老年人。解决方法是选取老式的洗碗刷，将其削平，用其涂抹药剂。

佩戴手套可以加强药物疗效

手上皮炎症状严重的患者外用类固醇皮质激素效果不大，涂抹霜剂或软膏后可以通过佩戴外科手套60分钟加强疗效，如果可以耐受，甚至可以整晚佩戴，这可减少用药次数。

冻疮

注意事项

· 考虑是否属于雷诺症。
· 避免创伤和继发感染。
· 不要摩擦或者按摩冻伤部位。
· 不要热敷或冰敷。

物理治疗

· 抬高患区。
· 逐渐加温至室温。

处方药

· 使用三硝酸甘油酯血管扩张剂，可用喷雾剂型、膏剂型或贴剂型，如 Nitro-Bid 软膏（洗手涂抹软膏并且使用塑料手套）。

其他药物

· 夜用朗姆酒（值得一试）。
· 硝苯地平20mg，每天2次，或者缓释药30mg，每天1次。

单纯疱疹

口唇疱疹（典型感冒疮）

治疗目的是控制病变范围和严重程度。

局部用药治疗

首次感到患有感冒疮时，处理如下。
· 在该部位冰敷5分钟以上60分钟一次（第一个12小时）。或者使用溶于酒精的饱和的薄荷脑溶液凉敷。

· 局部用药如下。
—— 0.5% 碘苷制剂（疱疹净、碘去氧啶、5-碘代-2'-脱氧尿嘧啶核苷），每小时一次。
—— 10% 磺伏感冒疮涂抹剂，用棉棒涂抹，每天4次，直到症状消失。
—— 5% 阿昔洛韦霜剂（舒维疗），每天5次，持续用药4天。

口服治疗

口服阿昔洛韦或泛昔洛韦或伐昔洛韦5~10天，直到痊愈（可以用于免疫功能低或者病情严重的患者）。

预防

如果阳光暴露会使唇疱疹发生风险增加，可以使用 SPF30+ 或者 SPF50+ 的防晒润唇膏或软膏。硫酸锌溶液可以每周应用一次，预防复发。口服阿昔洛韦200~400mg每天2次或其他类似药物（6个月），用于治疗严重和频繁复发的患者（每年大于6次）。

生殖器疱疹

局部用药治疗

已经证实最为有效的局部用药是外用阿昔洛韦（不是眼用药）。

· 10% 聚维酮碘用棉棒涂抹数天。

有些患者外用2%利多卡因缓解疼痛，但是要小心过敏反应。

建议使用生理盐水洗浴并且给予镇痛药。

口服治疗

原发性生殖器疱疹的首次发作使用阿昔洛韦（最好在发作24小时内使用）。

剂量：400mg，每天3次，连续用药5~7天或者直到感染治愈。

可以每天使用2次泛昔洛韦或伐昔洛韦，用药5~10天。

这似乎能缩短病变持续时间，可从14天减至5~7天。这些药物仅仅持续5~7天，通常并不用于反复发作的患者。复发非常频繁的患者（6个月内发生6次或6次以上），低剂量用药持续6个月（200mg，每天2~3次）效果较好。

带状疱疹

局部用药治疗

对于这种疱疹，需要使用易弯曲火胶棉涂抹薄荷脑等干性洗剂。也可以使用阿昔洛韦软膏，但是往往出现刺痛。

口服用药

1. 镇痛药，如对乙酰氨基酚、可待因或阿司匹林。

2. 鸟嘌呤类抗病毒药物。

·所有免疫功能低下的患者。

·72小时内出现疱疹的任何患者（尤其是年龄在60岁以上）。

·眼部带状疱疹，有证据表明可减轻瘢痕和疼痛，但是不能减轻神经痛。

·严重急性疼痛。

药物和剂量

·阿昔洛韦800mg，每天5次，用药7天。

·泛昔洛韦250mg，每8小时一次，用药7天。

·伐昔洛韦1000mg，每8小时一次，用药7天。

疱疹后神经痛

治疗方法如下。

1. 外用辣椒素霜剂。每天涂抹3~4次，事

先用冰冷敷20分钟。

2. 口服：对乙酰氨基酚是一线用药。二线用药有三环类抗抑郁药、加巴喷丁或者普瑞巴林。

3. 经皮神经电刺激根据需要使用，如16小时/天，持续2周，外加抗抑郁药。

4. 切除导致疼痛的皮肤瘢痕。如果持续4个月或4个月以上的神经痛位于不会影响皮肤美观的部位，最为有效的治疗方法是将其切除，记住这种瘢痕通常使得皮肤呈现线性条状，这种方法明显不适用于神经痛范围较大的患者。

方法

1. 标出皮肤的疼痛部位。

2. 做一个细长的椭圆形切口，连同皮下脂肪一同切除（图16.3）。

3. 使用表皮下缝合或间断缝合闭合伤口。

接触性皮炎不太常见的原因

·精神因素。

·"低过敏性"胶带。

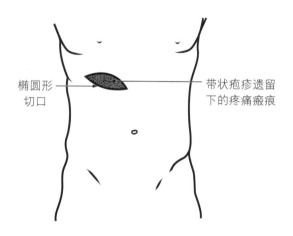

椭圆形切口　　　　　　　　　　　带状疱疹遗留下的疼痛瘢痕

图16.3　严重疱疹后神经痛的切开示例

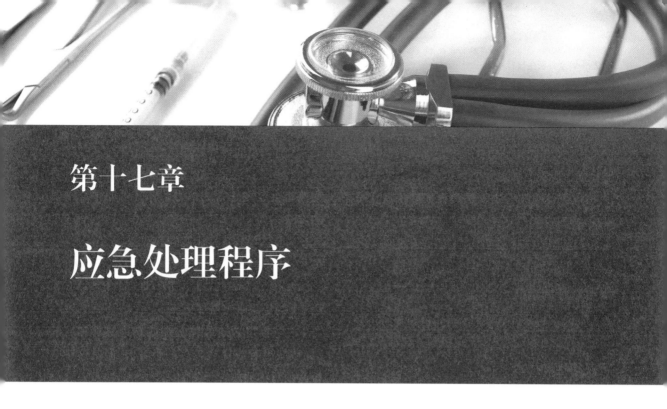

第十七章

应急处理程序

生命体征的正常值

下面两个标准表（表 17.1 和表 17.2）用于进行比较。

表 17.1　儿科生命体征

生命体征（平均）	<6 个月	6 个月至 3 岁	3 ~ 12 岁	成年人
脉搏（次 / 分）	120 ~ 140	110	80 ~ 100	60 ~ 100
呼吸（次 / 分）	45	30	20	14
血压（mmHg）	90/60	90/60	100/70	≤ 130/85

来源：来自 J. Murtagh, *General Practice Companion Handbook*, 2011, p. xxxv

表 17.2　儿科生命体征：美国外科学院

年龄（岁）	体重（kg）	心率（bpm）	血压（mmHg）	呼吸（次 / 分）	尿量（ml/kg/hr）
0 ~ 1	0 ~ 10	<160	>60	<60	2.0
1 ~ 3	10 ~ 14	<150	>70	<40	1.5
3 ~ 5	14 ~ 18	<140	>75	<35	1.0
6 ~ 12	18 ~ 36	<120	>80	<30	1.0
>12	36 ~ 70	<100	>90	<30	0.5

脉搏血氧测定法

使用脉搏血氧仪测定动脉血氧饱和度（SpO_2）。

事实和数据

健康年轻人的氧饱和度应为 95% ~ 99%。氧饱和度随着年龄、健康程度、当前海拔高度和氧气治疗等因素而发生变化。研究表明，白色人种、肥胖和不抽烟的男性氧饱和度较低。

氧饱和度理想值为 97% ~ 100%。

新生儿的中位数为 97%，而幼儿和成人均为 98%。

目标氧饱和度

· 哮喘——氧饱和度目标值维持在 >94%。

· 急性冠脉综合征 ≥ 94%。

·阿片样药物作用≥ 94%。

·1 型（低氧血症型）呼吸衰竭（如间质性肺疾病、肺炎、肺水肿）≥ 94%。

·严重慢阻肺合并高碳酸血症型呼吸衰竭在88% ~ 92%。

·危重病（如严重创伤、休克）在 94% ~ 98%。

·儿童 >94%（若 <94% 要引起注意）。

需要氧疗的指征

·澳大利亚指南对于改善生活质量 >88%。

·英国：50 岁以下成人 90%，哮喘 92.3%。

可获得性和成本

脉搏血氧仪可从医疗用品和手术用品供应商那里获得，价位为 40 ~ 3 000 美元。400 美元左右的脉搏血氧仪质量已经非常好了。

急性冠脉综合征

在十多年期间的农村实践过程中发现，澳大利亚最常见的猝死原因是心肌梗死，占猝死的 67%。应用心电图和血清标记物（尤其是肌钙蛋白）进行早期确诊具有重大意义。急性冠脉综合征的总结见表 17.3。

心电图

记录 12 导联心电图

提示

·12 导联心电图应用 10 根电线（也称为导线）连接电极。

·有四个肢体导联和一个胸导联。

·导联要连接在正确的部位，因为不正确连接将会改变正常的信号，并且可能导致错误的诊断。

·肢体导联连接于双臂和双腿。

·左右臂是活动记录导联。

·"标准导联"（Ⅰ、Ⅱ、Ⅲ、aVR、aVL 和 aVF）的记录来自肢体电极。

·电极可置于肢体远端或靠近臀部和肩部（如截肢患者或穿衣较多的患者），但是这些电极必须对称地放置于两侧。

·右腿导联用于电极接地或参考，并不用作评估测量。

·导联隔着长裤依旧数据有效，包括连裤袜。10 个电极的标记及其连接方式如下（图 17.1）。

·RA：右臂（避开较厚肌肉）。

·LA：左臂，电极位置与右臂上电极位置相对应。

·RL：右侧小腿外侧。

·LL：左腿，电极位置与右腿上电极位置相对应。

·V_1：第 4 肋间隙——第 4 肋骨和第 5 肋骨之间，紧靠胸骨右侧。

·V_2：同 V_1，但紧靠胸骨左侧。

·V_3：V_2 导联和 V_4 导联之间。

表 17.3　急性冠脉综合征类型

	血清标记物		ECG 评估
	肌酸激酶	MB 肌钙蛋白	
不稳定型心绞痛			
·低风险	正常	无法检测到	正常
·高风险	正常	可以检测到	ST 段压低
心肌梗死			
·非 ST 段抬高	升高	可以检测到	ST 段压低 无 Q 波
·ST 段抬高	升高	可以检测到	正、负 Q 波

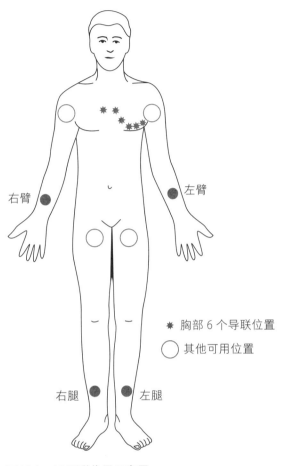

图17.1　12导联位置示意图

·V₄：左锁骨中线上第 5 肋间。

·V₅：腋前线上，与 V_4 和 V_5 同一水平。

·V₆：腋中线上，与 V_4 和 V_5 同一水平。标准导联的心脏对应区域见图 17.3 及表 17.4。

解释心率和心律

心率

·RR 间期（如从一个 QRS 的波峰到下一

个 QRS 的波峰）：300 ÷ QRS 波群之间的大格数。

·对于心律不齐则应用 6 秒法：5 个大格 =1 秒；30 个大格 =6 秒。

·计数 6 秒内的 QRS 波群数，然后乘以 10。

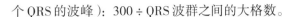

表 17.4　导联所对应的心脏区域

心脏区域	导联
上壁	Ⅱ、Ⅲ、aVF
前壁	$V_1 \sim V_5$
侧壁	V_5、V_6、Ⅰ、aVL
后壁	$V_1 \sim V_3$（可能）

心律

以 QRS 波群为基础，拿一张纸标记 QRS 波群的空格数，并且判断他们的规律性（图 17.4）。心律齐还是不齐？如果不齐，是否存在规律？

ECG 和心肌梗死

图 17.4 显示结果如下。

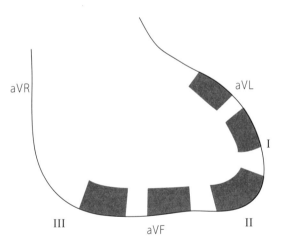

图17.2　标准导联的心脏对应区域

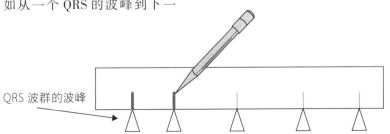

图17.3　通过ECG评估心率和心律的方法

·左心室前壁的导联是 $V_2 \sim V_5$，并且这些导联显示前壁梗死。

·侧壁导联是侧胸导联 $V_5 \sim V_6$。

·没有导联直接连接下壁或膈面。但是，左腿导联虽然很远，却与该区一致，并且显示该区的梗死（表 17.5）。

·没有导联直接连接后壁。

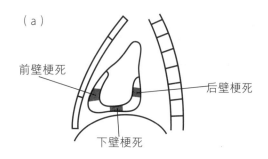

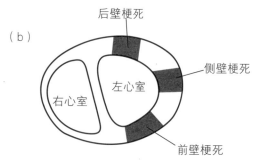

图17.4　心脏不同部位心肌梗死前示意:（a）左侧观;（b）横切面

转载自 J. Murtagh, *GP Companion Handbook* (5th Edn), McGraw- Hill, Sydney, 2010.

典型急性心肌梗死

急性心肌梗死（acute myocardial infarction，AMI）

典型的心电图变化是病理性 Q 波，S–T 段抬高及 T 波倒置，这种变化在 Ⅲ 和 aVL 导联中非明显（图 17.5）。心脏反面的 aVL 导联显示 S–T 段压低。

非典型前壁心肌梗死心电图见图 17.6。这个心电图显示了心率为 75 次 / 分的窦性心律（300÷4）。

紧急静脉切开术

紧急情况下，尤其是急性失血，输液或输血等静脉案穿刺非常困难。在这种时间很短的情况下，外科切开脚踝部的大隐静脉或腕部的头静脉后置管可以挽救生命，理论上儿童也可以切开大隐静脉。

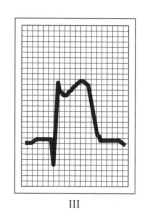 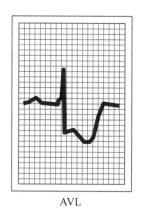

| III | AVL |

图17.5　AMI（下壁梗死）的ECG两个导联

转载自 J. Murtagh, *GP Companion Handbook*(5th Edn), McGraw–Hill, Sydney, 2010.

表 17.4　心脏各壁梗死对应 ECG 导联

心脏各壁区域	闭塞动脉	ECG 变化的导联
前壁	左前降支	$V_1 \sim V_5$、Ⅰ、aVL
侧壁	回旋支，左前降支的分支	$V_5 \sim V_6$、（偶出现于 Ⅰ、aVL）
前间壁	左前降支	$V_1 \sim V_4$
下壁	右冠状动脉	Ⅱ、Ⅲ、aVF、aVL(反向)
后壁	右冠状动脉或回旋支	$V_1 \sim V_2$（不清楚，反向）
心内膜	不特定	任何导联都有可能

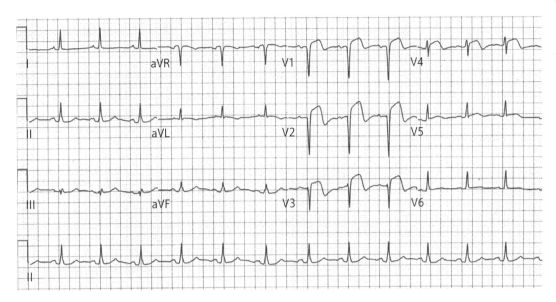

图 17.6　伴随窦性心律的急性前壁心肌梗死

转载自 Duncan Guy, *Pocket Guide to ECGs*(2nd Edn), McGraw-Hill, Sydney, 2010.

表面解剖学

大隐静脉：该静脉位于内踝的前端。切口最佳位置是距内侧骨性隆起最突出部位上方约 2cm 和前方 2cm 处（图 17.7a）。

头静脉：头静脉沿着从手背桡骨蜿蜒穿到前臂前面，"平分"桡骨远端的骨性突出。切口位置在桡骨茎突顶部上方 2～3cm（图 17.7b）。

设备

· 解剖刀和柳叶刀（一次性）。

· 小号弯形动脉钳。

· 动脉瘤针（可用，可不用）。

· 静脉剪。

· 可吸收缝线。

· 静脉提升器（Vein elevator）。

· 静脉导管。

切开方法

戴上手套做准备之后如下处理。

1. 该静脉上方做一个 1.5～2cm 的横向皮肤切口。

2. 钝性分离该静脉血管（不要将静脉与珍珠白色肌腱混淆）。

3. 在该静脉下方和周围夹上一个动脉瘤针或弯形动脉钳。

4. 结扎远端静脉用以固定静脉。

5. 在静脉近端打一个松结。

6. 用小刀或剪刀横向切开静脉血管或者用解剖刀谨慎刺破血管。

7. 为了使导管更顺利进入静脉，使用静脉提升器（Vein elevator），将静脉切口变大（如果方便的话）。

8. 插入导管（图 17.7c）。

9. 将近端静脉与导管拴紧。

10. 连接静脉后并检查血液流动之后，应用缝合线缝合伤口。

Intraosseous 输液

紧急情况下，静脉塌陷患者（尤其是儿童）的静脉通道难以建立时，补液可以输注到骨髓（一种血管内腔隙）。Intraosseous 输液是一种适合于 5 岁以下儿童的切开术，可以在鸡骨上练习该技术。

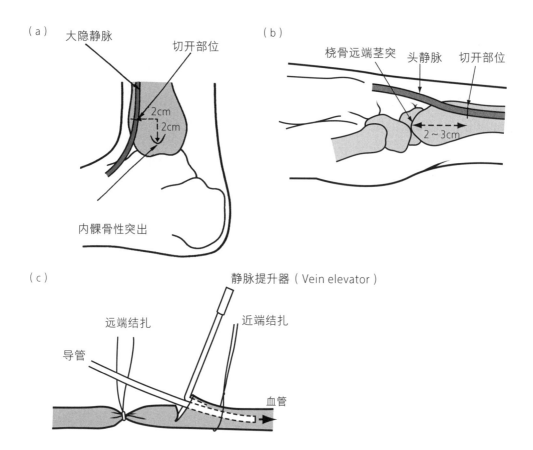

图17.7 紧急静脉切开术：（a）大隐静脉的切开位置（内面观）；（b）腕部头静脉的切开位置（径向观或侧面观）；（c）静脉内导管置入的方法

Intraosseous 输液部位详述如下。

·成人和 5 岁以上儿童：胫骨远端（内踝上方 2～3cm）。

·婴儿和 5 岁以下儿童：胫骨近端。

·股骨远端：中线上胫骨髁上方 2～3cm（进针角度朝上）。

避开生长板、骨中段（可能骨折）和胸骨。并发症包括胫骨骨折和骨筋膜室综合征。

注意：任何可以通过静脉输入的液体或者药物都可以输注到骨髓中。

胫骨近端的方法（图 17.8）

注意：严格无菌操作非常重要（做皮肤准备和佩戴无菌手套）。

1. 注射局麻药（如有必要）。

2. 选择 16 号骨内输液针（Dieckmann 改进针）或者 16～18 号腰椎穿刺针（价格较低）。

3. 在胫骨近端前内侧，胫骨粗隆下方 2cm 左右进针（图 17.8）。针头轻微朝下，避开关节腔隙。

4. 轻轻扭动输液针穿透骨皮质；进入骨髓（髓质）时有落空感（常常需要一定的压力）。

5. 拔掉套管针，吸取少量骨髓（血液和脂肪）或者简单注入 5ml 生理盐水检测穿刺位置是否准确。

6. 用一个小型POP夹板在适当位置固定针头。

7. 可常规使用静脉注射的装置注入液体——快速或慢速。如果初始速率很慢，可用 5～10ml 生理盐水进行冲洗。

8.300mmHg 压力的压力袋（5 分钟内超过 1000ml）可显著提高输液速度。

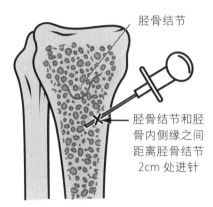

图 17.8　Intraosseous 输液

急性嵌顿包茎

嵌顿包茎时，阴茎包皮回缩、肿胀且疼痛。应该首先尝试手法复位。这是在非麻醉下进行，但是在阴茎根部周围可以非常容易地注射局麻药物（局部麻醉禁用肾上腺素）进行阴茎阻滞麻醉。

方法 1

手法复位是用拇指按住阴茎头的同时，示指向前推动包皮越过水肿充血的阴茎头（图 17.9a）。

方法 2

1. 一手握住阴茎头的水肿部分并用力挤压。纱布拭子或温热毛巾有助于握紧（图 17.9b）。

2. 持续施加压力，直到水肿部位从缩环到阴茎轴处。

3. 包皮通常可以推过阴茎头。

方法 3

如果手法复位失败，应该在局麻或全身浅麻醉下，在包皮收缩环处阴茎头近端做一背部切口（图 17.9c）。切口使得包皮能够向前推动，缓解肿胀，随后应该进行包皮环切。

方法 4

在肿胀的阴茎包皮上敷微细晶状砂糖，其

外缠上切开的橡胶手套持续施加压力，保持 1～2 小时，然后包皮就会回缩。

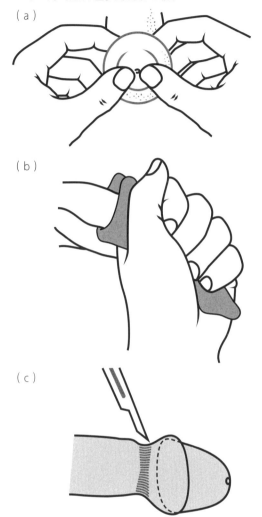

图 17.9　急性嵌顿包茎：（a）手法复位；（b）拭子挤压；（c）包皮收缩环处背处做切口

诊断异常兴奋的"无意识"患者

急诊中最难的问题之一是如何诊断那些因转化反应引起的无意识患者。这些患者会表现出很多症状（而不是伪装）并且正常刺激无反应，包括疼痛刺激。

方法

1. 用手扒开患者的单眼或双眼，并且观察对光反应。

2.在患者眼睛上方手持一面镜子，并密切观察瞳孔反应（图17.10）。患者观看自己的镜像时，瞳孔因适应性反应会发生收缩。

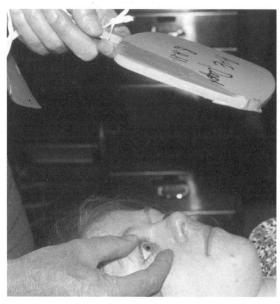

图17.10 检测瞳孔反应

电休克

生活电击常常因室颤而引发心脏骤停（图17.11）。

处理原则

确保周围环境安全：关掉电源，救援人员用干木将电线与患者隔开。

· 治疗临床性死亡患者。

· 采用ABC心肺复苏。

· 明确有心脏骤停时在心前区给予重击。

· 考虑应用颈托（？颈椎骨折）。

· 进行基本的心肺复苏，包括除颤（根据是否需要）。

· 心脏骤停后注射利多卡因（100mg静脉注射）。

· 检查和考虑以下因素。

——仔细检查四肢。

——根据情况决定是否需要行四肢和脊椎的X射线检查。

——检查是否出现肌红蛋白尿和肾衰竭。

——预防破伤风和梭菌感染。

· 专业治疗——重症监护病房、烧伤病房。

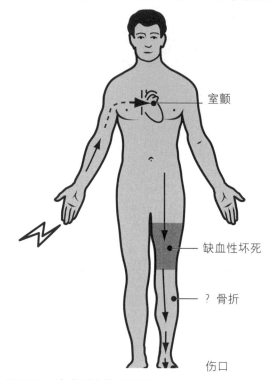

图17.11 电击对身体的影响

头部损伤

头部损伤是重大创伤导致死亡的主要原因。格拉斯哥昏迷量表（见下）可用于评估患者的大脑状态。如下的五层系统评级是记录这种意识状态的一种有用的简便方法。

1.清醒。

2.意识模糊。

3.能对摇晃和喊叫做出反应。

4.能对疼痛做出反应。

5.无任何反应的昏迷。

Glasgow 昏迷指南（表17.6）

Glasgow昏迷量表（Glasgow coma scale，GCS）常用作评估意识状态的客观指南。

GCS评分分析如下。

- 8 分或者更低：极重度头部损伤。

- 9～10 分：重度头部损伤。

- 11～12 分：中度头部损伤。

- 13～15 分：轻度头部损伤。

如果评分低于 12 分则要紧急转诊。如果评分为 12～15 分，严密观察至少 6 小时。

表 17.6　Glasgow 昏迷量表

	评分（分）
睁眼反应（eye opening，E）	
·自己能睁开眼睛	4
·听到别人说话睁眼	3
·有刺激或疼痛会睁眼	2
·完全没有睁眼反应	1
运动反应（motor response，M）	
·可依指令动作	6
对疼痛刺激做出反应	
·定位疼痛	5
·疼痛刺激时肢体回缩	4
·疼痛刺激时肢体异常弯曲	3
·疼痛刺激时肢体伸直	2
·无任何反应	1
语言反应（verbal response，V）	
·说话有条理	5
·说话语无伦次	4
·可说出单字	3
·只能发音	2
·无任何反应	1
昏迷评分 E+M+V	
·最低分	3
·最高分	15

紧急颅骨穿孔

头部损伤之后，意识水平（如格拉斯哥昏迷评分法 15-3 分）恶化预示着脑部将迅速发生重大损害（典型硬膜外型）；血压升高（如 140/70mmHg 升至 160/100mmHg）；呼吸减慢（16 次 / 分降至 10 次 / 分）；脉搏降低（70 次 / 分降至 55 次 / 分）和瞳孔散大。这种情况下，即使没有 X 射线片或 CT 扫描，也需要进行紧急颅骨穿孔。即使只是掀起凹陷骨折也可能足以缓解

颅内压。硬膜外和硬膜下血肿的相对部位见图 17.12，以及硬膜外血肿的典型形成过程可见图 17.13。在郊区或者偏远地区，这可能是一种救命措施。

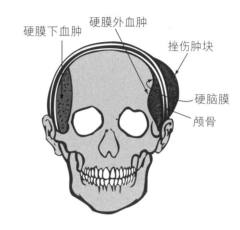

图 17.12　硬脑膜、颅骨和大脑相关的硬膜下血肿和硬膜外血肿部位

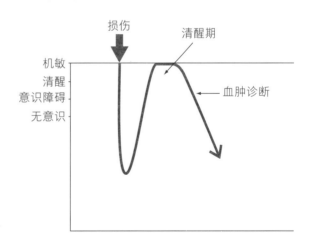

图 17.13　损伤导致的硬膜外血肿特有的经典意识状态

方法（缺乏神经外科设备）

·最好在手术室进行。

·对患者进行诱导、麻醉、插管和通气（100% 氧气），应用 20% 甘露醇（1 小时内静脉注射 1g/kg）脱水。

·剃发后，在青肿部位外缘做上标记，尤其是临床骨折非常明显的情况下。在青肿或肿胀外缘做一个 5cm 切口，除此以外可以在低位

颞区进行钻孔，在外耳道前方颧骨上方 2.5cm 处做一个垂直切口，往下延伸至颧骨，并且用环踞在颅骨上钻一个 2~3cm 的孔（图 17.14），这是脑膜中动脉出血的经典部位。

·将血液缓慢引流而出，然后在引流部位将皮肤缝合。

·如果难以控制出血，颅内区域要用明胶海绵或类似材料进行填充。

·硬膜下血肿出现时，需要探查的其他区域。

——额区：怀疑存在颅前窝血肿，如眼圈发黑。

——顶区：大脑中动脉后支导致的血肿（图 17.14）。

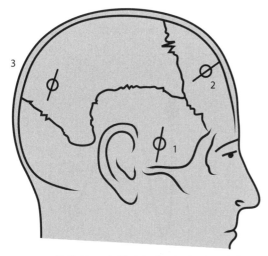

图 17.14　推荐的三个钻孔部位：（1）颞区底部钻孔会阻止脑膜中动脉出血，分离肌肉应该能够发现肌肉和骨折线之间的血肿；（2）额区；（3）顶骨区

女性遭遇性侵犯

首先应该做的是保护受害者的隐私并给予情感支持。

对所有这类受害者先要说四句重要的话

·你现在很安全。

·很不幸这种事发生在你身上。

·这并不是你的错。

·你能来看医生，这很好。

给受害者的重要建议

·如果受害者选择报警。

1. 立即报警。

2. 带上目击证人（如果有目击证人）。

3. 不要洗澡或整理自己，也不要换衣服。

4. 任何酒或药物都不要摄入。

5. 如果有强吻，则不要饮水或漱口。

6. 带一套保暖的衣服。

·如果受害者选择不报警或不确定是否要报警，联系以下人员或部门。

1. 朋友或者其他有责任心的人。

2. "救生线"或"生命连接"或类似服务。

3. 医生。

4. 心理咨询服务机构。

获取信息

1. 记录信息之前要征得受害者同意。

2. 获取详尽的病史和相关资料。

3. 予以记录，签订协议。

4. 备好检查所需物品。

5. 身体检查期间需要有人在场（尤其是男医生对女性进行检查时）。

6. 风干的棉签（媒介会破坏精子）。

7. 立即将样本交给警方。

8. 与警方合作（不是为警方服务）。

身体检查

如果可能，检查之初受害者应该穿着衣服。受害者检查过程中脱掉衣服时，需要站在白色被单上。这有助于发现掉的较小异物。

脱掉每一件衣服时注意观察任何损伤之处。身体的任何一部分都应在良好光线下进行检查，所有损伤都应评估并详细记录在图表上。

对于损伤部位应该进行专业拍照。用伍德氏光检查身体和生殖区，有精子的地方会发荧光。仔细进行内窥镜检查。触诊头部查看是否有潜在损伤。收集合适的棉签。

填写报告

记住作为医生必须公平公正。向当局报告时，不要带有主观判断，如"这位患者被强奸了"或"发生了乱伦"。

应该这样说"有证据（或者没有证据）支持发生了阴道性交行为或肛交行为"或者说"有证据表明哪里存在创伤"。

实用技巧

· 有些有经验的施暴者使用润滑剂或硝酸戊酯。

· 小女孩尿检可能发现精子（如果这个孩子夜晚排尿，可以要求孩子的妈妈收集样本）。

· 应该用棉签收集阴道和直肠样本。

· 对于可疑被性侵的儿童，不能独立进行检查：需要转诊至性侵中心或共同解决这一复杂的问题。

检查之后

身体检查之后，需要同患者讨论一下医学问题。这应该私下进行并且完全保密。还要探讨关于身体损伤和情感问题的治疗方案。

考虑感染性传播疾病和需要转诊的可能性。并且考虑怀孕的可能性和是否需要服用避孕药。组织进行后续咨询服务和性传播疾病筛查。

治疗问题

· 棉签蘸取和（或）采集初段尿样本，用以检测淋球菌和衣原体（RCR）。

· 采血检查 HIV 和梅毒。

· 收集样本——吸收任何液体的棉签并保存用以 DNA 检测分析。

· 抗生素预防性给药——这取决于性侵方式和性侵者。

· 紧急避孕。

· 3 周内复查——核对试验。

· 3 个月左右筛查梅毒和 HIV。

· 转诊至强暴危机中心。

药物辅助的性侵犯

患者对于事件、时间或其他可疑情况没有记忆时，需要考虑这种情况。尿液检查或者血液检查有助于发现性侵行为。

偏头痛

首次出现症状处理如下。

· 每 20 分钟喝 1L 水。

· 阿司匹林或对乙酰氨基酚 + 镇吐药。

　　—— 可溶性阿司匹林 600～900mg（口服）和甲氧氯普胺 10mg（口服）。

　　—— 如果呕吐：舌下含服甲氧氯普胺 10mg。

对于明确偏头痛处理如下。

· 静脉输入甲氧氯普胺 10mg，然后 10～15 分钟之后给予 2～3 片可溶性阿司匹林和（或）可待因片。

· 肌肉注射甲氧氯普胺 10mg，20 分钟以后静脉注射双氢麦角胺 0.5～1mg。

· 4% 利多卡因外用液——每个鼻孔喷 2.5ml。

· 5– 羟色胺受体激动剂按以下方法使用。

　　—— 舒马曲坦，皮下注射或鼻喷雾。

　　—— 佐米曲坦，必要时 2 小时内再次给予。

　　—— 那拉曲坦，必要时 4 小时内再次给予。如果非常严重（并且其他治疗无效）使用。氟哌啶醇 5mg 肌肉注射或者静脉输注。

注意：禁用哌替啶。

静脉滴注液体负荷法

许多临床医师声称 20～30 分钟内静脉滴注 1L 液体并加以口服对乙酰氨基酚可以缓解偏头痛。

静脉注射利多卡因

利多卡因（1% 静脉注射液）可以迅速缓解典型的偏头痛或常见的偏头痛。

利多卡因用量是 1mg/kg（最大用量，70kg 成人最大用量 7ml1% 利多卡因溶液）。需要在监测脉搏和血压的情况下，90 秒内缓慢注入静脉。

过度换气

有助于缓解焦虑所致过度换气的简便方法。

·用纸袋罩住嘴巴进行呼吸。
·手围成杯形罩在嘴上进行深慢呼吸。
·缓慢吮吸冰块（有利于分散注意力）。

气胸

根据塌陷程度对气胸进行分级。

·轻度气胸：胸腔 15% 以下。
·中度气胸：15%～60%。
·重度气胸：>60%。

轻度气胸通常进行保守治疗并且能够自行恢复。

单纯抽气可用于轻度至中度气胸——通常 15%～20%。

创伤性气胸和张力性气胸可能危及到生命。张力性气胸需要立即给予治疗。

肋间插管

张力性气胸的一个救命措施是进行肋间插管（14 号静脉插管针最好），或者用 19 号小针（必要时），沿着锁骨中线第 3 肋间隙的肋上缘刺入。针刺部位距离胸骨边缘应该至少两指宽，这样可以避免损伤乳房内动脉，插管接于水封瓶。

另外一个穿刺部位是腋中线上第 4 肋间隙或第 5 肋间隙，由于美容原因在女性中较为常用（图 17.15）。

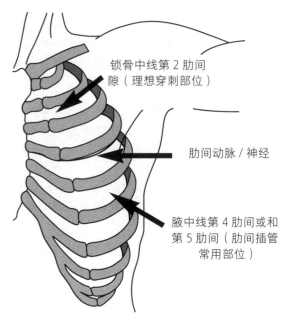

锁骨中线第 2 肋间隙（理想穿刺部位）

肋间动脉 / 神经

腋中线第 4 肋间或和第 5 肋间（肋间插管常用部位）

图 17.15　肋间插管

简单吸引术治疗气胸

对于出现气胸的患者，肋间插管连接水封瓶引流的这种传统方法可以通过更简便的方法取而代之。轻度气胸（肺塌陷程度小于 15%）的患者可以保守治疗。严重气胸但没有并发症的患者可以应用 16 号聚乙烯静脉导管进行简单吸引术治疗。

方法

1. 患者半躺，背部与水平成 30°～40° 角。

2. 在锁骨中线第 2 肋间的皮肤上注射浸润局麻药物。

3. 严格无菌操作下往胸膜腔内插入一个 16 号聚乙烯静脉导管。

4. 往 20ml 注射器内抽气，确保导管进入胸膜腔，然后拔出针芯。

5. 在导管上连接一个弹性伸缩管，然后把该管与 1 个三通管和一个 50ml 的注射器相连。

6. 通过三通管抽取空气并排出，直到阻力出现显示肺部再扩张为止。

随后进行 X 射线检查。必要时再次抽气，但是大多数患者不需要住院治疗。

环甲软骨切开术

当气管插管为禁忌或无法进行时，环甲软骨切开术可能挽救生命。切开术可能临时运用身边的工具或者应用市场上已经销售的工具包（如 Surgitech rapitrac 工具包或 Portex minitrach Ⅱ 工具包）进行。环甲软骨切开术可以应用标准的气管导管，插管之后去除多余部分。

针对成人的方法

1. 患者平躺，头、颈及下巴充分伸展（图 17.16a）。

2. 在患者的头后进行操作。

3. 在环状软骨和甲状软骨之间触摸找到凹陷部位。

4. 在皮肤上做一个短小（2cm）横向切口（或者纵向切口），并且在环甲膜上做一个更小切口（图 17.16b）。

·确保切口不是在甲状软骨上方。

·有些患者需要进行局部麻醉（1% 利多卡因 1~2ml）。

可以在切口处置入动脉夹或气管扩张器，充分扩大切口使得气管内插管或气管切开插管能够顺利进入。

5. 应用导丝引导气管插管进入气管。

6. 置入气管内导管或气管切开导管。

由于该操作可能会对儿童的环状软骨会产生损伤，对于 12 岁以下的儿童并不推荐环甲软骨切开术。

针对儿童的方法

1. 由于愈合不良，儿童环甲软肾处不要做切口。

2. 应用 14 号或 15 号静脉插管套管。

3. 45° 穿孔穿入环甲膜，自由抽气从而确保位置正确。

4. 在插管套管末端接上一个 3mm 气管插管连接器，或将 7mm 连接器连接，连接有插管的 2ml 或 5ml 注射器。

5. 将连接器接到氧气通路，这一供氧系统将会产生氧合作用 30 分钟左右，但是后面将会发生二氧化碳潴留，富含氧气的空气需要进行适当加湿。

操作技巧

1. 任何一根塑料管，甚至圆珠笔的"笔壳"，都足以临时代替气道。

2. 2ml 或 5ml 注射针筒足以连接气管插管和氧源。

窒息

儿童：鼓励咳嗽。如果儿童无法将阻塞物咳出，让儿童趴膝盖上，运用手掌根部拍打儿童上背（5~10 次），也可进行胸外按压，压迫深度约为胸腔直径的 1/3。对于较大的儿童，可让其俯身然后拍打背部。

成人：鼓励咳嗽。如果无法将阻塞物咳出，重拍上背 5 次，必要时可再进行胸部按压。这是一线治疗。

海姆立克急救法

对于喉部嵌入异物的成人而言，海姆立克急救法（Heimlich manoeuvre）最为有用。

方法

1. 清除所有义齿，并且用手指钩出口腔异物，嘱咐患者咳嗽。

2. 救援者站在患者身后并环抱患者，左手握拳，指侧位于剑突 2 指处，右手与左手紧握（保持肘部朝外）。

3. "喘气"之后，猛烈挤压上腹部。必要时，每 10 秒重复一次这个过程，持续半分钟。

实施过程中的问题

1. 位置错误。

2. 损伤内部器官和组织结构。

3. 可能导致胃内容物反流。

室上性心动过速

颈动脉窦按摩等古老且简单的用于治疗室上性心动过速的方法，现在被认为很不安全，尤其是对老年人而言。现在在急诊科常规使用的一种方法就是要求患者对着一个塑料注射器进行吹气。

方法

将 20ml 注射器的活塞弄松，要求患者从注射器末端吹气，试图移动活塞。这种瓦尔萨尔瓦动作可能终止心动过速。另一种方法就是让患者把面部短时间浸润在冷水中。

若该方法失败

给予静脉注射腺苷或维拉帕米。

动物咬伤

蛇咬伤

大多数咬伤并不会导致毒液蛰入，毒液蛰入往往发生于驯蛇人或发生于蛇在皮肤上有清晰咬痕的情况。

急救

1. 尽量保持患者不动。

2. 不要清洗、切开或处理伤口，也不要使用冰块或止血带。

3. 立即用绷带紧紧包扎叮咬部位（但也不要过紧）。使用弹力绷带比较理想：绷带应该在离伤口 15cm 处扎紧，如脚踝处被咬伤，则绷带应该在小腿到膝盖这个部位扎紧。

4. 用夹板固定肢体：使用硬板或厚木板比较理想。

5. 转移到医疗机构进行治疗。不要给予酒精性饮料或兴奋剂。

6. 如果可能，应该将死蛇一起带上。

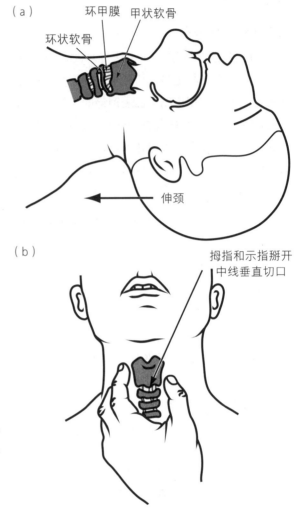

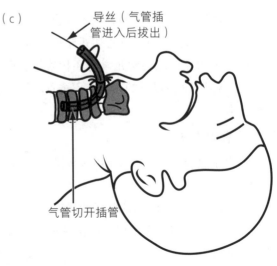

图 17.16　环甲软骨切开术

注意：毒液检测试纸盒可用于检测擦拭过被咬部位擦拭过的拭子或检测新鲜尿液样本（意义最大）或血液。

当患者病情稳定，在医生观察下，绷带可以解除。观察的症状包括呕吐、腹痛、大汗、重度头痛和视物模糊。

蛇毒治疗

1. 静脉缓慢滴注生理盐水。

2. 静脉注射抗组胺剂（事前 15 分钟）和 0.3ml 肾上腺素 1∶1 000（儿童用量为 0.1ml）。

3. 稀释特异抗蛇毒素（1∶10 溶于生理盐水），并通过盐溶液针管缓慢滴注 30 分钟以上。

4. 备好肾上腺素。

5. 监测生命体征。

蜘蛛咬伤

急救

悉尼漏斗网蜘蛛：参考蛇咬伤。

其他蜘蛛：应用冰袋，不要包扎绷带。

中毒治疗

· 悉尼漏斗网蜘蛛处理如下。

　　——特异抗毒素。

　　——复苏和其他支持措施。

· 红背蜘蛛处理如下。

　　——给予抗组胺剂。

　　——15 分钟后肌内注射抗毒素（严重时静脉注射）。

人咬伤和握拳伤

人咬伤（包括握拳伤）常常是因为感染金黄色葡萄球菌、链球菌属和产 β 内酰胺酶型厌氧菌等微生物。

治疗原则

· 彻底清创伤口，如使用消毒液或过氧化氢溶液。

· 如果咬伤严重或较深，则给予预防性青霉素。

· 如果可能尽量避免缝合伤口。

· 破伤风类毒素。

· 注意考虑 HIV、乙型肝炎病毒、丙型肝炎病毒或其他感染等情况。

伤口感染

· 用棉签取试样。

· 肌内注射普鲁卡因青霉素 1g，加奥格门汀 500mg，每 8 小时一次，连续 5 天。

严重穿透伤

· 静脉滴注抗生素 7 天。

狗咬伤（非狂犬病性）

动物咬伤也易感染，感染微生物和人咬伤相同，还包括多杀性巴式杆菌。

治疗原则

· 用消毒液彻底清创伤口，使其浸泡 10 ~ 20 分钟。

· 力求开放性愈合——如果可能则避免缝合（除外某些血供极好的部位，如面部和头皮）。

· 应用非黏连并且可吸收的敷料（石蜡纱布和美洛林），用以吸收伤口分泌物。

· 预防破伤风：注射免疫球蛋白和破伤风类毒素。

· 咬伤严重或较深时给予预防性青霉素：立即肌内注射普鲁卡因青霉素 150 万单位，然后口服青霉素 5 天，也可以用四环霉素或氟氯西林。

· 告知患者愈合和结痂过程可能比较缓慢。

猫抓咬伤

猫抓伤最有可能发生化脓性感染。治疗原则和人咬伤或狗咬伤相同，但是应用氟氯西林。清创深部贯通伤非常重要。另一个问题是猫抓病，可能是由革兰氏阴性菌引起。

白蛉（小螯蚊）叮咬

白蛉叮咬的原因可能是体味，口服维生素 B₁ 可以预防。

剂量：口服维生素 B₁，每天 100mg。

为了缓解叮咬后的瘙痒，可以使用止痒软膏，如果情况严重，可以考虑口服抗组胺药。

床虱咬伤

常见床虱（温带臭虫，图 17.17）现在是国际旅行相关的一个主要问题。它通过行李传播，并常见于饭店、汽车旅馆和背包客旅馆。临床咬伤通常见于儿童和青少年。症状是呈线性的三个或更多叮咬（沿着浅表血管），极度瘙痒。这些部位出现红色斑丘疹病变，可能带有水疱。皮疹常见于颈部、肩部、手臂、躯干和腿部。有无床虱侵扰可以出没住处收集样本进行判断。查看床垫上是否有 5mm 长的红色或秀色斑点。

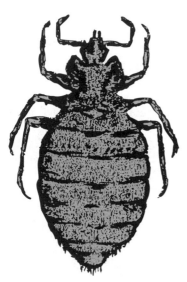

图17.17　床虱

治疗

· 清洗病变部位。

· 应用皮质激素类药膏。

· 普痛止痒剂可能有效。

· 求助有资质的害虫防治专家。

· 控制措施主要是在墙壁和家具的裂隙部位应用杀虫剂。

提示： 如果认为背包藏有床虱，可以将其置于冰箱一晚。

蚊虫叮咬

蜂蜇伤

急救

1. 用指甲或刀片将蜇刺从一侧刮出。不要用指尖去挤。

2. 应用 20% 硫酸铝溶液（驱蚊剂）。

3. 蜇刺部位进行冰敷。

4. 休息，并抬高被蜇的肢体。

如果发生过敏，予以适当处理。

蜈蚣和蝎子蜇咬伤

主要症状是疼痛，可能非常严重，并且时间很长。

急救

· 使用附近的热源，如含有氨（家用漂白水）的热水。

· 清洗伤口。

· 局部麻醉，如伤口周围浸润 1% 利多卡因 1~2ml。

· 检查破伤风免疫状态。

其他蚊虫咬伤和蜇刺

包括蚂蚁、黄蜂和水母等蜇咬。

急救

· 用大量冷水冲洗伤口。对于蚂蚁蜇咬，可以考虑使用肥皂水。

· 在伤口上应用食醋（自由量）或 20% 硫酸铝溶液（驱蚊水），约 30 秒。

· 冰敷数分钟。

· 如果非常疼痛，则可应用舒缓止痒膏，比如氢化可的松 0.5mg、1% 利多卡因霜或药膏 5% 利多卡因霜或药膏。

虽然对于水母蜇咬而言，将安替斯汀 – 萘甲唑啉滴液滴在蜇咬处（清洗伤口之后）显示有效，但通常并没必要。

特别提示：对于昆虫叮咬，经济有效的止痒剂是胃能达或含有硫酸铝或氢氧化物类似抗酸剂。

箱型水母或海黄蜂

治疗

1. 应该让受害者远离水，防止淹溺。

2. 用醋浸泡触须 30 秒，使其失活（不要使用酒精）——一次应用 2L 以上醋，轻轻移除触须。

3. 检查呼吸和脉搏。

4. 必要时立即进行心肺复苏。

5. 静脉注射抗箱型水母血清。

6. 如果需要则进行镇痛治疗（冰、利多卡因和镇痛剂）。

带刺的鱼和黄貂鱼

这些鱼的尖刺中带有毒腺，如果刺破皮肤或轻擦皮肤会导致剧烈疼痛。其中众所周知的是石鱼。毒液通常具有热敏感性。

治疗

1. 用温水或热水（不用滚烫的水，45℃左右，用温度计测量）清洗或浸泡感染部位有助于迅速缓解疼痛。如果没有热水，也可以用暖手袋热敷。

2. 如果疼痛持续，局部注射 / 浸润利多卡因甚至可进行区域阻滞。如果疼痛仍然持续，可在病变处注射 50mg 吡哆醇病。

3. 对于石鱼咬伤，有特异的抗毒血清可以使用。

注意：对于其他海洋生物咬伤，比如矢车菊水母的蜇咬，也可以尝试热浸泡疗法。

珊瑚割伤

治疗

1. 仔细清创伤口。

2. 如果感染，使用苯氧甲基青霉素 500mg（口服），每 6 小时一次。

应用肾上腺素治疗严重过敏反应

剂量

· 成人和儿童 >30kg ：300mcg。

· 儿童 15 ~ 30kg（通常 1 ~ 5 岁）：125mcg。

类型

· EpiPen® 或 Anapen®

方法

· 手掌紧握注射器，针尖朝下。

· 针尖对准大腿外侧中部肌肉最多处（有没有衣服皆可）。针尖应该与大腿垂直。

· 用力推进大腿，直到听见或感到"咔嚓"一声（针对 EpiPen）或 Anapen 注射器发出"咔嚓"声后按下红色按钮（图 17.18）。

· 维持 10 秒。

· 拔除注射器并按摩注射部位 10 ~ 20 秒。

· 拨打 120 叫救护车。

注意：不要在臀部注射。

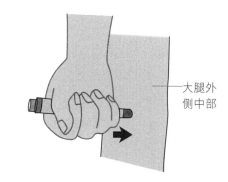

大腿外侧中部

图17.18　自我注射器的使用方法

严重外伤

表 17.7　创伤导致急性失血的一般规则

创伤	症状
正常循环血容量 5 000ml	
失血 <10%（500ml）	没有显著变化
失血 10%~20%（500~1 000ml）	心动过速，体位性低血压，略有焦虑
失血 20%~40%（500~1 000ml）	进行性低血压，焦虑，意识障碍，皮肤苍白，脉搏细弱
失血 >40%（2 000ml）	循环衰竭，皮肤灰白，意识障碍，昏睡
骨折潜在的隐匿性失血	
胫骨和腓骨骨折	750ml
股骨颈骨折	1 000~1 500ml
股骨干骨折	1 500~2 000ml
骨盆	超过 5 000ml

注：献血量为 450ml（中国为 200ml 或 400ml）。

失血：血液循环和失血控制

迅速评估血液循环状况和失血量。应该首先直接进行按压止血，而不是用止血带进行止血。应该避免伤口处多重包扎，并且需要两个重要的仪器：心脏监护仪和中心静脉导管。

补液时，如果可能的话，应该插入肘窝建立两个周围静脉路径。针型号越大越好；例如，14 号针管的流速是 175~220ml/分，而 16 号针管的流速是 100~150ml/分。压力袋中压力达到 300mmHg 时，流速加快。

可以应用静脉切开术，如果有问题，可以选择前臂骨间静脉注射。首先注射 1L 胶体溶液（血定安或血代）。如果存在两条静脉路径，可在一侧滴注生理盐水或哈特曼液等晶体溶液，另一侧滴注血容量扩张剂溶液。

若严重创伤或 2L 胶体液仍未明显改善，则需要补充血液。血液在滴注之前应该进行加温。注意那些疑为发生盆腔骨折和下肢骨折的患者，他们可能存在大量失血（表 17.7）。

必须记住，年轻患者通过增加心脏搏出量可以很好代偿大幅度失血，维持正常生命体征，这些患者可能发生急性衰竭。

严重损伤和相关线索

当发现存在某些损伤，尤其是骨折，重要的是需要想到是否存在相关软组织损伤。表 17.8 列出的是不同骨折可能发生的相关损伤，而表 17.9 列出了可能的相关损伤伴随的症状和体征。

表 17.8　不同骨折的相关损伤

骨折	需要考虑的相关损伤
肋骨	气胸 血胸 脾脏破裂（左下侧 10~11 肋骨） 膈肌破裂（左下侧 10~11 肋骨）
胸骨	心脏底部破裂合并心脏压塞 主动脉破裂
腰椎	肾脏破裂（L_1，L_2）和其他脏器破裂（如脾脏破裂——L_2）
骨盆	大量失血 膀胱破裂 尿道断裂 股骨骨折
头颅颞骨	脑挫伤 硬膜外血肿 硬膜下血肿
股骨	失血，可能大于 1L

表 17.9　相关严重损伤和典型临床特征

症状和体征	相关严重损伤
没有后界的结膜下血肿	颅底骨折
舌下血肿	下颌骨骨折
外科性气肿	气胸伴胸膜撕裂 气管断裂
瞳孔不等大	脑压迫，如硬膜外血肿 颅神经 Ⅱ 和 Ⅲ 损伤 眼损伤，包括外伤性瞳孔扩大 脑干损伤
肩痛且无局部损伤	腹腔内出血，如脾脏破裂 腹腔内脏器穿孔或破裂，如肠穿孔
淤青肚脐	腹腔内出血，如宫外孕破裂

路边紧急情况

伤后 2 小时至关重要：护理适当可以挽救生命，护理不当可能产生危害。第一步是有人通知警方并呼叫救护车或相关应急服务。事故现场应该进行安全处理，排除尽可能多的危险因素，如关闭车辆点火开关，警告人们不要吸烟，将受害者和工作人员移至远离危险的其他环境。

应该注意以下情况。

· 气道和呼吸。

· 颈椎：保护脊椎。

· 循环系统：止血。

· 四肢骨折（轻柔处理和夹板固定）。

· 开放伤，尤其是胸部开放伤口，应该用敷料包扎严实。

大量出血是最开始几个小时内死亡的常见原因。器官破裂和多处骨折 1 分钟可以失血 250ml；应该在可能的地方进行压迫，控制出血。失血时可用于静脉注射的胶体溶液包括海马西尔和血定安。

禁止肌肉注射安抚受害者紧张神经的麻醉药物（吗啡、哌替啶）及使用酒精。考虑使用 Pentrox 型吸入器吸入镇痛药物，可吸入氧气或空气，呼入 8 ~ 10 次后可以缓解疼痛，并且可以持续数分钟。当患者伤势得到控制时，应该将其摆放成昏迷体位（图 17.19）。

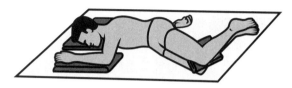

图 17.19　昏迷体位

路边伤者的急救措施

简要指导如下。

1. 检查气道和呼吸（注意颈椎）。

a. 检查口腔。

· 舌后坠。

· 口中义齿或其他异物。

用手指清除口腔异物或上抬下巴。

b. 检查呼吸。

如果没有呼吸，可实施人工呼吸。

2. 检查循环。

如果没有脉搏，马上实施胸外按压。

3. 检查出血情况，尤其是浅部伤口出血。在出血部位使用止血绷带。

4. 检查有无骨折，尤其是颈椎骨折。

记住以下原则。

· 在搬移患者之前固定所有的严重骨折和大的伤口。

· 在疑似骨折部位始终进行牵引控制。

· 将骨折的肢体用充气夹板、木夹板固定，或固定到躯干，如胳膊固定到胸部，一条腿固定到另一条腿上。

· 对于颈部可疑骨折或确定骨折，需要用颈托固定，哪怕颈托是用报纸制作而成；或将头部轻轻牵引至正中位置（避免弯曲或扭曲）。

· 让患者仰卧，并将头偏向一侧。

5. 转移患者。

· 固定所有骨折部位。

·搬伤员时不要让骨折部位发生移动，尽可能利用周围资源。

·尽量保持脊椎自然弯曲。

·保护可能麻木的皮肤区域（取出口袋中的物体，如钥匙）。

6. 无意识患者。

·如果可以保持气道通畅，伤员运送时使其保持仰卧姿势。

·如果没办法保证气道通畅，轻轻移动到昏迷体位。

7. 安慰患者（如果可能的话）

·安慰伤员最为重要。

·让自己保持冷静并提高效率。

8. 协助医疗团队

记录在现场观察到的情况，如记录时间、伤员肤色、意识水平、呼吸、脉搏和血压。

路边急救诀窍

·紧急撕开纸袋：无菌外科手套的内层无菌纸袋可用于覆盖伤口，外层纸袋的内侧无菌面可用作放置器械的无菌单。

·紧急消毒：镊子、小刀、针及其他器械的尖端可用气体打火机的火焰进行消毒。

·应急冲洗液：在纯净水瓶颈部打孔，应用水柱进行冲洗。

参考文献

1. Witting MD, Scharf SM. Diagnostic room-air pulse oximetry: effects of smoking, race and sex. AmJEM, 2008; 26(2): 131 - 6.

2. Kumar P, Clark M. *Clinical medicine. London*: Saunders Elsevier, 2009: 755 - 6.

3. Hayes JA, Burdon JEW. The management of spontaneous pneumothorax by simple aspiration. Aust Fam Physician, 1988; 17: 458 - 62.

4. Webster V. Trauma. Melbourne RACGP CHECK Programme, 1986; Unit 176: 3 - 14.

5. Loten C, Stokes B, Worsley D, Seymour JE, Jiang S, Isbister GK. A randomised controlled trial of hot water (45℃) immersion versus ice packs for pain relief in bluebottle stings. Med J Aust, 2006; 184: 329 - 33.

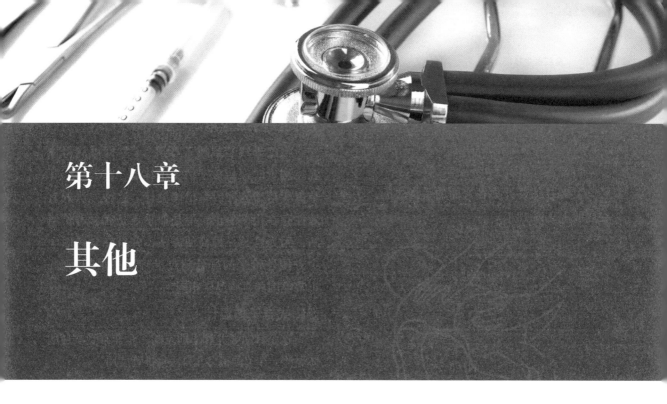

第十八章

其他

体温测量

体温可有多种测量方法测量体温的体温计有多种。

· 水银体温计。

· 奶嘴式电子体温计。

· LED 峰值保持数字体温计。

· 红外电子耳温枪。

· 电子探针式体温计。

· 红外线电子额温枪。

最常用于口腔和直肠的常规体温计是峰值保持数字和水银体温计，但水银体温计没有那么受欢迎，而且美国儿科学会也不推荐婴幼儿使用水银体温计。

表 18.1 解释说明各个部位的温度值。

表 18.1　温度测量值解释说明

测量部位	正常值
口腔	36.8℃
腋窝	36.4℃
肛门	37.3℃
耳朵	37.3℃
发热	
口腔	早晨 >37.2℃
	其他时间 >37.8℃

水银体温计

基本使用方法

1. 使用前，甩至 35 ~ 36℃。

2. 使用后要精心处理。

　　——将温度甩低，然后放入消毒剂内保存。

　　——不要放在热水中。

　　——用酒精擦拭直肠体温计，然后分别保存。

3. 记录时间：口腔为 3 分钟，直肠为 1 ~ 2 分钟。

通过口腔测温

1. 将体温计放在舌下，舌根和口底交界处，舌系带一侧——"舌下热窝"。

2. 确保闭嘴。

3. 摘除义齿。

注意：不适用于 4 岁及以下孩子，尤其是孩子器闹时。

通过直肠测温

对于婴儿和 4 岁以下的儿童，这种方法极好。

方法

1. 用凡士林润滑肛门。

2. 体温计插入 2 ~ 3cm。

3. 要让体温计夹在弯曲的手指之间，手放在屁股上（图 18.1）。

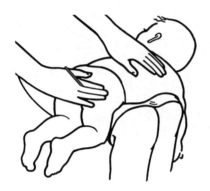

图18.1　肛温测量

禁忌证

· 太用力插体体温计。

· 太僵硬地拿体温计。

· 孩子乱动。

通过腋窝测温

尽管测量的结果非常不准确，但是对于较小的儿童比较实用，有参考价值。如果使用这种方法测体温，应该放在腋窝较高部位，时间为 3 分钟。

通过腹股沟测温

尽管这种方法并不理想，但是相比腋窝测温更加可靠。该处测得结果非常接近口腔温度。

测量时，应该使儿童弯曲大腿贴近腹部。

通过阴道测温

主要用于作为月经周期期间评估排卵期的辅助方法。早晨起床前，应该将体温计放于阴道深部测量 5 分钟。

峰值保持数字体温计

这种受欢迎的体温计也可用于口腔和直肠，尤其儿童。

红外线电子耳温枪

将红外线装置放于耳道，3 秒即可测得体温。测量时保持孩子的头不移动，在同一个耳朵里等待 2 分钟后拿出体温计。这种方法的有效性存在很多争论，但是似乎还是有参考价值的，因为这是一种简便方法，并且在全科医学中方便性带来的好处超过准确度不足的问题。正常范围和直肠温度相同。

奶嘴式电子体温计

这是针对婴儿和小朋友的一个非常受欢迎的体温计，在美国很多儿科医生推荐使用。

引出反射

踝反射激发方法

采用一种方法能够激发可疑反射，见图 18.2a。这种方法容易执行，要求患者俯卧，可在其背后进行检查。

方法

· 将患者的脚略微抬高并且保持这个姿势，使得跟腱产生轻度张力。

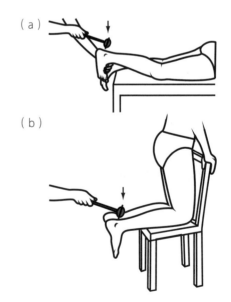

图18.2　检查可疑反射：（a）患者俯卧；（b）患者跪于椅子上

·另一只手拿着叩诊锤叩诊肌腱。或者，让患者跪在椅子上，双脚自由悬在椅子边缘（图 18.2b）。要求患者牢固地抓住椅背，以增强牢固性，而且会使反射出现的概率增加。按照平常的方法叩击跟腱。

不能配合的儿童

10 岁以下儿童手臂和腿部受到拉伸时往往表现得躁动不安。可以给他们一个壁球或者类似的橡胶物，让他们使劲挤压该物，并数到 3。

在这个注意力分散期间可以检查所需的反射。

不宁腿综合征

不宁腿综合征，也称为 Ekbom 综合征，包括腿部难以定位的疼痛（蚁行感）及腿部自发不断的活动。需要排除的器质性原因包括糖尿病、尿毒症、甲状腺功能减退和贫血等引发的神经病变。然而，这些疾病通常是影响老年人的功能性疾病，并且导致显著失眠。

治疗

·饮食：去除咖啡因，并且遵循健康饮食。

·药物（最后的手段）：睡前服用，其中包括对乙酰氨基酚、安眠药、三环类抗抑郁药、氯硝西泮、左旋多巴和普萘洛尔。首选对乙酰氨基酚 1 000mg（口服）或者氯硝西泮 1mg，睡前 1 小时服用。

·锻炼：休息前伸展腿筋和后腿肌肉，至少 5 分钟（图 18.3）。锻炼（a）表示拉伸腿筋；（b）表示拉伸小腿肌肉；（c）表示下肢后方肌肉拉伸，尤其是腿后肌群。患者仰卧，用 1.2m 长的绳子或扁平带子提腿。这种锻炼应该重复进行以便有效拉伸。

梦魇

对于持续严重的梦魇，可以试用苯妥英钠（推荐剂量）4 周，然后复查。

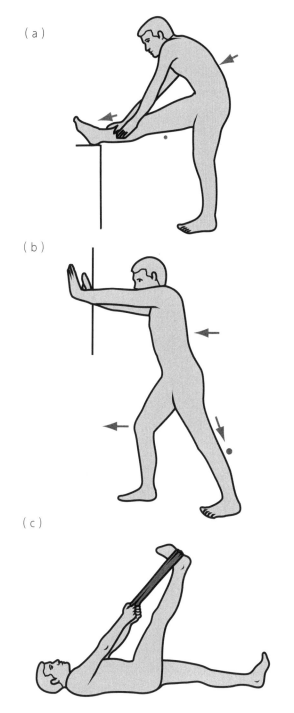

图 18.3　不宁腿综合征的锻炼：（a）拉伸腿筋；（b）拉伸小腿肌肉；（c）拉伸小腿后肌群所有肌肉

夜间痉挛

需要考虑药物和电解质紊乱等潜在原因。

物理性肌肉拉伸和放松方法能有效预防夜间痉挛。其他方法包括保持饮水充分，避免休息前服用咖啡因，以及服用镁补充剂如乳清酸镁，Crampeze®。

锻炼 1

1. 要求患者赤脚站在距离墙壁约 1m 处，后背笔直向前倾斜，伸手抵住墙壁。

2. 患者脚后跟抬起离地，然后使劲让脚后跟着地，使得小腿肌肉产生张力。

3. 保持 30 秒，重复这个过程 5~6 次。

另外一种方法是要求患者脚跟离地，扶在墙上的手努力向上。

患者应该每天做这项锻炼 2~3 次，坚持 1 周，每天夜里休息前做（图 18.4）。

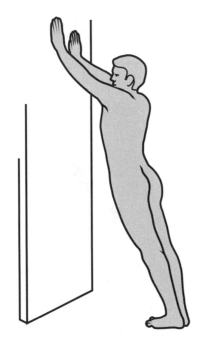

图18.4　腿部痉挛的锻炼方法

锻炼 2

这项锻炼可以在休息前做完锻炼 1 之后进行。

患者应该坐在椅子上，双脚伸出与地面平行，跟腱下方放一靠垫支撑，坚持 10 分钟。

药物治疗

· 硫酸奎宁 300mg，夜用。

· 比哌立登 2~4mg，夜用。

· 镁复合物胶囊，2 粒，每天 2 次。

奎宁会导致血小板减少症或其他并发症等风险，并不推荐使用该药。其他药物，比如比哌立登或者巴氯芬，但证据不是很充分。

奎宁饮品

考虑应用奎宁饮品、奎宁水或苦柠檬水，睡前服用。

碳酸氢钠

用一半茶匙小苏打（碳酸氢钠）溶于半杯水中，痉挛发作时考虑服用。

血管扩张剂的特殊用途

静脉穿刺

对于静脉不能扩张的某些患者，静脉穿刺无论是采血还是静脉输液或插管都很困难。

方法

· 将要穿刺的静脉处涂抹硝酸甘油软膏，如 Nitro-Bid®。

· 如果没有硝酸甘油使用禁忌，可以要求患者舌下含服半片硝酸甘油药片。很快将会看到静脉。

脚跟疼痛

有些患者，尤其是存在小血管病变的老年糖尿病患者，可能出现脚跟疼痛。疼痛部位可以使用硝酸甘油软膏或者皮肤药贴，这样能够有效缓解疼痛。

皮肤药贴（如硝酸甘油贴膜，Minitran，Transiderm-Nitro）需要每天使用 1 次，软膏每天使用 2 次，少量涂抹后使用胶带包扎。

冻疮

在冻疮疼痛部位根据需要涂抹硝酸甘油软膏。建议使用塑料手套或立即洗手（避免头痛）。

冻疮的其他治疗方法：夜间服用朗姆酒或硝苯地平用以预防。

肌腱炎

许多医生建议使用硝酸甘油膏药治疗跟腱肌腱炎和外上髁肌腱炎等。通常剂量为患处每天使用 1.25mg（5mg 的 1/4，24 小时）。G. Hunte 和 R. Lloyd-smith 的一项澳大利亚研究（'Topical glyceryl trinitrate for Achillestendinopathy', Clin J Sport Med, 2005, 15(2), p. 116 - 7）发现这种方法比安慰剂好，但是整体证据不明确，并不建议用作常规治疗。

夜间膀胱功能障碍

尿道综合征或膀胱功能障碍的女性患者常常夜间醒来急于排尿，但是尿却很少，这些患者可以通过以下方法使症状得到缓解。

方法

指导患者醒来时进行下述上提骨盆的锻炼。

1. 患者通过上背保持平衡。
2. 然后患者提升骨盆，膝盖弯曲进行支撑，维持这个姿势 30 秒。
3. 维持这个姿势时，患者也可向内挤压盆底。
4. 重复锻炼 2 ~ 3 次。

便于观察子宫颈

拳头放在臀下

如果用拭子取宫颈脱落细胞，无法看到宫颈，可以要求患者把手（最好握拳）放在臀下。如果需要，可让患者使用拳头略微抬高臀部。

也可将结实的小型靠垫可以放在臀下。

如果仍然难以观察到宫颈，可以嘱咐患者咳嗽，这个方法非常有效。

注意：记住要将阴道窥器放在温水中加温。

阴道镜上套安全套

如果阴道壁坍塌，在阴道镜上套一安全套，然后切开安全套的尖端。这样安全套即可支撑阴道壁。

宫颈涂片的最佳时间和注意事项

· 避开月经期间。
· 最佳时间为月经结束后的任何时间。
· 出现明显阴道感染时避免涂片。
· 性交后 24 小时内避免涂片。
· 使用阴道药膏、阴道栓剂或阴道冲洗之后 48 小时内避免涂片。
· 盆腔检查前避免润滑或清洁宫颈。

阴茎异常勃起

可以尝试各种方法用以减轻阴茎异常勃起的急性或亚急性发作，尤其是药物原因引起的异常勃起。

· 冰块，插入直肠。
· 伪麻黄碱，尤其用于治疗前列地尔引发的阴茎异常勃起。

如果药物引起的阴茎异常勃起时间超过 2 小时，给予患者 2 片伪麻黄碱——如有需要，可以 3.5 小时后重复给药。

如果所有方法失败并且专家帮助遥不可及，应该尝试抽吸阴茎血液和冲洗，最好是在 6 ~ 8 小时以内进行（通过迅速血涂片排除红细胞增多症和白血病）。

局部麻醉下使用 16 号针，通过阴茎头从同侧阴茎海绵体抽取黏稠血液，一次性抽取 20ml，然后使用盐水冲洗阴茎。

如果仍未充分解决，可以非常缓慢注射含 1mg 间羟胺的 10ml 生理盐水，然后按摩。

早泄

对于 18~64 岁男性，如果出现早泄，时间短于 2 分钟，可尝试达泊西汀，性生活前 1~3 小时，服用 30mg（一天最大量为 30mg）。

注意：有可能引起晕厥。

吲哚美辛治疗肾绞痛/输尿管绞痛

患者肌内注射哌替啶或吗啡治疗严重肾绞痛之后，可用吲哚美辛进一步缓解疼痛。栓剂虽然效果良好，但是需要限制每天使用 2 副。

有些临床医生建议输尿管绞痛患者患侧用力上下跳动。

另一种有效是静脉注射 75mg 双氯芬酸（如果方便），然后双氯芬酸 50mg（口服），每天 3 次，用药 1 周。

保存下班后的出诊记录

患者要求家中探诊时，全科医生可以去诊室获得病历，也可以在手册或纸上做新的病历记录。

如果不必立即记录患者情况，一个较为实用的建议是带着自黏性的普通纸单，在这上面做记录，包括随后的诊疗过程记录。

在左上角写下患者名字，根据通常的方式在有限的纸张上记录病历。如果需要看望 2~3 个患者，两位患者的病历中间应该留有足够空隙。

回到诊疗室后，将每位患者的记录分开，撕下背面，然后将其贴到每位患者的诊疗文件上，或者将病历添加到电脑文件内。

文具店购买到的大多数自黏性纸约 170mm 宽并且长度各异（如 Millfix 或者 Quick-Stick 是两种合适的牌子）。

给患者病历贴上标签

乙肝疫苗等疫苗上有粘标签，接种疫苗之后，撕下标签将其贴在患者病历上，或者电脑文件中做记录。

凉卷心菜治疗乳房发热

在有些文化中，卷心菜的叶子用于治疗扭伤、感染和某些乳房疾病已有数百年的历史。最近，许多妇产科医院逐渐流行这种方法。似乎通过母亲的皮肤可以吸收卷心菜叶中的某种物质，导致水肿减轻并且改善排乳。

使用凉卷心菜改善乳房不适

乳房局部充血后情况。

·乳管阻塞或者乳腺炎。

乳房广泛充血。

·奶汁供大于需。

——产后初期。

——突然断奶。

·需要抑制泌乳后情况。

——婴儿死亡。

——妊娠中期流产。

方法

1. 将卷心菜叶洗净（当心泥土和农药污染）并且弄干，然后放在冰箱内贮存。

2. 将叶子的茎部切下（防止压迫乳房），把发脆的菜叶放在乳房，避开乳头部位（将乳头处的菜叶切一开口）。

3. 2 小时后拿掉菜叶（或者如果菜叶变软可以提前拿掉），评估是否需要更多菜叶。

4. 当充血解决时，停止使用菜叶，因为继续使用可能会使乳汁产比减少。

5. 如果患者对卷心菜有过敏史，则不要使用这种方法。

许多使用这种家用偏方的女性患者发现，凉卷心菜叶能够缓解乳房充血。卷心菜叶能够作为哺乳疾病的辅助治疗。将孩子以正确的姿势放在怀里，不要限制哺乳。

临时制作隔室治疗哮喘

可以通过以下三种方法之一临时建造一个"雾化室"。

1. 将喷雾装置楔入纸杯或聚苯乙烯杯（优选）的杯底。

2. 将塑料汽水瓶瓶底切下，把喷雾装置尾端插入瓶口。

3. 在塑料瓶底做十字切口，用以容纳喷雾装置尾端，然后建议患者从瓶子的正常开口吸气。

处理药片

将药片掰成两半

药片中间有压线时，容易掰开，尤其是如果药片很大，并且压线很深时。

方法

1. 将药片放在平面上，压线的那面朝上。

2. 药片的压线两侧分别放一手指，用力下压（图 18.5）。

3. 药片会很容易断开。

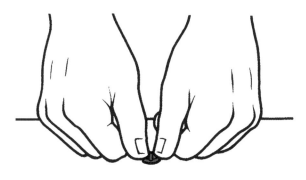

图18.5　处理药片：拇指（或其他手指）同时下压

吞咽药片

对于吞咽药片有困难的患者，建议使用这些方法。

方法 1

吞咽药片时头部前倾。

方法 2

将药片轻轻放在舌上并用吸管饮水，同时头部略微弯曲前倾。水流带着药片顺喉咙而下。

患者教育指导技巧

躯体模型器官拆分

人体的彩色模型（头到腹股沟）可在手术室安装演示。可以系统拆分器官，并且将其向患者解释说明（图 18.6）。

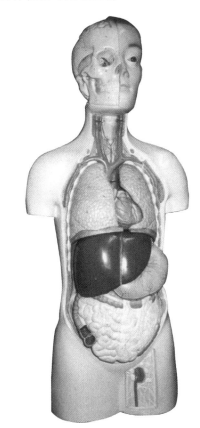

图18.6　患者教育应用模型

白色书写板

诊室可以安装一个小型白色书写板，便携式或者固定在墙上。可以在板旁边安装一个工具包，其中包括一系列白色板的多彩记号笔（可以插到包里对应的插槽中）和一个橡皮擦，这对于草图解释很有帮助。

电脑教育

患者通过电子版学习的患者教育信息（例如 J. Murtagh's *PatientEducation*, 6th Edn, McGraw–Hill Australia, Sydney, 2013）然后将打印版带回家里，通过在总表顶端输入患者姓名可以进行个体化制作。

有些医生学会电脑技术之后，可以使用制图加强视觉教育指导，目前效果惊人。

建议患者上网检查信息是否准确。

临时制作栓剂插入器

有些人发现用手塞入栓剂困难或者影响审美。一个有趣的方法是重新改装一次性塑料注射器，这样可以将其转变为活塞，以便容易塞入栓剂。

改装注射器

- 拿掉活塞。
- 切去针管尾端（窄端）。
- 将活塞另外一端新的开口塞入。

放入栓剂

- 向注射器针管内放入栓剂（图 18.7）。
- 将注射器翼缘牢牢卡在肛门。
- 迅速按压活塞。

凡士林的多种用途

- 灭虱，如阴虱或者眼睫毛的虱子，凡士林每天涂抹 2 次，使用 8 天，可以除掉幼虱。
- 愈合干裂皮肤（也可预防皮肤皲裂），如脚后跟。
- 应用铬酸或液氮等腐蚀性物质之前，涂抹凡士林保护湿疣或者脂溢性角化病等病变周围的正常皮肤。
- 用作直肠指诊的润滑剂。
- 用作金属洗耳器上活塞的润滑剂和密封剂。

对于尿布疹，双侧涂抹凡士林，混合氢化可的松和抗真菌乳霜，增加药物作用时间。

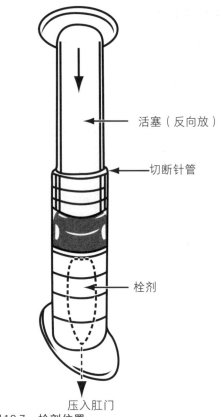

活塞（反向放）

切断针管

栓剂

压入肛门

图18.7　栓剂位置

回形针的多种用途

- 加热回形针用于缓解指甲下血肿。
- 清除鼻内和耳内异物。
- 清除助听器上的耳垢。
- 取出被卡住的活检样本。
- 外翻眼睑（需要小心）。
- 头皮微小修复过程中别住头发。

细晶糖的用途

细晶糖（常见食用糖）可以用于减轻水肿。

- 包皮嵌顿。
- 直肠脱垂。
- 痔核下垂。

晕船

有几种方法用以预防晕船，包括使用生姜。

- 准备好生姜制剂，如饮用姜汁。

- 堵上一只耳朵。
- 观看地平线。
- 平躺几分钟。

掰安剖瓶的瓶口

掰断安剖瓶的瓶口可能受伤。为了减少受伤的风险，最好使用小锉刀，但是这也不是很有效。如果要用手去掰断，用石蜡纱布、酒精纱布或者合适大小的塑料护套保护自己的手指下的情况进行。

医学法律提示

医学防护提示

六大现有问题需要额外注意并且随访观察。
- 乳房肿块。
- 急性腹痛。
- 急性胸痛。
- 2 岁以下儿童生病发热。
- 头疼。
- 慢性呼吸困难 / 咳嗽。

10 个严重错误 —— 导致过失赔偿

- 病历保存不佳。
- 没有知情同意书面文件。
- 修改病历。
- 未能及时转诊。
- 未能及时测出试验结果。
- 没有查看病历上的病史。
- 给予电话诊断和治疗。
- 问诊不精心。
- 没有足够时间 / 关心用来建立完善的医患关系。
- 出现问题时没有处理。

老年护理技巧

头部脂溢性皮炎

有效治疗方法是酮康唑洗发水，如丝必爽或里索劳，打出泡沫，在头皮上维持 3～5 分钟（注意保护眼睛），这对自己淋浴的老年人或者护理人员帮助清洗的老人家都是一个挑战。

耳垢

清除耳垢最有效的滴剂是过氧化脲。每天使用 2 次，或者清醒期间甚至可以每小时使用 1 次。耳垢溶解之后，避免喷射冲洗。

阿尔茨海默病患者常常不能耐受冲洗耳朵，但是有时他们也不能耐受每小时使用耳朵滴剂。

听力受损

80% 以上助听器变成了昂贵的衣柜内装饰品。

注意事项：如果能够与他人容易沟通，可以不需要助听器。如果打算使用助听器，将其戴在耳朵内，听力效果更好。在人很拥挤的地方，靠着墙壁站着或坐着，可以更好的集中声音。如果听力图显示左耳和右耳的听力受损严重程度不一，应该进行 CT 扫描进行检查。

流鼻涕

老年人流清鼻涕可能与乳糖不耐受有关，无乳制品性饮食 4 周可以缓解症状。也可摄入无乳糖的牛奶（现在很容易买到）或者酸奶。

长期间断性使用羟甲唑啉滴鼻液或喷雾剂（如 Drixine）有效，但是首选方法是用凡士林或者天然芝麻油喷雾剂等油制剂润滑鼻道，如 Nozoil。

失眠

排除导致睡眠障碍的潜在原因。如果可以，避免使用安眠药，尤其避免喝酒同时服用安眠药。理想情况下，苯二氮䓬类作为安眠药应该只能短期使用。

需要讨论睡眠问题，考虑午饭后停止咖啡因摄入，并且上床以后避免电子产品刺激。

精神偏执症

这是老年人的精神偏执症，是早期失智的一种表现。会给家庭、邻居和警察带来大麻烦，其原因是被指控偷盗或破害财产。也可能出现幻听现象。

利培酮或奥氮平对于这种疾病非常有效。记住利培酮可能加重路易体痴呆症。

粪便嵌顿

一个有效方法是使用聚乙二醇 3350（默维可®），6 小时内使用 8 包以上，连续使用数天，以后每天使用默维可维持。

股骨大转子滑囊炎

这表现为患侧大腿外侧疼痛，可放射至外侧膝盖，甚至放射到脚。确诊股骨大转子滑囊部位有局部压痛，超声可提供更多证据。注射含有类固醇皮质激素局部麻醉药在短期内非常有效。这个过程中，可能通过针尖检查发现注射部位。

良性衰老性遗忘症

这个常见标语也称为"老年相关性记忆丧失"或者"老年相关性记忆延迟"或者"老年轻微认知障碍"。

这是年老后常见问题，并且可能是痴呆的早期症状，并且会有至少 10% 的患者会发展为痴呆。

痴呆的预防方法

这个计划是基于 Michael Valenzuela 博士的研究工作，见于他的著作《维护你的大脑》（哈珀柯林斯，悉尼，2001）。

1. 血压正常——"健康的心脏意味着健全的大脑"——预防失智的最有力证据。

2. 三种关键方法，具体如下。

a. 身体锻炼：步行 30 ~ 60 分钟，每周 3 ~ 4 次，外加力量锻炼、平衡和拉伸锻炼——据报道可以促进脑细胞生长、脑细胞相关联系及血管生成。

b. 精神性的刺激活动。

c. 有趣并且有益的公共社会活动。

3. 控制饮酒：避免酗酒，酒精摄入量控制在安全水平，如进餐时喝 1 ~ 2 标准杯，每周 3 天。

4. 饮食——地中海式饮食，食用富含油脂的鱼每周 2 ~ 3 次（可以考虑食用鼠尾草子），每天食用 2 种水果和 5 种蔬菜。

针对有小问题患者的整体治疗

这些小问题，对于我们而言可能是很微不足道，很普通的事情，有时候患者或者其家属会感觉这些问题"很快就会好"。特别是在医生告知这些问题会自动痊愈，不需要诊疗时，他们都会在离开时给出"无论如何，非常感谢您，医生"的不重视的回复。典型需要急救的问题包括小的创伤、小的烧伤特别是晒伤和一度烧伤、擦伤和咬伤。肌肉骨骼问题包括颈部和背部疼痛 / 痉挛，上呼吸道感染及牵涉痛。这些问题促使我们制定策略去提高患者的治愈疗效——身体上和精神上。

· 花时间去教育、安慰和指导患者。

· 合适的身体检查。

· 提供患者教育手册。

· 使用局部用药，特别是喷雾和粉末。

装有局部用药的壁橱应该包括如下：抗菌素、镇痛药、肌肉骨骼药（特别是按摩有效的药）、吸入剂或者其他非处方药。

· Betadine® 抗菌喷雾或除尘粉。

· Savlon® 杀菌喷雾（也含有聚维酮碘）。

· 茶树喷雾。

· 异丙醇喷雾（作为消毒剂和防腐剂）。

· 粉状烧伤喷雾（杀菌和镇痛药——含有利多卡因）。

· Paxyl 晒后喷雾 (也含有利多卡因)。

· Friar 香膏，有很多用途，如吸入剂、皮肤 / 伤口 / 水泡保护剂；黏剂 (如头发缝合结)。

· 桉油喷剂—抗菌素及肌肉骨骼不适时缓解疼痛。

· Rubesal 喷雾 (含樟脑、薄荷醇和水杨酸)。

· 运动疼痛喷雾 (含有多种自然疗法产品)。

· 维克斯达姆膏。

注意

· 较深的清洁外科伤口，眼睛和鼻道。

· 含有麻醉剂或者其他成分的喷剂可能引起皮肤过敏，抗生素可能刺激伤口，导致细菌耐药。

参考文献

1. Craig JV et al. Temperature measurement at the axilla compared with rectum in children and young people: systematic review. BMJ, 2000; 320: 1174 - 8.

2. Duce SJ. A systematic review of the literature to determine optimal methods of temperature measurement neonates, infants and children. The Cochrane Library, 1996; 1 - 124.

3. Valenzuela MJ, *Maintain your brain*, HarperCollins, Sydney, 2001.

British Medical Journal. Procedures in Practice. BMJ, London, 1989.

Brown, J.S., *Minor Surgery. A Text and Atlas*, Chapman and Hall, London, 1986.

Chapeski, A., 'Simple care for the ingrown toenail', *Australian Family Physician*, 1998, 27, 4, p. 299.

Cook, J., Sankaran, B. and Wasunna, A., *General Surgery at the District Hospital*, World Health Organization, Geneva, 1986.

Corrigan, B. and Maitland, G.D., *Practical Orthopaedic Medicine*, Butterworths, Sydney, 1986.

Daniel, W.J., 'Anorectal pain, bleeding and lumps', *Australian Family Physician*, 2010, 39, pp. 376–81.

Eriksson, E., *Illustrated Handbook in Local Anaesthesia*, Munksgaard, Copenhagen, 1969.

Freidin, J. and Marshall, V., *Illustrated Guide to Surgical Practice*, Churchill Livingstone, Edinburgh, 1984.

Garden, O.J., Bradbury, A.W., Forsythe, J.L. and Parks, R.W., *Principles and Practice of Surgery* (5th Edn), Churchill Livingstone, Edinburgh, 2007.

Hampton, J.R., *The ECG made easy* (7th Edn), Churchill Livingstone, Oxford, 2008.

Hayes M. Practical skin cancer surgery. Churchill Livingstone, Sydney. Elsevier 2014.

Hoppenfield, S., *Physical Examination of the Spine and Extremities*, Prentice-Hall, Englewood Cliffs, NJ, 1976, pp. 172–30.

Huckstep, R.L., *A Simple Guide to Trauma*, E&S Livingstone, Edinburgh, 1970.

Hunte, G. and Lloyd-Smith, R., 'Topical glyceryl trinitrate for chronic Achilles tendonopathy', *Clinical Sports Medicine*, 2005, 15(2), pp. 116–7.

Kenna, C. and Murtagh, J.E., *Back Pain and Spinal Manipulation* (2nd Edn), Butterworths Heinemann, Oxford, 1997.

McGregor, A.D., McGregor, I., *Fundamental Techniques of Plastic Surgery* (10th Edn), Churchill Livingstone, Edinburgh, 2000.

McRae R, Esser M. Practical fracture treatment (5th Edn) Churchill-Livingstone Elsevier, Edinburgh, 2008.

Orlay, G., 'Non-malignant rectal and anal conditions', *Australian Doctor*, 16 April 2004, pp. I–IV.

Perry. R. (Ed.) *Fundamental Skills for Surgery*, McGraw-Hill, Sydney, 2008.

Peterson, L. and Renstrom, P., *Sports Injuries and their Prevention and Treatment*, Methuen, Sydney, 1986.

Quail, G., 'Regional nerve blocks', *Australian Family Physician*, 1996, 25, pp. 391–6.

Quail, G., Oral, *Nasal and Pharyngeal Complaints,* McGraw-Hill, Sydney, 2011.

Sheon, R.P., Moscowitz, R.W. and Goldberg, V.M., *Soft Tissue Rheumatic Pain* (2nd Edn), Lea & Febiger, Philadelphia, 1987.

Skinner, I., *Basic Surgical Skills Manual*, McGraw-Hill, Sydney, 2000.

Snell, G.F., *Primary Care Clinics in Office Practice: Office Surgery*, Saunders, Philadelphia, 1986, p. 25.

The Royal Australian College of General Practitioners. The HANDI project P. Glasziou (chair) The HANDI project. Available at www.racgp.org.au/ your practice/ guidelines/handi/about/the-handi-project